全国中医药行业高等教育"十四五"规划教材

全国高等中医药院校规划教材（第十一版）

全国中医药研究生核心课程规划教材

五运六气概论

（第二版）

（供中医学、针灸推拿学、中西医临床医学等专业

长学制本科生和研究生用）

主　审　孟庆云

主　编　苏　颖

U0201419

中国中医药出版社

·北　京·

图书在版编目（CIP）数据

五运六气概论 / 苏颖主编 . -- 2 版 . -- 北京 : 中
国中医药出版社 , 2025. 1. -- (全国中医药行业高等教
育 "十四五" 规划教材).
ISBN 978-7-5132-9150-7

Ⅰ. R226
中国国家版本馆 CIP 数据核字第 2024HF5282 号

融合出版数字化资源服务说明

全国中医药行业高等教育"十四五"规划教材为融合教材，各教材相关数字化资源（电子教材、PPT 课件、
视频、复习思考题等）在全国中医药行业教育云平台"医开讲"发布。

资源访问说明

扫描右方二维码下载"医开讲 APP"或到"医开讲网站"（网址：www.e-lesson.cn）注
册登录，输入封底"序列号"进行账号绑定后即可访问相关数字化资源（注意：序列号
只可绑定一个账号，为避免不必要的损失，请您刮开序列号立即进行账号绑定激活）。

资源下载说明

本书有配套 PPT 课件，供教师下载使用，请到"医开讲网站"（网址：www.e-lesson.cn）认证教师身份后，
搜索书名进入具体图书页面实现下载。

中国中医药出版社出版

北京经济技术开发区科创十三街 31 号院二区 8 号楼
邮政编码   100176
传真   010-64405721
山东华立印务有限公司印刷
各地新华书店经销

开本 889×1194   1/16   印张 15.5   字数 441 千字
2025 年 1 月第 2 版   2025 年 1 月第 1 次印刷
书号   ISBN 978-7-5132-9150-7

定价   65.00 元
网址   www.cptcm.com

服 务 热 线   010-64405510   微信服务号   zgzyycbs
购 书 热 线   010-89535836   微商城网址   https://kdt.im/LIdUGr
维 权 打 假   010-64405753   天猫旗舰店网址   https://zgzyycbs.tmall.com

如有印装质量问题请与本社出版部联系（010-64405510）

全国中医药行业高等教育"十四五"规划教材
全国高等中医药院校规划教材（第十一版）
全国中医药研究生核心课程规划教材

《五运六气概论》
编委会

主　审

孟庆云（中国中医科学院）

主　编

苏　颖（长春中医药大学）

副主编

鞠宝兆（辽宁中医药大学）　　　　　章文春（江西中医药大学）

马维骐（成都中医药大学）　　　　　杨　威（中国中医科学院）

李　霞（中国人民解放军海军军医大学）　胡亚男（长春中医药大学）

齐凤军（湖北中医药大学）

编　委（以姓氏笔画为序）

于晓强（广西中医药大学）　　　　　王　斌（广州中医药大学）

田　露（天津中医药大学）　　　　　白裕相（韩国庆熙大学）

曲宏达（南方医科大学）　　　　　　李　花（湖南中医药大学）

吴建林（山东中医药大学）　　　　　何秀丽（黑龙江中医药大学）

张云富（保山中医药高等专科学校）　陈震霖（陕西中医药大学）

柯资能（中国科学技术大学）　　　　聂金娜（长春中医药大学）

梁永林（甘肃中医药大学）　　　　　蔡华珠（福建中医药大学）

薛　辉（上海中医药大学）

学术秘书

王利锋（长春中医药大学）

《五运六气概论》
融合出版数字化资源编创委员会

全国中医药行业高等教育"十四五"规划教材
全国高等中医药院校规划教材（第十一版）
全国中医药研究生核心课程规划教材

主　审

孟庆云（中国中医科学院）

主　编

苏　颖（长春中医药大学）

副主编

胡亚男（长春中医药大学）　　　　鞠宝兆（辽宁中医药大学）

章文春（江西中医药大学）　　　　马维骐（成都中医药大学）

杨　威（中国中医科学院）　　　　李　霞（中国人民解放军海军军医大学）

齐凤军（湖北中医药大学）

编　委（以姓氏笔画为序）

于晓强（广西中医药大学）　　　　王　斌（广州中医药大学）

田　露（天津中医药大学）　　　　白裕相（韩国庆熙大学）

曲宏达（南方医科大学）　　　　　李　花（湖南中医药大学）

吴建林（山东中医药大学）　　　　何秀丽（黑龙江中医药大学）

张云富（保山中医药高等专科学校）　陈震霖（陕西中医药大学）

柯资能（中国科学技术大学）　　　聂金娜（长春中医药大学）

梁永林（甘肃中医药大学）　　　　蔡华珠（福建中医药大学）

薛　辉（上海中医药大学）

学术秘书

王利锋（长春中医药大学）

全国中医药行业高等教育"十四五"规划教材
全国高等中医药院校规划教材（第十一版）
全国中医药研究生核心课程规划教材

专家指导委员会

名誉主任委员

余艳红（国家卫生健康委员会党组成员，国家中医药管理局党组书记、局长）

王永炎（中国中医科学院名誉院长、中国工程院院士）

陈可冀（中国中医科学院研究员、中国科学院院士、国医大师）

主任委员

张伯礼（天津中医药大学教授、中国工程院院士、国医大师）

秦怀金（国家中医药管理局副局长、党组成员）

副主任委员

王　琦（北京中医药大学教授、中国工程院院士、国医大师）

黄璐琦（中国中医科学院院长、中国工程院院士）

严世芸（上海中医药大学教授、国医大师）

高　斌（教育部高等教育司副司长）

陆建伟（国家中医药管理局人事教育司司长）

委　员（以姓氏笔画为序）

丁中涛（云南中医药大学校长）

王　伟（广州中医药大学校长）

王东生（中南大学中西医结合研究所所长）

王维民（北京大学医学部副主任、教育部临床医学专业认证工作委员会主任委员）

王耀献（河南中医药大学校长）

牛　阳（宁夏医科大学党委副书记）

方祝元（江苏省中医院党委书记）

石学敏（天津中医药大学教授、中国工程院院士）

田金洲（北京中医药大学教授、中国工程院院士）

仝小林（中国中医科学院研究员、中国科学院院士）

宁　光（上海交通大学医学院附属瑞金医院院长、中国工程院院士）

匡海学（黑龙江中医药大学教授、教育部高等学校中药学类专业教学指导委员会主任委员）

吕志平（南方医科大学教授、全国名中医）

吕晓东（辽宁中医药大学党委书记）

朱卫丰（江西中医药大学校长）

朱兆云（云南中医药大学教授、中国工程院院士）

刘　良（广州中医药大学教授、中国工程院院士）

刘松林（湖北中医药大学校长）

刘叔文（南方医科大学副校长）

刘清泉（首都医科大学附属北京中医医院院长）

李可建（山东中医药大学校长）

李灿东（福建中医药大学校长）

杨　柱（贵州中医药大学党委书记）

杨晓航（陕西中医药大学校长）

肖　伟（南京中医药大学教授、中国工程院院士）

吴以岭（河北中医药大学名誉校长、中国工程院院士）

余曙光（成都中医药大学校长）

谷晓红（北京中医药大学教授、教育部高等学校中医学类专业教学指导委员会主任委员）

冷向阳（长春中医药大学校长）

张忠德（广东省中医院院长）

陆付耳（华中科技大学同济医学院教授）

阿吉艾克拜尔·艾萨（新疆医科大学校长）

陈　忠（浙江中医药大学校长）

陈凯先（中国科学院上海药物研究所研究员、中国科学院院士）

陈香美（解放军总医院教授、中国工程院院士）

易刚强（湖南中医药大学校长）

季　光（上海中医药大学校长）

周建军（重庆中医药学院院长）

赵继荣（甘肃中医药大学校长）

郝慧琴（山西中医药大学党委书记）

胡　刚（江苏省政协副主席、南京中医药大学教授）

侯卫伟（中国中医药出版社有限公司董事长）

姚　春（广西中医药大学校长）

徐安龙（北京中医药大学校长、教育部高等学校中西医结合类专业教学指导委员会主任委员）

高秀梅（天津中医药大学校长）

高维娟（河北中医药大学校长）

郭宏伟（黑龙江中医药大学校长）

唐志书（中国中医科学院副院长、研究生院院长）

彭代银（安徽中医药大学校长）

董竞成（复旦大学中西医结合研究院院长）

韩晶岩（北京大学医学部基础医学院中西医结合教研室主任）

程海波（南京中医药大学校长）

鲁海文（内蒙古医科大学副校长）

翟理祥（广东药科大学校长）

秘书长（兼）

陆建伟（国家中医药管理局人事教育司司长）

侯卫伟（中国中医药出版社有限公司董事长）

办公室主任

周景玉（国家中医药管理局人事教育司副司长）

李秀明（中国中医药出版社有限公司总编辑）

办公室成员

陈令轩（国家中医药管理局人事教育司综合协调处处长）

李占永（中国中医药出版社有限公司副总编辑）

张岠宇（中国中医药出版社有限公司副总经理）

芮立新（中国中医药出版社有限公司副总编辑）

沈承玲（中国中医药出版社有限公司教材中心主任）

编审专家组

全国中医药行业高等教育"十四五"规划教材
全国高等中医药院校规划教材（第十一版）
全国中医药研究生核心课程规划教材

组　长

余艳红（国家卫生健康委员会党组成员，国家中医药管理局党组书记、局长）

副组长

张伯礼（天津中医药大学教授、中国工程院院士、国医大师）

秦怀金（国家中医药管理局副局长、党组成员）

组　员

陆建伟（国家中医药管理局人事教育司司长）

严世芸（上海中医药大学教授、国医大师）

吴勉华（南京中医药大学教授）

匡海学（黑龙江中医药大学教授）

刘红宁（江西中医药大学教授）

翟双庆（北京中医药大学教授）

胡鸿毅（上海中医药大学教授）

余曙光（成都中医药大学教授）

周桂桐（天津中医药大学教授）

石　岩（辽宁中医药大学教授）

黄必胜（湖北中医药大学教授）

前　言

　　为全面贯彻《中共中央国务院关于促进中医药传承创新发展的意见》和全国中医药大会精神，落实《国务院办公厅关于加快医学教育创新发展的指导意见》《教育部 国家发展改革委 财政部关于加快新时代研究生教育改革发展的意见》《教育部国家卫生健康委国家中医药管理局关于深化医教协同进一步推动中医药教育改革与高质量发展的实施意见》，紧密对接新医科建设对中医药教育改革的新要求和中医药传承创新发展对人才培养的新需求，国家中医药管理局教材办公室（以下简称"教材办"）、中国中医药出版社在国家中医药管理局领导下，在教育部高等学校中医学类、中药学类、中西医结合类专业教学指导委员会，全国中医、中药、针灸专业学位研究生教育指导委员会及全国中医药行业高等教育规划教材专家指导委员会指导下，对全国中医药行业高等教育"十三五"规划教材进行综合评价，研究制定《全国中医药行业高等教育"十四五"规划教材建设方案》，并全面组织实施。鉴于全国中医药行业主管部门主持编写的全国高等中医药院校规划教材目前已出版十版，为体现其系统性和传承性，本套教材称为第十一版。

　　本套教材建设，坚持问题导向、目标导向、需求导向，结合"十三五"规划教材综合评价中发现的问题和收集的意见建议，对教材建设知识体系、结构安排等进行系统整体优化，进一步加强顶层设计和组织管理，坚持立德树人根本任务，力求构建适应中医药教育教学改革需求的教材体系，更好地服务院校人才培养和学科专业建设，促进中医药教育创新发展。

　　本套教材建设过程中，教材办聘请中医学、中药学、针灸推拿学三个专业的权威专家组成编审专家组，参与主编确定，提出指导意见，审查编写质量。特别是对核心示范教材建设加强了组织管理，成立了专门评价专家组，全程指导教材建设，确保教材质量。

　　本套教材具有以下特点：

　　1.坚持立德树人，融入课程思政内容

　　将党的二十大精神进教材，把立德树人贯穿教材建设全过程、各方面，体现课程思政建设新要求，发挥中医药文化育人优势，促进中医药人文教育与专业教育有机融合，指导学生树立正确世界观、人生观、价值观，帮助学生立大志、明大德、成大才、担大任，坚定信念信心，努力成为堪当民族复兴重任的时代新人。

　　2.优化知识结构，强化中医思维培养

　　在"十三五"规划教材知识架构基础上，进一步整合优化学科知识结构体系，减少不同学科教材间相同知识内容交叉重复，增强教材知识结构的系统性、完整性。强化中医思维培养，突出中医思维在教材编写中的主导作用，注重中医经典内容编写，在《内经》《伤寒论》等经典课程中更加突出重点，同时更加强化经典与临床的融合，增强中医经典的临床运用，帮助学生筑牢中医经典基础，逐步形成中医思维。

3.突出"三基五性"，注重内容严谨准确

突出教材的"三基五性"，即基本知识、基本理论、基本技能，思想性、科学性、先进性、启发性、适用性。注重名词术语统一，概念准确，表述科学严谨，知识点结合完备，内容精炼完整。教材编写综合考虑学科的分化、交叉，既充分体现不同学科自身特点，又注意各学科之间的有机衔接；注重理论与临床实践结合，与医师规范化培训、医师资格考试接轨。

4.强化精品意识，建设行业示范教材

遴选行业权威专家，吸纳一线优秀教师，组建经验丰富、专业精湛、治学严谨、作风扎实的高水平编写团队，将精品意识和质量意识贯穿教材建设始终，严格编审把关，确保教材编写质量。特别是对32门核心示范教材建设，更加强调知识体系架构建设，紧密结合国家精品课程、一流学科、一流专业建设，提高编写标准和要求，着力推出一批高质量的核心示范教材。

5.加强数字化建设，丰富拓展教材内容

为适应新型出版业态，充分借助现代信息技术，在纸质教材基础上，强化数字化教材开发建设，对全国中医药行业教育云平台"医开讲"进行了升级改造，融入了更多更实用的数字化教学素材，如精品视频、复习思考题、AR/VR等，对纸质教材内容进行拓展和延伸，更好地服务教师线上教学和学生线下自主学习，满足中医药教育教学需要。

本套教材的建设，凝聚了全国中医药行业高等教育工作者的集体智慧，体现了中医药行业齐心协力、求真务实、精益求精的工作作风，谨此向有关单位和个人致以衷心的感谢！

尽管所有组织者与编写者竭尽心智，精益求精，本套教材仍有进一步提升空间，敬请广大师生提出宝贵意见和建议，以便不断修订完善。

国家中医药管理局教材办公室
中国中医药出版社有限公司
2023 年 6 月

编写说明

　　本教材系"全国中医药研究生核心课程规划教材"之一，由国家中医药管理局教材办公室及中国中医药出版社统一组织编写，供高等中医药院校中医学、针灸推拿学、中西医临床医学等专业研究生使用。

　　本教材的编写以党的"二十大"提出的"促进中医药的传承创新发展"为指导，以"传承精华，守正创新"为原则，深入论述了五运六气理论的科学性及实用性。五运六气学是我国古代研究天时气候变化规律及其对人体生命影响的一门学科。它充分反映了天人相应的整体观念，突出了自然气候变化规律与人体生命活动节律的密切关系，它是《黄帝内经》理论体系的重要组成部分，属中医外感病因范畴，在中医学理论体系中占有重要地位，对中医药临床防治常见病、流行病及疑难杂症等均具有重要指导价值。

　　本教材由绪论、五运六气的基本内容、五运六气理论枢要、五运六气的临床运用、五运六气与温疫、五运六气与养生、五运六气名家述要、五运六气与相关学科及五运六气学现代研究与探索九章组成。本教材具有以下特点：一是充分展示了五运六气理论精华及其科学内涵；二是体现了五运六气理论的系统性与完整性；三是注重五运六气理论的运用。本教材融入了课程思政，并加入了数字化内容。

　　教材编写采取主编负责制，在上一版《五运六气概论》教材基础上，由编委会全体成员分工修订并完善。第一章由苏颖修订并完善；第二章由李霞修订并完善；第三章第一、二节由陈震霖修订并完善，第三、四、五节由鞠宝兆修订并完善，第六、七、八、九节由杨威修订并完善，第十、十一节由马维骐修订并完善；第四章第一节由马维骐修订并完善，第二节由吴建林修订并完善，第三节由王斌修订并完善，第四节由李花修订并完善，第五节由李霞修订并完善，第六节由薛辉修订并完善；第五章由苏颖修订并完善；第六章第一、二、三节由章文春修订并完善，第四、五节由齐凤军修订并完善；第七章第一节由齐凤军修订并完善，第二节由蔡华珠修订并完善，第三节由田露修订并完善，第四节由何秀丽修订并完善，第五节由聂金娜修订并完善，第六节由梁永林修订并完善，第七、八节由胡亚男修订并完善，第九节由苏颖修订并完善；第八章第一节由柯资能修订并完善，第二节由于晓强修订并完善，第三节由曲宏达修订并完善，第四节由张云富修订并完善，第五节由梁永林修订并完善；第九章第一节由胡亚男修订并完善，第二节由白裕相修订并完善。书稿形成后，由主编苏颖教授统稿、修稿及定稿。

　　本教材是全体编写人员智慧的结晶。编委会本着精益求精和认真负责的工作态度，分工合作，落实责任。主审孟庆云研究员对编写工作给予了重要指导。本教材编写工作得到了长春中医药大学领导及内经学科教师的大力支持，在此表示衷心的感谢。

本教材在编写内容等方面仍存在不足之处，敬请广大师生提出宝贵意见，以便再版时进一步修订完善。

《五运六气概论》编委会
2024 年 6 月

目　录

第一节 五运六气概述

五运六气，简称运气。五运六气理论是我国古代研究天时气候变化规律，以及天时气候变化规律对人体生命影响的一门科学。五运六气理论以天人相应整体观为指导思想，以阴阳五行为理论基础，以天干、地支系统为推求方法，重点研究以六十年为一个甲子周期的天地自然气候物候变化规律，以及人体随之发生的疾病规律和临床疾病防治规律。由此可见，五运六气不仅是中医学理论的重要内容，是中医外感病因的基础，也是我国优秀传统文化的重要组成部分。

一、五运六气的内涵

在《黄帝内经》（简称《内经》）中，五运六气理论主要记载于《素问·天元纪大论》《素问·五运行大论》《素问·六微旨大论》《素问·气交变大论》《素问·五常政大论》《素问·六元正纪大论》《素问·至真要大论》，以及《素问》遗篇《素问·刺法论》《素问·本病论》，《素问·六节藏象论》《灵枢·九宫八风》等篇也有记载。

五运六气理论主要由五运和六气两部分组成。五运，即木运、火运、土运、金运、水运，五运分别配以十天干，用来推求各年岁运和五个季节的气候变化规律。六气，即风、热、火、湿、燥、寒，六气分别配以十二地支，用来推求各年岁气和六气所主六个时段的气候变化规律。五运是形成气候变化的地面因素，六气是形成气候变化的空间因素，五运与六气相结合，可综合分析及推求各年气候变化和疾病流行的一般规律，还可以推求各年气候变化和疾病流行的特殊情况，从而为预防疾病流行、自然灾害，以及临床诊断治疗等提供依据。

五运六气理论是《内经》理论体系的重要组成部分。它是以自然界的气候变化，以及生物体对这些变化所产生的反应为基础，把自然气候现象与生物的生命现象统一起来，把自然气候变化与人体发病规律、用药规律，以及养生防病规律统一起来，从宇宙节律角度研究了天时气候变化规律对人体生命活动及发病的影响。中医学天人相应的医学思想完整地反映在五运六气理论中。这种"人与天地相参"、气候变化与人体生命相关的医学思想，充分体现了五运六气理论体系的学术特点。

五运六气理论在病因病机方面，突出地强调了人体正气在发病过程中的重要性，提出了"正气存内，邪不可干""审察病机，无失气宜""谨守病机，各司其属""必先五胜"等审察病机的原则；在病位病性方面，则根据五运六气气候变化属性和具体临床表现，以木、火、土、金、水五行及肝、心、脾、肺、肾五脏进行定位，以风、热、火、湿、燥、寒六气太过不及进行疾病定性；在治疗方面，主张"必伏其所主，而先其所因""谨察阴阳所在而调之，以平为期"等，提出了"治有缓急，方有大小"及君臣佐使的制方原则；根据五运六气变化规律，提出了"风淫所胜，平以辛凉，佐以苦甘，以甘缓之，以酸泻之"等独特的四气五味组方用药原则。

五运六气理论对中医学发展起到了重要作用。它阐释了以六十年为一个甲子周期的自然气候变化规律，首创了医学气象历法，阐发了六气致病理论，推演出气化学说和病机学说，系统论述了整体观的治疗原则，扩大了中医学理论范畴，有力地促进了中医学理论的发展，长期以来一直有效地指导着中医临床防病治病。其重要性正如《素问·六节藏象论》所云："不知年之所加，气之盛衰，虚实之所起，不可以为工矣。"历代医家也曾有"弗通五运六气，遍检方书何济"之训，均强调了习医者学习和研究五运六气理论的重要性与必要性。

五运六气理论对于从时空角度研究自然规律与人体生命活动规律的密切关系，以及从时空角度指导临床诊断和防治均具有重要意义。历代医家运用中医五运六气理论指导临床防治治病，并积累了丰富的经验，也推动了中医学的发展与进步。随着医学模式的转变，对于天体运动节律与生物生命活动节律关系的研究，气候变化规律与人体生命节律、发病规律关系的研究日益受到国内外学者的重视，并取得了进展。现代的气象医学、地理医学、环境医学、时间医学等新兴学科均与五运六气理论密切相关。

五运六气理论博大精深，又涉及古天文、历法、气象、物候及医学等诸多学科，论述的内容也比较复杂，所以给学习、研究及临床运用带来一定难度，直至目前其理论仍是继承和发扬中医学的重要课题之一。

二、五运六气的指导思想

我国古代哲学思想中的气一元论、天人相应观对中医学的形成及发展产生了重要影响。五运六气理论是《内经》的重要组成部分，其指导思想与《内经》一致，即以气一元论、天人相应观为指导思想。

（一）气一元论

气一元论，又称元气论。它是我国古代关于世界本原及其发展变化的宇宙观和方法论，是对中医学理论体系包括五运六气的形成和发展产生重要影响的哲学思想。

气一元论认为"气"是构成万物的本原。"天地合气，万物自生"（东汉王充《论衡》）。气存在于宇宙之中，是构成宇宙万物本原的运动不息的物质，宇宙万物的生成皆是气自身运动的结果，人类作为宇宙万物之一亦由气所构成，太虚元气所化，人是禀天地之气而生。《内经》在这一思想指导下，认为气是构成天地万物的基本物质，气无处不在、无器不有，其小无内，其大无外，"天气下降，气流于地；地气上升，气腾于天"（《素问·六微旨大论》）。天地万物是由气构成的，人是自然界生物之一，禀承天地之气而生，其生命活动与天地之气息息相关，"人以天地之气生""人生于地，悬命于天，天地合气，命之曰人"（《素问·宝命全形论》）。气是生命活动的基本物质，人体生命之气的运行与天地自然之气的运行息息相应，逐渐形成了天人相应的整体医学观，可以说，"气一元论"是中医学理论体系的基石。

"气一元论"在五运六气理论中占有特别重要的地位。"气"也是《内经》中最基本的、运用最广泛的概念。《内经》充分运用了古代"气一元论"的哲学思想，研究了生命起源、自然规律，以及人与自然的密切关系，尤其五运六气理论将"气"的概念应用到天文学、气象学、物候学、医学等方面来研究天时气候变化规律，以及气候变化规律对人体生命活动的影响。

五运六气理论认为气是物质的本原，形是气的外在表现，气是不断运动的，气的运动是有规律的，形与气是相互转化的，进而从形气相互转化这一观点出发，探讨天体演化、宇宙形成及生命的起源。例如《素问·五运行大论》云："夫变化之用，天垂象，地成形，七曜纬虚，五行丽地。地者，所以载生成之形类也。虚者，所以列应天之精气也。形精之动，犹根本之与枝叶也，仰观其象，虽远可知也……地为人之下，太虚之中者也……大气举之也。"指出地球与其他星体一样，靠大气的托举及推动悬浮于太虚之中，并在太虚中有规律地运行着，充满生机的宇宙世界是天地精气运动变化的结果。《内经》五运六气理论以此为指导思想，全面阐述了以六十年为一个周期的自然界五运六气的运行变化规律及其对人体生命活动的影响。

阴阳五行学说是我国古代认识自然和解释自然的世界观与方法论。五运六气理论在研究气象、气候运动及其对物候、病候影响的规律时，无不运用阴阳五行的法则进行阐述，使阴阳五行理论及其思想贯穿于五运六气理论的各个方面。

阴阳学说是研究阴阳的内涵及其变化规律，解释宇宙万物的发生、发展、变化的古代哲学理论，是古人认识宇宙万物及其变化规律的世界观和方法论。阴阳理论认为，阴阳互根互用、协调统一是天地万物运动变化的总规律，自然界纷纭众多的物质现象和事物变化规律皆可以用阴阳归类，自然界万事万物的变化均为阴阳相互作用的结果。

五运六气理论始终运用阴阳的互根互用、消长盛衰关系来研究自然规律、气候变化规律，进而分析疾病规律和防治规律。《内经》指出，"天以阳生阴长，地以阳杀阴藏，天有阴阳，地亦有阴阳"（《素问·天元纪大论》），认为"阴阳之气各有多少，故曰三阴三阳"（《素问·天元纪大论》），说明阴阳多寡不一，呈现状态亦异，进而将三阴三阳配以六气研究气候变化规律。如《素问·天元纪大论》指出："厥阴之上，风气主之；少阴之上，热气主之；太阴之上，湿气主之；少阳之上，相火主之；阳明之上，燥气主之；太阳之上，寒气主之。"五运六气理论强调阴阳的升降运动是气候变化的根本原因，指出"阴阳之升降，寒暑彰其兆"（《素问·五运行大论》）。五运六气理论进一步强调自然界一切变化都遵循着"动复则静，阳极反阴"（《素问·六元正纪大论》）的阴阳变化规律。五运六气理论还运用阴阳理论说明气象气候平衡与不平衡的辩证关系，如："夫阴阳之气，清静则生化治，动则苛疾起。"特别是运用五运六气理论中干支阴阳推求具体年份的气象、物候、病候时，可以说阴阳理论作为五运六气理论的指导思想与研究方法贯穿于始终。

五行学说是确定五行的内涵、特性、归类方法及生克制化关系，并用以解释宇宙万物的发生、发展、变化、相互联系的古代哲学理论，是含有丰富系统论思想的我国古代哲学的宇宙观和方法论。五行学说认为，宇宙间万事万物的属性可以在不同层次上分为木、火、土、金、水五类，并以此研究自然万物运动规律，以及相互之间生克制化等复杂关系。

五运六气理论运用五行学说不仅用以推求气运变化规律、气运与疾病的密切关系，而且还运用五行理论广泛研究自然万物之间的普遍联系及相互关系，使古代哲学的五行理论在五运六气理论中得到充分运用与发展。在五运六气理论中，运用五行理论研究的事物非常广泛。五运六气理论把五方、五气、五味、五体、五色、五脏等与五行相联系，显示了自然万物之间的系统性及整体性，特别是运用天干及五行总结出天干化五运的规律，进而用以推求岁运、主运、客运的变化规律，又运用五行配以干支及三阴三阳六气，总结出了六十甲子周期中各年六气的变化规律，从时空角度整体系统地研究了自然气候更替规律。

《内经》五运六气理论以古代哲学的"气一元论"为指导思想，运用阴阳五行学说的基本观点和方法，构建了独特的五运六气理论体系及思维方法，研究了天地自然六十年的五运六气运行规律，以及气候、物候、病候变化规律。

（二）天人相应的整体观

天人相应的整体观是我国古代哲学中一直被重视的哲学思想和思维方法。天人相应的整体观认为，人类生活在自然界当中，自然界存在着人类赖以生存的环境和条件，自然界环境的变化可以直接或间接地影响人体生命活动，所以说人与自然息息相关。

《内经》在研究人体生命活动规律时，以天人相应的整体观为指导思想来研究人与自然的密切关系，天人相应的整体观贯穿于五运六气理论的始终。例如，五运六气理论认为，自然界有三阴三阳六气和五行之气的变化，人体也蕴含三阴三阳六经之气和五脏之气的运动，自然界三阴三阳六气和五行之气的运动正常与否，直接影响人体三阴三阳六经之气和五脏之气的变化，人体生命活动与自然变化密切相关，自然界阴阳五行之气的运动与人体五脏、六经之气的运动是相互收受通应的，正如《灵枢·岁露论》云："人与天地相参也，与日月相应也。"

五运六气变化规律是宇宙自然万物变化的总规律。五运六气理论认为，包括人类在内的整个天地自然均处在有规律的运动变化之中，没有天地自然界的规律运动，就没有自然万物变化及各种生命现象，所以《素问·天元纪大论》云："动静相召，上下相临，阴阳相错，而变由生也。"自然界一切变化都是由于天地自然界有规律的运动而产生的，其运动规律是连续并永恒的。《素问·六微旨大论》也指出："成败倚伏生乎动，动而不已，则变作矣……出入废则神机化灭，升降息则气立孤危。故非出入，则无以生长壮老已；非升降，则无以生长化收藏。"这些均说明了宇宙自然具有不断运动变化的特性，自然规律的运动能产生自然界各种生命现象。

《内经》认为，自然界天地万物、四时六气，乃至人体生命活动等是相互依存、相互作用、不可分割的运动变化整体，因此，对于自然界的一切变化，包括人体健康和疾病必须运用整体恒动观予以观察与分析。

天人相应的整体观是《内经》五运六气理论的指导思想，并在五运六气理论体系中得到了充分体现。它全面探讨了自然气象运动规律及其对人体生命活动的影响。其一，它强调了人居天地之间、气交之中，与自然界是统一的整体，如《素问·六微旨大论》云："上下之位，气交之中，人之居也。故曰：天枢之上，天气主之；天枢之下，地气主之，气交之分，人气从之，万物由之，此之谓也。"天气在上而下降，地气在下而上升，人生活于天地之气交会之中，故必须顺应天地之气的变化而变化。《素问·至真要大论》则更明确地指出："天地之大纪，人神之通应也。"说明了人体生命活动与天地变化规律是相互通应的，正如《素问·五运行大论》云："南方生热，热生火，火生苦，苦生心，心生血，血生脾。其在天为热，在地为火，在体为脉，在气为息，在脏为心……喜伤心，恐胜喜；热伤气，寒胜热；苦伤气，咸胜苦。"把天之六气、地之五行、方位与人体的脏腑、七情等方面紧密相连，形成了"四时五脏阴阳"的理论体系。

其二，在自然界变化规律中，五运六气理论重点突出的是气候变化对人体生命活动的影响，强调了由于天体周转，才有寒暑交替，才有气候寒热温凉，从而产生了各种生命现象及世间万物。正如《素问·天元纪大论》所言："九星悬朗，七曜周旋，曰阴曰阳，曰柔曰刚，幽显既位，寒暑弛张，生生化化，品物咸章。"此外，五运六气理论还认为气候变化与地域方位等有密切关系，如《素问·五常政大论》云："地有高下，气有温凉，高者气寒，下者气热。"五运六气理论在探求自然界气候变化规律时，将天文、气象、地理等视为一体，进而阐明人体及各种生物对此所作出的各种反应。

其三，基于人与自然界息息相通的思想，五运六气理论详细地论述了各不同年份气候的常变与人体发病的关系。如《素问·气交变大论》云，"岁火太过，炎暑流行，肺金受邪。民病疟，少气咳喘，血溢血泄注下……岁金太过，燥气流行，肝木受邪。民病两胁下少腹痛，目赤痛眦疡，耳无所闻"。论述了五运六气太过与不及的致病特点。

其四，依据天人相应的整体观思想，五运六气理论指出了六十甲子周期中各年疾病防治原则。例如《素问·五常政大论》强调了"必先岁气，无伐天和"。所谓岁气，即每年的气候变化；天和，即自然气候的正常变化。岁运岁气逐年变迁，各年不尽相同，因此，组方用药必须法岁而治。例如《素问·六元正纪大论》指出了六十年不同岁运岁气之年所致疾病的防治原则，《素问·至真要大论》阐释了六气司天的组方原则。

总之，五运六气理论认为人与自然息息相关，自然天地万物包括人体生命活动均处在大自然整体恒动变化之中，因此，研究自然气候变化规律及其对人体健康及疾病的影响，必须从时空角度，运用天人相应整体恒动观进行分析。

三、五运六气的认识方法

五运六气理论与整个《内经》理论一样，在认识方法的特点上明显地表现出系统整体恒动观。

其一，五运六气理论以阴阳五行为理论基础，在研究自然规律与人体生命活动规律关系时，处处运用阴阳五行理论与法则进行推导，可以说，阴阳五行理论和内容贯穿于五运六气的每一个方面，这就决定了五运六气必然是以系统整体恒动观作为指导思想和认识方法的。因为阴阳五行理论本身就包含着丰富的系统整体结构思想。五行理论是普通系统论，用以说明自然事物的普遍联系及生克乘侮关系。阴阳的盛衰及相互协调统一规律也是自然界事物间最为普遍的整体系统结构模型。《内经》五运六气理论的阴阳互根互用、消长盛衰，正是宇宙间自然万事万物所具有的结构系统的最基本内容，可以说它是一切系统运动的基础，由阴阳盛衰衍生的三阴三阳理论也是一种可与五行结构相匹配的较为具体的整体系统结构模型。

其二，在研究气象运动规律时，五运六气理论把自然气候变化规律分为五运和六气两大系统。这两个大系统各自包含若干子系统，如五运系统中包括岁运、主运和客运，六气系统中又包含主气、客气和客主加临等。无论是大系统还是小系统，每一系统又都是一个具有维持相对平衡能力的结构整体，每一系统的运动都是周而复始的循环。五运系统由木、火、土、金、水五行之气运动变化而成的五运（木运、火运、土运、金运、水运）组成系统结构整体。六气系统由风、热、火、湿、燥、寒六气按三阴三阳规律也形成一个系统结构整体。

其三，在研究气象变化时，五运六气理论始终将其与时间、空间密切地统一在一起加以研究，这也是系统方法的特点之一。无论主运、客运、主气、客气的推导，还是干支纪年与六十年气象变化类型关系的分析，都是把对一定的时间过程的研讨与空间方位的变换相联系。例如《灵枢·九宫八风》指出："太一常以冬至之日，居叶蛰之宫四十六日，明日居天留四十六日，明日居仓门四十六日，明日居阴洛四十五日，明日居天宫四十六日，明日居玄委四十六日，明日居仓果四十六日，明日居新洛四十五日，明日复居叶蛰之宫，曰冬至矣。"

太一，即北极星，叶蛰、天留、仓门、阴洛、天宫、玄委、仓果、新洛八宫为与八卦相对应的八个空间方位。北极星居八宫之中央。北斗七星围绕北极星旋转。冬至日，斗杓恰指正北叶蛰之宫，历时冬至、小寒、大寒三节气，共四十六日，斗杓转移指向天留宫，当立春、雨水、惊蛰三节气。四十六日后，斗杓移指仓门之宫，主春分、清明、谷雨三节气。往下依次阴洛之宫主立夏、小满、芒种三节气，天宫主夏至、小暑、大暑三节气，玄委之宫主立秋、处暑、白露三节气，仓果之宫主秋分、寒露、霜降三节气，新洛之宫主立冬、小雪、大雪三节气。斗杓之星在每一宫停留四十六日，唯阴洛和新洛四十五日。《灵枢·九宫八风》的论述，正说明了五运六气理论研究气候变化时是将二十四节气的更替与八宫之空间方位的变换联系起来进行考察和研究的。

此外，在《素问·天元纪大论》等也有所述，如"天有五行御五位，以生寒、暑、燥、湿、风"，指出五行轮流值事于五方，致使东方生风时在春、南方生暑时在夏、中央生湿时在长夏、西方生燥时在秋、北方生寒时在冬，也是将五时五方与五种气象要素统一起来考察的。

其四，在研究气象变化因素时，五运六气理论认为构成气象变化的因素是多元的。首先，有风、热、火、湿、燥、寒六种基本气象要素，各自起着不同的作用，即"燥以干之，暑以蒸之，风以动之，湿以润之，寒以坚之，火以温之"（《素问·五运行大论》），这六种气象要素不是孤立地发挥作用，而是形成了大小不同的相互联系的系统。进而认为，实际发生的气象变化不是单一的气象要素所能完成的，因为所有气象要素之间时刻不停地发生着有规律的相互作用，所以一切实际发生的气象变化都是多种气象要素系统交错叠加，经过相互作用自然综合而形成的。

《素问·五运行大论》云："上下相遘，寒暑相临，气相得则和，不相得则病。"可见，《内经》认为实际出现的气象变化，无论是相得之和还是不相得之灾变，都是大气中各个层次的气象要素相互作用的结果。这一思想在原则上与现代气象学认识相符合，这种多因论和多种系统相综合的观点，用来解释复杂的气象现象有着一定的普遍价值。

其五，在研究大气运动规律时，五运六气理论注重气候变化的"常"与"变"及其对立统一关系。在气象要素系统中，既有维持常规的作用因素如主运、主气，又有促使出现异常的作用因素如客运、客气。实际的气象变化是由常与变这两类因素相互作用的结果。

《内经》认为"常"的大气循环运动是根本的、永恒不变的，而"变"的大气异常运动现象则是表面的、暂时的。气候变化从根本上来说是有规律、有秩序的，因此，无论变化怎样复杂，它都还是在一个周而复始运行着的大周期当中。五运六气理论肯定了物质运动的规律性、必然性，以及世界万物的有序性。

对自然界的气象变化具有稳定性，同时也存在变动性。五运六气的各个时间段都可能出现异常气候变化，从总的长远的运动趋势来看，气象变化中稳定性因素的力量超过变动性，并且居于主导地位，而变动性因素是从属的地位，从而维持春夏秋冬四季更迭运转。

气候变化的正常与异常是相对的。太过、不及相对于平气是异常现象，如果从其也有规律性、周期性的角度来看，太过、不及又是正常的、稳定的、有规律的。相对这个常规来看，突然出现的预料不到的异常气候变化就又是异常的了。这就是常与变的对立统一关系。可见，五运六气理论研究气候变化体现了常中有变、变中有常，常的方面起决定作用的唯物辩证思想。

对自然界异常气候变化的研究与预推对于医学、生物学、物候学，以及农业生产都非常重要，必须引起高度重视。因为时病及疫病的流行、动植物的生长繁殖、农作物的生长灾害等均与气候关系密切。

其六，在研究气象变化规律时，五运六气理论始终将其与人体生命活动及其变化紧密地联系在一起，强调以人为本，强调宇宙的统一性及"天人相应"性。《素问·气交变大论》论述了岁运太过和岁运不及之年的自然界气候变化及物候特点，总结出岁运太过之年气候及疾病规律为本气偏胜，所胜受邪，所不胜来复。例如：岁木太过之年，则风气偏胜，燥气来复则易出现应温不温的异常气候，在自然界则影响万物的正常生长，在人体受病脏腑及其证候性质方面则表现为肝气偏胜、脾土受邪、肺气来复，因而在临床上主要涉及肝、脾、肺三脏的疾病表现。

其七，在探求气象变化时，五运六气理论始终将气象变化与木火土金水五星的运行变化紧密地结合在一起，认为五星运行的速度及其距离地球的远近对地面气候有直接影响。《素问·气交变大论》云："故岁运太过，畏星失色而兼其母，不及则色兼其所不胜。"指出了岁运太过之年和岁运不及之年五星明晦变化规律。《素问·气交变大论》还指出了行星运行的三种轨迹，即"以道留久，逆守而小""以道而去，去而速来，曲而过之""久留而环，或离或附"。根据现代天文学知识，行星的复杂视运动是由于行星和地球在围绕太阳运行时各自运动速度不同，以及相对位置发生变化造成的。

第二节　五运六气理论的形成

五运六气理论的形成不是偶然的，它是我国古代劳动人民在生产生活实践中，通过对天体运行规律、气候变化规律及其对人体生命活动影响的长期观察和研究总结出来的。自然界客观存在的气候变化，以及各种生物（包括人体）对各种自然变化所产生的相应反应是五运六气理论形成的客观物质基础，同时其理论的形成又受到当时先进的哲学思想及自然科学成就的影响。由此可见，五运六气理论的形成与古代自然科学、社会学及医学的不断进步是分不开的。

一、哲学基础

先秦哲学思想对五运六气理论的形成都产生了不同程度的影响，其中以道家、阴阳家思想的影响最为突出。

（一）道家思想的影响

道家是以先秦老子关于"道"的学说为核心的春秋战国时期的主要学术流派之一。自老子（聃）以后又分化为多个学术流派，以庄子（周）为代表的"道论"和以管子（仲）为代表的"精气论"是其中最具影响力的两大学派。前者重视"道"，认为"道"是物质世界永恒的、无处不在的终极本原；后者认为"道"是无所不在而富有生机的精气，精气才是宇宙万物发生并存在的本原。战国后期，这两派融合为黄老新道家，其理论相融形成"道气论"。

1. 气是产生和构成万物的本原　气的概念在五运六气理论中应用广泛，其所包含的种类也很多。五运六气理论认为，气是宇宙形成的基础，是构成宇宙万物的最小物质单位。自然界中充满了物质性的气，万事万物包括自然界的天气、地气、风气、寒气、热气、燥气、湿气，以及人体的脏腑之气等都是由气化生而成的。《素问·至真要大论》云："本乎天者，天之气也，本乎地者，地之气也，天地合气，六节分而万物化生矣。"《素问·阴阳应象大论》云："地气上为云，天气下为雨；雨出地气，云出天气。"《素问·宝命全形论》云："天地合气，别为九野，分为四时，月有小大，日有短长，万物并至，不可胜量。"《素问·宝命全形论》云："人生于地，悬命于天，天地合气，命之曰人。"不难看出，自然界的气实质是指大气的流动，人体的气则概括了物质与功能及其相互之间的转化。

在气是天地万物生成、演化本原思想的指导下，五运六气理论认为"五运"和"六气"及其变化规律是天地间的"气"运动变化的结果。《素问·天元纪大论》云："在天为气，在地成形，形气相感而化生万物矣。"又云："太虚寥廓，肇基化元，万物资始，五运终天，布气真灵，揔统坤元，九星悬朗，七曜周旋，曰阴曰阳，曰柔曰刚，幽显既位，寒暑弛张，生生化化，品物咸章。"文中描绘了一幅充满生机，物种纷繁，又万千变化的宇宙结构模型。这个富有生机、不断运动的宇宙在其演化过程中，产生了气、真、元（三者均指"气"），它们又进一步演化为阴气和阳气，在阴阳二气相互作用下，产生了九星、七曜、天地、万物。在万物都是气生成的背景下，

《内经》认为，"天有五行御五位，以生寒暑燥湿风"，明确指出了"五运"和"六气"同样也是由天地间阴阳之气所生成的。

由于构成万物的气的性质是多样的，所以由气化生的自然万物也是多种多样的。例如：由于东西南北中五方地域的差异，产生了风热湿燥寒五气、酸苦甘辛咸五味、青赤黄白黑五色等。《素问·天元纪大论》云："天有五行御五位，以生寒暑燥湿风，人有五脏化五气，以生喜怒思忧恐。"认为由于五行方位不同，产生了寒暑燥湿风不同的气候变化。由于五脏功能各有特点，故其气化表现出不同的情志。总之，气的变化是十分复杂、玄远多变、无穷无尽的，无论在自然界，还是在人体均是如此。《内经》认为，这些变化不外乎天地阴阳二气和五行之气的相互作用，因此，可以通过观测自然气的运行规律进而运用阴阳五行理论加以阐述。

2. 气的运动变化是事物发展变化的动力　气是运动的，中医学理论认为，自然界万事万物永远处于不断的运动变化之中。新的事物不断产生，由小到大，由少到壮，旧的事物逐渐衰退，由壮变老，终致消亡。《素问·六微旨大论》云："夫物之生从于化，物之极由乎变，变化之相薄，成败之所由也……成败倚伏生乎动，动而不已，则变作矣。"生化、极变、衰败，一切事物都在永恒地运动变化着，所以整个自然由于构成万物的气是运动的、生生不息的，所以就充满了生机。《素问·五常政大论》指出："气始而生化，气散而有形，气布而蕃育，气终而象变，其致一也。"明确地指出了自然界各种事物不仅其形体由气构成，而且它们的运动变化也本原于气"始""散""布""终"的作用。

五运六气理论认为，气象的变化根源于天气与地气的升降作用。《素问·六微旨大论》云："气之升降，天地之更用也。"又说："升已而降，降者谓天；降已而升，升者谓地。天气下降，气流于地；地气上升，气腾于天。故高下相召，升降相因，而变作矣。"由于气之升降运动，造成了天地之间的相互联系、相互影响、相互渗透，乃至相互转化。天地之气上下之间相引相召、升降沉浮的运动互为因果。大气在天地之间环流运动，从而产生了风、雨、晴、寒、暑、燥、湿等各种气候变化，产生了自然界生长化收藏现象，以及生命的新生和消亡。

自然之气在运动过程中相互制约、相互作用，以维持整体的动态平衡。例如阴阳二气的对立统一、五行之气的相生相克，以及六气的胜复变化等都说明了自然界只有有序的运动才能有正常的生化。如《素问·六微旨大论》云："气有胜复，胜复之作，有德有化，有用有变。"又明确指出："亢则害，承乃制，制则生化。"认为"制"在自然界气候、生物生化及各种事物中起着决定性作用。任何事物过于亢盛或亢进均成为灾害，但若出现相反的力量制约亢盛之事物，则会促使事物正常发展。自然界气候变化亦如此，存在着生克、胜复、制约关系，有一分胜气，便有一分复气，这些观点均揭示了气的正常运动离不开气的克制和反克制作用，正如《素问·五常政大论》所说："微者复微，甚者复甚，气之常也。"即复气的多少根据胜气的多少而定，偏胜之气表现得轻微，制约它的复气表现也轻微；偏胜之气表现得较严重，制约它的复气表现也严重。

人体生命活动依靠气的推动。气是构成人体生命活动的基本物质，同时又是人体功能的动力来源。《灵枢·营卫生会》云："人受气于谷，谷入于胃，以传与肺，五脏六腑，皆以受气，其清者为营，浊者为卫，营在脉中，卫在脉外，营周不休，五十而复大会。阴阳相贯，如环无端。"人体内的正气产生于水谷精微，经脾转输到肺，在肺的宣发作用下，将精微布散于全身脏腑组织。其中，清纯柔和者入于脉中为营气，疾急滑利者循于肌腠为卫气。营气荣养五脏六腑、四肢百骸，卫气温分肉、润肌肤、护卫肌表。正如明代医学家张介宾曰："夫化生之道，以气为本，天地万物莫不由之。故气在天地之外则包罗天地，气在天地之内则运行天地，日月星辰得以明，雷雨风云得以施，四时万物得以生长收藏，何非气之所为？人之有生，全赖此气。"(《类经·摄生类》)概括地阐述了《内经》关于宇宙间的气化活动推动万类物种不断演化的思想。

3. 道气论促进了五运六气理论的产生　《内经》继承和发展了道家"道"即"气"的精气理论，尤其在运气七篇中，将"气"与"道"明确划分，认为"道"是指规律，"气"则是构成宇宙万物的物质基础。

首先，道气论认为，天地间一切事物都有自身演化的规律（即"道"），这个规律是不以人们主观意志为转移的客观存在。五运六气理论正是在这种"道论"思想指导下，揭示木、火、土、金、水五运之气变化规律，揭示风、热、火、湿、燥、寒六气变化规律，揭示运气相合、客主加临、主客逆从等规律，从多角度、多层次揭示了天地气候变化规律，并运用这一客观规律对疾病进行流行病学分析，指导临床对疾病的诊断辨证及治疗用药。

其次，在道家强调"通天下一气耳"(《庄子·知北游》)观念的指导下，五运六气理论构建了天人相应的整体恒动观，认为气是天人相应、天地万物相通相应的媒体中介。气是不断运动又充满活力的物质，气的升、降、出、入、散、聚等多种运动方式使天地万物之间发生着广泛的联系，从而突出了天地万物是一个有机的整体、人与自然是一个有机联系的天人相应统一体。运气理论正是站在气具有复杂多样运动方式的高度，审视"通天下"万物的整体联系，并在气之可分性观点指导下，将"通天下一气"分解为"五运之气"和"六气"两类，运用五运之气和六气运动变化规律，解释天地间复杂多样的物质运动形式，以此为据，演绎出了天时－气候－物候－人体生命的整体结构模型。

（二）阴阳学说的运用

阴阳是我国古代哲学中的重要概念。它是古代哲学家在生产生活实践中，对万物运动变化规律长期观察研究的总结和概括，是古人认识宇宙自然总结出来的一种哲学观和方法论。阴阳理论被引用到中医学后，促进了中医学理论的形成，推动了中医学的发展，尤其在《素问》运气七篇中得到了充分应用，阴阳概念及其方法论在《内经》理论体系中占有极其重要的地位。

1. 阴阳是自然事物变化的根本　《内经》认为，阴阳是宇宙事物发生发展运动变化的根本。《素问·阴阳应象大论》云："阴阳者，天地之道也，万物之纲纪，变化之父母，生杀之本始，神明之府也。"指出了阴阳的普遍性和重要性。自然界的事物普遍存在着阴阳的互根互用、相互消长的统一关系，事物之间的关系无论多么复杂，都可以纳入阴阳的范畴进行研究。

宇宙日月星辰的回旋，自然万物的新生与消亡，一切由气到形、由形到气的变换，以及万物生生化化的过程，究其根本均是阴阳相互作用所致的。《素问·阴阳离合论》云："阴阳者，数之可十，推之可百，数之可千，推之可万，万之大不可胜数，然其要一也。"指出了自然界变化万千的事物和现象无一不是阴阳相互作用的体现。

阴阳关系的普遍性表现在自然界的空间、时间，以及各种事物、生物及人体生命活动等各个方面。万物的新生和消亡，自始至终都贯穿着阴阳的相互作用。《素问·四气调神大论》指出，"四时阴阳者，万物之根本也""阴阳四时者，万物之终始也，死生之本也"。阴阳的相互作用是推动事物从产生到消亡的根源，存在于一切事物发生发展的全过程之中。因此，阴阳的对立统一运动是天地万物运动变化的根本。

2. 阴阳是气候变化的根源　《内经》认为，气候变化虽然复杂多样，但其根本是阴阳的相互消长变化造成的。五运六气理论广泛地运用了阴阳的依存互根、消长转化的辩证关系，分析和总结以六十年为周期的气候变化规律及其与人体疾病的关系。

　　五运六气运用阴阳理论阐述气候的变化规律，认为气候变化是一个有序的循环，其变化与宇宙万物的变化一样，都是阴阳相互作用的结果。在研究气候变化规律时，可用五运和六气两个相对独立又相互联系的气候变化系统来总结。五运和六气不仅各自分属阴阳，而且各部分所包含的内容都可用阴阳理论来研究。如五运中的岁运、主运、客运都有阴阳太少之分。六气源于阴阳二气，由于各自所秉阴阳之气多少的不同，又可用三阴三阳来代表，即厥阴风木、少阴君火、太阴湿土、少阳相火、阳明燥金、太阳寒水等，并分主于阴阳相互消长的六气六步。诚如《素问·天元纪大论》所云："阴阳之气各有多少，故曰三阴三阳也。"又说："厥阴之上，风气主之；少阴之上，热气主之；太阴之上，湿气主之；少阳之上，相火主之；阳明之上，燥气主之；太阳之上，寒气主之。所谓本也，是谓六元。"

　　五运六气理论强调气候气象变化的根本原因在于阴阳的升降运动。《内经》载"阴阳之升降，寒暑彰其兆"（《素问·五运行大论》），"气之升降，天地之更用也""升已而降，降者谓天，降已而升，升者谓地，天气下降，气流于地，地气上升，气腾于天，故高下相召，升降相因，而变作矣"（《素问·六微旨大论》），这些理论均指出了阴阳升降在大气运动中主要表现为天气与地气的相互作用和交相流动，这也是大气运动的基本形式和气象变化的直接原因。

　　五运六气理论用阴阳来说明气候变化的关系，如《素问·至真要大论》云："夫阴阳之气，清静则生化治，动则苛疾起，此之谓也。"这里的"清静"与"动"分别代表阴阳的平衡与不平衡。前者说明春温、夏热、秋凉、冬寒正常气候的依次变迁，后者说明阴阳相对平衡受到破坏使运气出现了太过与不及，说明气候的运动如同其他事物一样也存在平衡与不平衡两种状态。

　　天干与地支是五运六气推演的工具，也有阴阳之分。五运六气理论在推测相关年份气象、气候、物候、病候时，均通过纪年干支来推演。五运配以天干，六气配以地支，天干属阳，地支属阴，二者各自又可再分阴阳，奇数属阳，偶数属阴。十天干中甲、丙、戊、庚、壬为阳干，乙、丁、己、辛、癸为阴干；十二地支中子、寅、辰、午、申、戌为阳支，丑、卯、巳、未、酉、亥则为阴支。由于干支本身有万物生长、繁盛、衰老、死亡、更生的含义在内，因此，其本身必然有阴阳的区分，否则就不可能产生变化。

　　3. 阴阳是疾病发生发展变化的总规律　五运六气理论把自然气候现象和生物的生命现象统一起来，把气候变化规律与人体发病规律、用药治疗规律统一起来，研究气候变化与人体健康疾病的密切关系，并运用阴阳之间的对立、互根、消长、转化规律，解释天时气候变化对人体生命活动的影响、预测疾病的流行规律、指导临床诊断用药等。

（三）五行学说的运用

　　五行学说在我国古代哲学思想中占有重要的学术地位，它能够说明自然界各种事物之间的相互影响和普遍联系。五行学说被引入中医学后，形成了较系统的医学五行理论框架，体现在中医学理论中人与自然的关系、病因、病机、诊断、治则等各个方面，是中医学理论的重要内容。五运六气理论运用五行学说，归纳了不同事物的属性，阐明了五运六气太过、不及、胜衰、生克制化、乘侮等方面的内容。

　　1. 阐述自然事物的普遍联系　五运六气理论运用五行学说阐述自然界事物之间的普遍联系。如《素问·金匮真言论》以五方五行归纳自然事物，指出："东方青色，入通于肝，开窍于目，藏精于肝，其病发惊骇，其味酸，其类草木，其畜鸡，其谷麦，其应四时，上为岁星，是以春气在头也，其音角，其数八，是以知病之在筋也。"《灵枢·五味》指出五谷、五果、五畜、五菜、五色等均合于五行，将自然界纷繁复杂的事物，通过分类均归属于五行系统，并使之产生有机联系，阐明了自然界事物之间存在着普遍联系，显示了自然万物的整体性。

2. 说明人体的生命活动规律　《内经》运用五行学说归纳概括人体各脏腑组织器官，认为人体是一个以五脏为核心的有机联系的整体。如《素问·阴阳应象大论》研究了五脏、五体、五志、五声、五窍、五变之间的关系及其与自然阴阳五行的普遍联系；《灵枢·本输》指出井荥输经合五穴应于五行；《灵枢·五乱》指出十二经脉别为五行，分为四时；《灵枢·顺气一日分为四时》也指出"人有五脏，五脏有五变，五变有五输，故五五二十五输，以应五时"等。

《内经》运用五行生克理论总结五脏疾病传变规律。如《素问·玉机真脏论》指出，"五脏受气于其所生，传之于其所胜，气舍于其所生，死于其所不胜""五脏相通，移皆有次，五脏有病，则各传其所胜"。五脏合五行应五时，故五脏疾病传变规律可以运用五行理论进行总结。

3. 研究气候变化规律　五运六气理论运用五行配合天干地支来纪气纪运，研究各年份各节令的气候变化规律。五行之气在天地间的运行规律用五运表示，即木运、火运、土运、金运、水运。五运配合天干表示岁运，用以研究不同年份的气候变化特征，即甲己年岁运属土，乙庚年岁运属金，丙辛年岁运属水，丁壬年岁运属木，戊癸年岁运属火。每一年的春、夏、长夏、秋、冬五个季节，又分别由木、火、土、金、水五运所主，来说明不同节令正常的气候特征，即一年之中，春温属木运，夏热属火运，长夏湿属土运，秋燥属金运，冬寒属水运。各不同时令异常气候变化特征，根据各年岁运不同，也分别用五运来表示。

五运六气理论将五行与地支相配合来研究各年的岁气属性。子午年是少阴君火司天，丑未年是太阴湿土司天，寅申年是少阳相火司天，卯酉年是阳明燥金司天，辰戌年是太阳寒水司天，巳亥年是厥阴风木司天。

五运六气理论将五行与六气配合，分析各年份主气、客气的变化规律。各年主气六步的正常变化规律是厥阴风木、少阴君火、少阳相火、太阴湿土、阳明燥金、太阳寒水。各年客气的变化规律是按三阴三阳之序，即厥阴风木、少阴君火、太阴湿土、少阳相火、阳明燥金、太阳寒水。

五运六气理论运用五行的生克制化乘侮关系说明四季更替、气候变迁，以及五运六气太过与不及。相生就是五行之间相互资生和助长。主运，主治一年五时正常的气候变化，即以木、火、土、金、水五运分主春、夏、长夏、秋、冬，其更迭顺序为五行相生，风、火、湿、燥、寒五种气候依次更替，年年如此。主气，为每年相继出现的六种正常气候，即六步六气，由于君火、相火同类，故仍可以五行归类，其更迭之序也为五行相生规律。《素问·六微旨大论》在阐述地理应六节气位时还明确指出："显明之右，君火之位也；君火之右，退行一步，相火治之；复行一步，土气治之；复行一步，金气治之；复行一步，水气治之；复行一步，木气治之；复行一步，君火治之。"显明，即春分点，是说从春分之后是少阴君火所主的时位，退行一步为少阳相火，再退一步为太阴湿土，再退一步是阳明燥金，再退一步是太阳寒水，再退一步是厥阴风木，再退一步是少阴君火所主。显然，显明之右到君火治之是言五行相生，其顺序为火生土、土生金、金生水、水生木、木生火，以致往复无穷。相克就是五行之间相互制约和克制。其相克关系，即《素问·宝命全形论》所说："木得金而伐，火得水而灭，土得木而达，金得火而缺，水得土而绝，万物尽然，不可胜竭。"表现在四时关系上则为"春胜长夏，长夏胜冬，冬胜夏，夏胜秋，秋胜春，所谓四时之胜也"（《素问·金匮真言论》）。胜者，克制之意，这就是四时相胜规律。五运六气理论常借此说明五运太过、不及的胜复关系。

运用五行说明五运六气的乘侮关系。乘者，乘虚侵袭，相乘就是相克太过，超过了正常的制约程度。相侮，就是恃强凌弱，也称反克。乘侮关系，即五行之间产生了偏盛偏衰，不能维持正常的动态平衡。《素问·五运行大论》指出："气有余，则制己所胜而侮所不胜；其不及，则己所不胜侮而乘之，己所胜轻而侮之。侮反受邪，侮而受邪，寡于畏也。"说明五运之气太过则克伐己所胜之气，同时反侮己所不胜之气；五运之气不及则一方面受到所不胜之气的乘伐，另一方面也会受到所胜之气的反侮。例如：木气有余，不仅能克制己所胜的土，使其湿化之用大衰，甚至还能欺侮其所不胜的金而风气大行，即所谓"制己所胜而侮所不胜"。如果木气不及，不仅其不胜的金气将乘其衰而来欺侮，其所能胜制的土气亦将轻视其衰而来欺侮，这就是"己所不胜侮而乘之，己所胜轻而侮之"的含义。

五运六气理论运用五行理论强调了胜复问题。所谓胜复，即指当五行在失去制约，损害一方到一定程度时，被损害的一方就会出现相应的反应以求重新取得协调，即"有胜则复，无胜则否"（《素问·至真要大论》）。气象气候的运动由于太过不及导致的变化，会引起"胜气"和"复气"的调节关系，诚如《素问·至真要大论》所云："有胜之气，其必来复也。"《素问·五常政大论》也指出："故乘危而行，不速而至，暴虐无德，灾反及之。"因为偏胜之气一气独行，必然会削弱自己的力量，所以凡恃强凌侮他气者，自己也会受到邪气的伤害，即所谓"侮反受邪，侮而受邪，寡于畏也"。同时五运六气理论还强调"微者复微，甚者复甚，气之常也"（《素问·五常政大论》），即复气多少轻重与胜气多少轻重呈正相关。正因为如此，才保证了气候在局部出现不平衡的情况下，通过自动调节而继续维持其循环运动的相对平衡。诚如《素问·气交变大论》所云："夫五运之政，犹权衡也，高者抑之，下者举之，化者应之，变者复之，此生长化成收藏之理，气之常也，失常则天地四塞矣。"

运用五行生克制化理论，阐明自然"亢害承制"的关系。五行的生克制化，即指相生之中有相克，相克之中有相生，以维持整体平衡与协调。《素问·六微旨大论》指出："亢则害，承乃制，制则生化，外列盛衰，害则败乱，生化大病。"亢，即亢盛，如果六气亢盛，则会产生危害，从而出现一系列败乱的现象，影响正常的生化过程，所以必须有相应的气来制约。有了正常制约，才能有正常生化，也才能使主岁主时之气循环相承、盛衰有时，保证正常的时序变迁。因此，张介宾曰："造化之机，不可无生，亦不可无制。无生则发育无由，无制则亢而为害。"（《类经图翼·运气上》）

由上述可见，自然界的气候气象之所以能保持着动态平衡，并按一定的周期循环运动，均可以从五行学说的生克制化机制中得到说明。临床应用亦当遵循此规律，诚如《素问·至真要大论》所云："故治病者，必明六化分治，五味五色所生，五脏所宜，乃可以言盈虚病生之绪也。"

二、古代自然科技成果的运用

我国古代自然科学的发展在世界自然科学发展史上占有重要地位。在我国古代科技中，对五运六气理论形成影响较大的主要是天文和历法知识。

五运六气理论充分运用了古代先进的天体结构理论。我国古代对宇宙结构的认识主要有三家，即盖天说、浑天说和宣夜说。盖天说是人立于地面直观观测天象，提出的天圆如张盖、地方如棋局的"天圆地方"说，此学说具有一定的局限性。浑天说是依靠理性推理，并制造仪器准确度量天体视运动而得出"天包地外，地居于中"理论的一个学说。这个学说以张衡《浑天仪注》为代表，并一直被认为是我国古代关于宇宙结构认识的正统学说。但其认为天球有天壳存在，天壳之外是无限的宇宙，因此，也有一定的局限性。宣夜说是我国古代科技史上先进的天体结构理论，在浑天说基础上认为天没有边际，宇宙是无限的，日月星辰依靠大气的推动运行于宇宙之中。

五运六气理论的天文学思想博取上三说之长，尤其选择宣夜说作为自己的宇宙理论来研究宇宙结构和天体运行规律，并且在其基础上又指出了自然界运动变化的统一性，阐明了宇宙万物生化的原理，尤其指出了自然万物生存于生化不息的宇宙之中。

五运六气理论充分运用了古代关于北斗星、二十八星宿、日月、五星、历法等研究成果。《灵枢·九宫八风》中"太一游宫"的记载，就是对北斗星围绕北极星旋转不息，斗柄一年旋指十二辰的描述。五运六气理论运用"太一游宫"确定一年的时节，推知四时气候变化规律及二十四节气，同时又用以研究四时阴阳的变化规律对人体的影响。它不仅将时间和空间紧密结合，而且又将空间、时间、气候与人体紧密结合起来。

二十八星宿是天体中二十八个相对不动的恒星群，分阵四方，以拱北斗。按其构成的图形形象地分为：东方苍龙星座，包括角亢氐房心尾箕七宿；南方朱雀星座，包括井鬼柳星张翼轸七宿；西方白虎星座，包括奎娄胃昴毕觜参七宿；北方玄武星座，包括斗牛女虚危室壁七宿。二十八星宿共周天365°，由于其相对稳定，故成为划分天体星空区域的标志，并以此为标志研究行星运行的规律。其内容在《素问·五运行大论》中有较详尽的记载。

五运六气理论运用日月运行规律制定历法，重视日月运行规律对地球及生物的影响。在日地关系方面，利用浑天仪观测太阳在天体的位置变化，使用圭表测量地面日影的方位和长短变化，建立了确定日地阴阳盛衰的标准及天地阴阳盛衰消长规律的理论，包括日周期、年周期和十二年周期。在研究月地关系时，认为月亮运动对地球的阴阳消长起着极其重要的调节作用。研究月亮运动规律主要有两个，即月相晦朔弦望变化规律和月亮在恒星背景中的运行规律。在此基础上，又强调了朔望月周期对地球及人体生命活动的作用。在《素问·八正神明论》《灵枢·岁露论》等篇均有月廓满虚对人体气血影响的论述。

五运六气理论中特别重视日月之行的天度和气数，重视将天度、气数联系起来考察，体现了我国古代天文学的特点。如《素问·六节藏象论》指出："天度者，所以制日月之行也；气数者，所以纪化生之用也。"又指出："日为阳，月为阴；行有分纪，周有道理，日行一度，月行十三度而有奇焉。"明代医家张介宾也有阐述，曰："岁之日数，由天之度数而定；天之度数，实由日行数而见也。"（《类经图翼·运气上》）可见，天度是指日行周天365.25°，即"日行"的黄道线上的度数。气数是指一年二十四节气的常数，用以标记天地间万物生长化收藏的规律。张介宾解释道："气者，天地气候，数者天地之定数。天地之道，一阴一阳而尽之，升降有气而气候行，阴阳有数而次第立。次第既立则先后因之而定，气候既行则节序由之而成。节序之所以分者，由寒暑之再更；寒暑之所以更者，由日行之度异。"（《类经图翼·运气上》）天气变化影响生物生化，五运六气理论运用气数研究气候变化，《素问·六节藏象论》指出："五日谓之候，三候谓之气，六气谓之时，四时谓之岁。"节令未到气候已至，为太过；节令已到而气候未至，为不及。

研究日月运行、气之迁移必然要涉及历法。战国至汉初，普遍实行的历法是四分历。所谓四分历，是以一回归年约等于365.25日，一朔望月约为29.5日，19个太阴年中插入7个闰月的历法。因岁余1/4日，而被称为四分历。四分历用朔望月来定月，用闰月的办法使年的平均长度接近回归年，兼有阴历月和回归年的双重性质，属于阴阳合历。《内经》运用的历法也是古四分历。如《素问·六微旨大论》云："所谓步者，六十度而有奇，故二十四步积盈百刻而成日也。"因一回归年约365.25日，五运六气理论将其以六步分之，则每步约为60.875°，故云"有奇"，每年余0.25°，经过4年积盈至百刻而为一日。这里明确提出一个回归年约365.25日。因此，古四分历是《内经》制定五运六气历的基础。在五运六气理论中，没有采用闰年或闰月的方法来调整岁差，而是通过一系列的谐调周期来编历，谐调周期的原则是"五六相合"，指出五运六气有"周天气者，六期为一备；终地纪者，五岁为一周"的五年和六年周期，也有"五六相合而七百二十气为一纪，凡三十年岁"的 30 年周期，还有"千四百四十气而为一周，不及太过，斯可见矣"的 60 年周期。

五运六气理论以古四分历为基础，据日、月、地三者运行规律，运用天干与地支的谐调编排，创立了独特的五运六气历法。从历法学角度来看，它属于阳历历法系统。五运六气历法的全部历谱是运用干支五运阴阳系统推求出来的，它揭示了日月地三体运动的最小相似周期为 60 年，其中还包含着 5 年、6 年、10 年、12 年、30 年多个调制周期；阐明了六十甲子年中天度、气数、气候、物候、疾病变化规律等，从时空角度研究了天地人的统一性。

总之，五运六气理论的六十年气运周期有着深刻的天体运动背景，它从更广泛的时空角度揭示了自然界的周期运动规律。

三、长期生产生活及临床实践知识的积累

我国是世界上较早进入农耕生活的国家之一，农业生产迫切需要对气象的观察与验证。根据现有文献记载，早在殷周时期，我国古代劳动人民对气象变化规律及其与生物的关系已经积累了丰富的经验，为五运六气理论的产生和形成奠定了坚实基础。

《诗经·豳风》记载："七月流火，九月授衣。一之日觱发，二之日栗烈。无衣无褐，何以卒岁？三之日于耜，四之日举趾。同我妇子，馌彼南亩。"此论述了根据星宿位置，确定时月，以知气候之寒暖、耕作以应时的情况。《左传·昭公元年》指出："天有六气，降生五味，发为五色，徵为五声，淫生六疾。六气曰阴、阳、风、雨、晦、明也，分为四时，序为五节，过则为灾。阴淫寒疾，阳淫热疾，风淫末疾，雨淫腹疾，晦淫惑疾，明淫心疾。"把六气变化与四时五节及生物之五味、五色、六种疾病的发生等直接联系起来，并提示人们对六气变化要加以适应，以防止疾病的发生。

春秋战国时期，随着农业生产发展的需要，气象物候学进一步发展。如在《管子·幼官》中，除对五时（春、夏、中央、秋、冬）之常有所论述外，也描述了时令反常变化，并根据这一模式以行人事之所宜。《吕氏春秋》中对天文、气象、物候、病候等都有较为系统的论述，如《吕氏春秋·孟春纪》云："孟春之月，日在营室，昏参中，旦尾中……东风解冻，蛰虫始振，鱼上冰，獭祭鱼，候雁北……是月也，天气下降，地气上腾，天地和同，草木繁动，王布农事，命田舍东郊，皆修封疆，审端径术。是月也……无覆巢，无杀孩虫、胎夭、飞鸟……孟春行夏令，则风雨不时，草木早槁，国乃有恐；行秋令，则民大疫，疾风暴雨数至，藜莠蓬蒿并兴；行冬令，则水潦为败，霜雪大挚，首种不入。"其内容与《素问·四气调神大论》所述有相似之处。东汉时期的易纬书《稽览图》《通卦验》等都对气象、物候、病候等有更为详细的论述。如《通卦验》以八卦结合八风、四立（立春、立夏、立秋、立冬）、二分（春分、秋分）、二至（夏至、冬至）八节为纲，通贯二十四气，阐明气候正常与反常变化及其与物候、病候的关系。虽然对风的命名不同，但其意义与《灵枢·九宫八风》所述内容相近。总之，从这一时期的文献可以看出，我国在天文、历法、气象、物候及其与医学的关系等方面均有较大的发展，为五运六气理论的形成奠定了坚实基础。

五运六气理论来自实际观测。五运六气理论的形成，在现存文献中以《内经》运气七篇为标志。根据运气七篇的记载，可以说明其理论形成来自实际观测。如《素问·五运行大论》云"天地阴阳者，不以数推以象之谓也""夫候之所始，道之所生，不可不通也"。《素问·六微旨大论》也指出"因天之序，盛衰之时，移光定位，正立而待之""天气始于甲，地气治于子，子甲相合，命曰岁立，谨候其时，气可与期"。《素问·八正神明论》又指出："验于来今者，先知日之寒温，

月之虚盛，以候气之浮沉，而调之于身，观其立有验也。"《素问·六元正纪大论》云："夫六气者，行有次，止有位，故常以正月朔日平旦视之，睹其位而知其所在矣。"这些均证明了气候变化规律是靠实际观察自然天象及物候变化总结出来的。

五运六气理论来自临床医疗实践的反复验证。《素问·至真要大论》云："论言治寒以热，治热以寒，而方士不能废绳墨而更其道也。有病热者寒之而热，有病寒者热之而寒，二者皆在，新病复起，奈何治？岐伯曰：诸寒之而热者取之阴，热之而寒者取之阳，所谓求其属也。"古代医学家在临床实践中发现，对于虚寒证和虚热证用"寒者热之，热者寒之"的治法不但无效，反而使病情加重，并通过反复实践验证，提出了"诸寒之而热者取之阴，热之而寒者取之阳"的新的治疗原则，即对虚寒证和虚热证，应当分别采用补阳和滋阴之法，从而丰富和完善了寒证和热证的治法。古人在长期的观察中还认识到，疫气的出现与气候变化关系密切，且不同的气候，其疫气之性亦不同，相同气运的疫气又具有一定的相似性，说明致病原不仅受自然气候变化的影响，而且还有一定的气运规律可循，如气运变化出现"不迁正""不退位"时，三年后可发生疫病。

五运六气理论的产生经历了一个较长的历史时期，它是在先秦哲学思想的指导下，在天文、历法、气象、物候等自然科学的不断进步和发展的前提下，经过临床医疗实践的反复验证而逐步形成的。

第三节 五运六气理论发展与沿革

五运六气理论的形成与发展，经历了漫长而又艰难的历史过程。从《内经》中所载的古天文书籍《太始天元册》等记载来看，其起源可推至上古至先秦时期，经历代的传承与发展逐渐形成五运六气理论。

一、先秦至汉

五运六气理论萌芽于人们对自然界气候、物候变化的早期认识，而五运六气概念的产生与演变是五运六气理论形成的基础。"五运"一词的产生，据现存文献记载，最早见于战国时期。《史记·封禅书》记载齐国邹衍"著终始五德之运"，且有"主运"之说。《吕氏春秋》中的"孟春行夏令""仲春行秋令""季春行冬令"等论述说明了客运所致异常气候。《淮南子》在描述天地阴阳升降变化的同时，详细论述了时令气候的变化，包含了丰富的气化、五运、六气、干支、节气等原始五运六气理论的内容，主要见于《时则训》与《天文训》之中。《内经》运用五行生克制化分析五运各种时段的相互关系及其周期性，运用五行理论认识疾病的缓急，判断疾病预后并指导疾病预防。《素问·天元纪大论》云："论言五运相袭而皆治之，终期之日，周而复始。"可见，由五行到五运，经历了一个长期的历史认识过程，五行不仅能说明天地万物之间的相互联系，也可以用来说明在时间上有联系性的事物，并将"五运者五行之运也"的五气运行思想应用于对时间、气候的研究和分析方面，促成了五运理论的形成。

我国古代对自然星象、气候、日月星辰的观测，自有文字以来就已开始记述，"六气"也是源自古人长期在生产生活实践中对自然气候及其成因的认识与分析。"六气"一词在现存文献中最早见于《左传·昭公元年》中，云："天有六气，降生五味，发为五色，征为五声，淫生六疾。六气曰阴阳风雨晦明也，分为四时，序为五节，过则为灾。"可见，六气是指一年四时的六种气候变化，产生于天，能化生万物，六气异常太过则为害，易引发疾病。此时的六气已经蕴含了五运六气理论中六气的含义，是五运六气理论中六气的前身和基础。《国语·周语下》记载："天六地五，数之常也。经之以天，纬之以地，经纬不爽，文之象也。"鲁昭公二十五年郑子太叔论理又曰："生其六气，用其五行，气为五味，发为五色，章为五声。"这里出现了五行，并与六气并论，认识到天有六气，地有五行，天气作用于地，万物赖之以生。战国以后，随着古代天文、历法、气象知识的进步，六气理论有了较大发展。《素问》五运六气理论中，对六气的阐述较为具体全面，将六气与三阴三阳相配合总结六气的运行规律。

《太始天元册》为五运六气理论的形成提供了古代天文学背景和依据，是《素问》中所引用的上古天文学著作，其书现已亡佚。《素问·天元纪大论》《素问·五运行大论》中，引用了上古天文学著作《太始天元册》的理论，其文字中深刻地反映了我国先民对于宇宙自然规律的客观认识。《素问·天元纪大论》云："鬼臾区曰：臣积考《太始天元册》文曰：太虚寥廓，肇基化元，万物资始，五运终天……生生化化，品物咸章。"说明自然界的万物都是由气构成的，包括岁运的推移、时令的交接，都是太虚元气变化的结果。《素问·五运行大论》还记载了《太始天元册》关于五气经天的理论，它是五运六气理论形成的重要天文学基础，提供了五运六气理论产生的古代天文学背景和天干化五运、地支纪六气的根据。《太始天元册》是迄今为止所见到讨论五运六气理论最早的文字资料，虽然内容不多，但从其所载内容来看，对现今研究古代天文历法具有重要参考价值。通过《太始天元册》，可以推算出五运六气理论产生的年代，比目前人们所认识的还要早。

五运六气理论形成完整的理论体系，大约是在西汉至东汉时期。其完整成形与历史上医学和天文气象学的发展密切相关，据有关文献研究，不论从五运六气理论对宇宙结构的认识、对五星运行及亮度的记载，还是运用漏下百刻记时日的方法，以及对九星七曜的论述来看，五运六气完整理论体系的形成应该是这一时期的成果。

完整的五运六气理论，以《素问》运气七篇和两遗篇《刺法论》《本病论》为标志。运气七篇是系统论述五运六气理论的经典文献，全面地反映了五运六气理论的基本内容。对于运气七篇和两遗篇《刺法论》《本病论》是否为《素问》原本的篇章，历史上略有争议。

东汉张仲景《伤寒论》以《内经》五运六气理论为基础，结合外感病的临床实践，创立了六经气化学说。《伤寒论·自序》云："夫天布五行，以运万类，人禀五常，以有五脏，经络府俞，阴阳会通，玄冥幽微，变化难极。"仲景将气象变化规律、三阴三阳的基本原理，与六淫病机、脏腑经络病机、六经辨证用药等有机结合在一起，创立了六经证治理论体系，继承并创新了《内经》五运六气理论及其临床运用。

二、隋唐时期

唐代王冰发掘并传承五运六气。《素问》的运气七篇是由唐代医家王冰在重订《黄帝内经素问》时补入的。自此五运六气以医经的地位出现，引起了医家及有关学者的重视。王冰在序言中曰："时于先生郭子斋堂，受得先师张公秘本，文字昭晰，义理环周，一以参详，群疑冰释。恐散于末学，绝彼师资，因而撰注，用传不朽，兼旧藏之卷，合八十一篇二十四卷，勒成一部。"可见，是王冰从其师藏"秘本"发现"七篇大论"，在《素问》中为后人保留下来了五运六气理论的完整资料，使五运六气理论更加完整。

王冰对运气七篇大论逐字逐句注释，凡遇疑难必有解释，既注文词又注文义，并且在注释中博引中国古代重要著作，如《易》《传》《诗》《书》《白虎通》《阴阳法》《太上立言》等。王冰还运用自然实际气候、物候变化现象解释《素问·五运行大论》中五方五行生化原理，并且以实地考察的资料为依据，将华夏地域东西南北共划分为九野，论述了由于地势高低、地理纬度不同，气候、物候、疾病都有差异，以此来阐明五运六气理论的正确性、科学性、实用性。他还结合五运六气理论，分析病机，确立治法，为后人学习五运六气理论作出了重要贡献。

王冰本人对五运六气理论很有研究，不仅为运气七篇作注，而且对"辞理秘密，难粗论述者"，还"别撰《玄珠》以陈其道"。由于王冰的阐述和提倡，医家和学者开始重视五运六气的研究及应用，这一时期出现了五运六气相关著作。如《素问六气玄珠密语》《天元玉册》《元和纪用经》等。《素问六气玄珠密语》中"五运之气上合于天"的论述，强调了五运六气理论产生的天文学背景，认为阴阳气化渊源于宇宙太虚，为五运六气理论提出了物质基础，并对五运六气的含义做了精辟解释，详细论述了六十年中运气加临的各种格局，充实完善了五运六气理论。《天元玉册》以《易》理阐发五运六气理论，创立了天八司九室、地八司九室、阴阳二遁、十精太乙等内容，并论述了运气脉象。《元和纪用经》是载有运气药法的医著，叙述了六十甲子逐岁司天、在泉所宜用的药物。这些内容对运气七篇大论有所突破和发展，使唐代以后五运六气以一个独立理论体系的形式存在于《素问》之中，并成为其重要组成部分。

三、两宋金元时期

两宋金元时期是五运六气理论临床应用的发展与昌盛时期。北宋科学家沈括对五运六气理论给予了肯定和运用；医学家刘温舒阐发义理；宋仁宗、宋徽宗亲自倡导，在《圣济总录》中首论五运六气并置六十甲子各岁五运六气图，还将五运六气列为太医局重要考试科目；林亿等在校订《素问》时确定运气七篇为古医经，使五运六气理论得到了积极的推广和应用。至金元时期，五运六气理论研究更加深入，刘完素等医家将五运六气理论应用于人体，认识人体生命活动规律及其发病，进而指导对病因病机的认识及药物的运用，使五运六气理论在指导临床方面发挥了作用，促进了学术流派的形成，推动了医学的发展。

北宋时期，科学家沈括在《梦溪笔谈·象数》中总结和记载了我国古代直到北宋时期在自然科学方面所取得的卓越成就。沈括通过仔细观察，对风、霜、雷、雹、虹、海市蜃楼和陆龙卷这些天气现象作了缜密、精详、生动、形象的记述。对五运六气理论也进行了论述，指出"医家有五运六气之术，大则候天地之变，寒暑风雨，水旱螟蝗，率皆有法，小则人之众疾，亦随气运盛衰"，充分肯定了五运六气理论的正确性，还提出"大凡物理，有常、有变。运气所主者，常也；异夫所主者，皆变也"。他强调自然界变化有规律性的正常变化和非规律性的异常变化之分，注意到异常变化无所不在，不可"胶于定法"，要因时因地制宜，并进一步举例说明五运六气理论在实际气象物候中的应用，对五运六气理论的推广起到了积极作用。

北宋医学家刘温舒著《素问入式运气论奥》，全书分上中下三卷，以图文并茂的形式分 30 个专题对五运六气理论的基本概念、原理和理论格局进行阐发，揭示运气奥义，解释运气疑难，强调了五运六气理论的重要性。该书自序云，"医书者，乃三坟之经""其道奥妙，不易穷研，自非刻意留心，岂达玄机？且以其间气运最为补泻之要"。他指出运气气化本源于宇宙阴阳气化，从宇宙气化角度阐释了天干地支的来源；对五运六气交司时刻、五行生成数、运气脉象、运气致病、运气治疗等作了独到的发挥。该书首以图表释义，将复杂的五运六气理论制成简明图表，使人一目了然，为后人学习研究五运六气理论提供了方便。这一方法一直被后世所沿用。全书阐述深刻，体例编排合理，是研究五运六气理论的重要著作。

宋仁宗、宋徽宗倡导组织医家编撰的医学全书《圣济总录》，首论五运六气及六十甲子周五运六气图，逐年对五运六气进行分析，并通过倡导、灌输、考试等形式推广普及五运六气知识，又令官私药房依气运"司岁备物"等，为五运六气与医药理论结合创造了必要条件。

南宋陈无择著《三因极一病证方论》，从临床实用的角度论述了运气病候、治法和所宜方剂。该书第五卷中"五运论""五运时气民病证治""本气论""六气时行民病证治"等根据年干和岁支详细提出了五运太过、不及和六气司天所致病候，创造性地提出了六十年甲子周期五运六气发病的具体治疗方药，并注重药物功效与脏腑病机之间的联系，据五运六气随证加减变化，体现了中医学"天人相应"的整体辨证观。

金代成无己出身儒医世家，其著《注解伤寒论》《伤寒明理论》《伤寒方论》，流传甚广，对后世影响很大。成无己认为五运六气理论对《伤寒论》的形成和产生具有重要的作用。他在《注解伤寒论》中将五运六气内容列为首卷，并利用图文相结合的形式论述了五运六气与疾病的关系，为了便于记忆，还附有歌诀。成氏在注解《伤寒论》时，始终以《内经》五运六气理论为本，将《伤寒论》理论放在更广的空间、时间中进行研究，从五运六气格局来探讨伤寒疾病变化规律，研究气候与疾病之间的密切关系，认为疾病的发生转归与五运六气的变迁相关。成无己推动了《伤寒论》的研究和发展，促进了五运六气理论的实际应用，可以说是运用五运六气理论解释伤寒演变的第一人。

金元时期的刘完素撰写了五运六气专著《素问玄机原病式》。全书从"天人相应"的思想出发，发挥运用了《内经》五运六气理论，在分析人体生命活动变化时，总是先阐述天地、运气、自然造化之理，再比物立象，合于人体。刘氏以五运六气理论作为病机分类纲领，阐述人体疾病发生与转化机制，并善于运用亢害承制理论，提出"凡亢过极，则反似胜己之化"的命题，丰富了中医病机理论。他重视对《内经》理论的研究，特别是五运六气的分析，认为五运六气理论是中医学重要的理论，指出"法之与术，悉出《内经》之玄机""易教体乎五行八卦，儒教存乎三纲五常，医教要乎五运六气""不知运气而求医无失者鲜矣"。刘氏从五运六气角度探讨火热之气致病机制，提出火热病机理论，成为主火论者。其一生著述很多，五运六气方面的著作还有《素问病机气宜保命集》、《医方精要宣明论》(简称《宣明论方》)、《内经运气要旨论》、《伤寒直格方论》，为后世外感病因辨证、病机学说的发展打下了坚实的基础，发挥了五运六气理论对临床的指导作用。

张元素《医学启源》中卷专论《内经》主治备要及六气方治，下卷论用药备旨，其特点是将五运六气理论与疾病诊治、遣方用药紧密联系。全书在论述病因病机、病证、用药方面，以《内经》五运六气理论为基础，在天人相应的整体观指导下，对疾病展开深入研究。在病因方面继承了王冰四因说，又提出了三感、五郁的观点。在病机方面，既重视脏腑寒热虚实辨证，又重视五运六气发病。在制方用药上，本着《素问·至真要大论》组方用药原则，以五行生克为法则，根据药物气味厚薄寒热阴阳升降组方遣药。在上卷六气主治要法中列出了六步气位多发病及适合方剂；在中卷引用了刘完素《素问玄机原病式》的内容，从五运主病、六气为病、五运病解、六气病解、六气方治等方面论述了五运六气与疾病的关系。在药物法象中，将药物性用按五运分成风升生、热浮长、湿化成、燥降收、寒沉藏五类，并进一步以五行生克法用此五类药制方。《医学启源》吸收并发挥了刘完素六淫病机学说，以五运六气理论与疾病诊治、遣方用药紧密联系为特点，是研究五运六气理论临床运用的重要著作。

张从正的《儒门事亲》从五运六气角度论述了病邪理论和祛邪三法。病邪理论中重视邪气致病，指出："病之一物，非人身素有之，或自外而入，或由内而生，皆邪气也。"张从正认为天地各有六气，人有六味，六气六味都可成为邪气，使人体上中下三部发生病变，曰："天之六气，风暑水湿燥寒；地之六气，雾露雨雹冰泥；人之六味，酸苦甘辛咸淡。故天邪发病多在乎上，地邪发病多在乎下，人邪发病多在乎中，此为发病之三也。"张氏六气为病之治、五运之病之治，多以祛邪三法为法；对于六淫之治也持有相同的看法，认为先用吐汗下三法攻其邪，邪祛而元气自复也。张氏反对以年定气、以气定病的做法，指出要因时、因地、因人制宜，灵活运用五运六气理论，有是证用是法。其理论本于五运六气，又不拘于五运六气。

李杲著《脾胃论》，阐释脏腑气机升降与四时六气相应之理。李杲脾胃内伤学说的建立，是他精研《内经》并运用于实践的结果。《脾胃论》的核心内容是以五运六气理论阐释气机升降，提出了"脏腑升降应四时六气"之说，把自然界阴阳清浊之气的升降浮沉类比人体气血津液的升降出入，以四时的进退消长比拟人体五脏六腑的相互作用，提出了"脾胃为气机升降之枢纽""脾主升，胃主降"等观点，解释多种内伤病的机制。李杲认为，升降沉浮是自然界事物的基本运动形式，自然界气机升降交替，沉浮更变，才有了四季的周期变化，推于人体也同理。李杲曰："《经》言岁半以前天气主之，在乎升浮也……岁半以后地气主之，在乎沉降也……生已而降，降已而升，如环无端，运化万物，其实一气也。"他认为人体阴阳清浊的升降取决于脾胃的枢纽作用，若清阳不升，浊阴不降，则导致内伤病变。在"气运衰旺""阴阳寿夭论"中论述了脾胃升降失常的天地气运病因病机及用药，阐述了补中益气汤的立方宗旨是本于天地气运。在"亢则害承乃制论"中，李杲认真研究了《素问·六微旨大论》的六气六步亢害承制关系。

四、明清时期

明清时期，五运六气理论进入深入发展和反思时期，汪机、张介宾等探讨五运六气理论，将五运六气理论的临床实践进一步深化，同时也对宋金元时期部分医家刻板地运用五运六气理论导致的流毒进行批判和深刻的反思。这一时期的理论发展为中医诊断学、治疗学，特别是温病学的形成和发展，起到了积极的推动作用。

明代汪机著《运气易览》，对五运六气理论进行了全面整理和系统研究。汪氏在《运气易览》中对四时气候、六十年交司时刻、月建、五音建运、南北政、干支纳音等重要问题进行了深入阐述，以实例强调研究五运六气要结合临床实践，阐明了研究五运六气应持有正确态度，提出："运气一书……岂可胶泥于其法而不求其法外之遗耶，如曰：冬有非时之温，夏有非时之寒……此四时不正之气亦能病人也……又况百里之内晴雨不同，千里之邦寒暖各异……岂可皆以运气相比例哉。务须随机达变，因时识宜，庶得古人未发之旨，而能尽其不言之妙也。"他指出研究五运六气不应限于一年一时的变化，应该从千百年的五运六气变化规律角度研究。在"学五运六气纲领"中提出"须先识病机，知变化，论人形而处治"，反对拘于定法，并且一再强调研究五运六气要注意临床运用，结合实际，注意"世运会元之统"，为气候大司天理论的提出奠定了坚实基础。所谓"世运会元"，是指五运六气更移之理在千百年间的作用和表现，即三十年为一世、十二世为一运、三十运为一会、十二会为一元。

张介宾对五运六气理论的研究与发展作出了重要贡献，他在《类经》《类经图翼》中特立运气类（共计八卷）专门研究五运六气理论。张氏研究五运六气以《素问》运气七篇为基础，逐句释义。其研究紧密结合临床实际，研究不同年份气候对疾病的影响，总结发病及治疗规律。例如研究《素问·六微旨大论》"亢则害，承乃制，制则生化"问题时，张氏指出："亢者，盛之极也。制者，因其极而抑之也。盖阴阳五行之道，亢极则乖，而强弱相残矣。故凡有偏盛，则必有偏衰，使强无所制，则强者愈强，弱者愈弱，而乖乱日甚。所以亢而过甚，则害乎所胜，而承其下者，必从而制之。此天地自然之妙，真有莫之使然而不得不然者。天下无常胜之理，亦无常屈之理。"认为制则生化是制之常，害则败乱生化大病是无制之变。亢害承制是自然规律，五运六气胜复之理，"不期然而然者矣"，是自然气候变化的客观规律和客观存在。张氏常运用古代天文历法等自然科学知识阐明五运六气之疑难，揭示了五运六气理论产生的古代自然科学基础及其科学性，对二十四气、二十八宿、斗纲、中星、岁差、气数等疑难且重要的问题进行了科学论述。张氏还特别重视气候变化所导致的各种物候现象，认为物候受气候影响，人体的生命活动亦随气候变化，并补充了一年七十二候及各种自然界物候现象，如云："正月，立春：初候，东风解冻；二候，蛰虫始振；三候，鱼陟负冰……大寒：初候，鸡乳；二候，征鸟厉疾；三候，水泽腹坚。"张氏还将较复杂的五运六气理论，在《类经图翼》中进一步用图表明示。《类经图翼》共制图58幅，有图有论，简明晓畅，为后人深入研究五运六气理论留下了极其宝贵的文献资料。

李梴著《医学入门》，在卷首专有一篇"运气总论"，比较全面地介绍了五运六气理论概况。该著作不仅记述了五运、六气、五天云色、天干、地支、主运、主气、天符、岁会、太乙天符等五运六气理论的基础知识，而且选取了《内经》运气七篇大论中部分内容作了详细注释，对亢害承制等重要理论与物候病候相联系。该著作结尾引张从正语："病如不是当年气，看与何年运气同，只向某年求活法，方知都在至真中。"又指出："儒之道，博约而已矣；医之道，运气而已矣。学者可不由此入门而求其蕴奥耶！"强调了五运六气理论对医道的重要性，医者应当掌握并灵活运用。

楼英对五运六气的研究不盲从前人，有独到见解。他在《医学纲目·内经运气类注》中详细论述了五运六气总论、运气占候、亢则害承乃制、病机十九条等内容，运用归类法对运气七篇大论归类整理，分类清晰，注释详细，见解独到，为后世研究五运六气理论奠定了良好的基础。在五运六气总论中，对《素问》运气七篇部分原文进行了注释，阐释原文主旨，对于文字表达难明之处，列图表与文字结合，说理透彻，使深奥的运气七篇大论变得易读易懂。在"运气占候"中，有五运气至之占、五运太过之占、五运不及之占、复气应时占、五星应化占、五气动乱占、五气郁发占、地理高下左右占、六气正变占、在泉淫胜占、占六气之胜、占六气之复，均是将运气七篇大论中相应内容归类整理而成，分类清晰而且注释详细，可见楼氏对五运六气理论的研究深入细致。

王肯堂在临床诊治中重视五运六气变化对病证的影响，选药组方注重时令气运。他在《医学穷源集》前两卷"运气图说"及后四卷的"医案"中，以患者就诊之年的岁运归类，以五运六气变化分析病情，在运气图说中提出"三元运气论"，指出三元一统，将五运六气变化过程又分为上元、中元、下元，每元六十年，提出天道六十年一小变，而人之血气，即人的体质、禀赋亦随之小有变化。

明末清初的费启泰著《救偏琐言》，提出了大运、小运的概念，认为"大可以覆小，小难以该大"，小运包含在大运之中。就五运六气与疾病的关系而言，应以大运为本，以小运为末，并要根据疾病的实际进行辨证治疗。乾嘉年间名医王丙的《伤寒论附余》汇入《世补斋后集》，记载了"天以六为节，地以五为制，五六相合而七百二十气，为一纪，凡三十岁，千四百四十气，凡六十岁为一周"，并以"三百六十年为一大运，六十年为一大气，五运六气迭乘，满三千六百年为一大周"。在此理论基础上，他研究了历代医家生活年代所处的甲子周期的五运六气特点，认为历代医学家学术思想及治疗特色的形成原因与大司天相关。陆懋修秉承了王丙提出的六气大司天理论，排列了自黄帝八年至同治三年的干支纪年序列，依六气先后之序，分别标记各甲子的司天、在泉之气，并据此对医学史上重要的医学流派或医家的治法用药特点进行了分析阐释。陆懋修在其著作《内经运气病释》中，详述了张仲景、金元四大家、王好古、张介宾、周扬俊等人用温、用寒、用补、用滋皆由其所处的时代气运所致。陆氏在《内经运气病释》中，对《内经》中运气七篇大论的主要经文作了注释和阐发，分析五运六气变化的机制，指导疾病治疗，并设立

"内经运气表"一卷,将五运六气中"有不能图而宜于表者"制表 13 幅,为后世研究五运六气理论提供了重要资料。

清代五运六气理论的研究侧重于五运六气与瘟疫的防治,并积累了丰富的临床实践经验。吴鞠通的《温病条辨》为明清医学中"温热"学派的名著之一,他创立的三焦辨证理论体系,为温热病的发展作出了突出贡献,五运六气理论在温病学的发展中也发挥了一定的作用。其在卷首引证《素问·六元正纪大论》"辰戌之岁,初之气,民厉温病"等 19 条经文,并在每条经文后加以自己的注释,用来说明温病的发生与五运六气的密切关系,阐明了五运六气为温病病原,正如吴氏在凡例中称:"首卷历引经文为纲,分注为目,原温病之始。"在《温病条辨·卷六·痘证总论》中,吴氏论述了五运六气与发痘证的关系,说明了温病与五运六气相关。大医家薛雪强调治疗瘟疫当考虑三年司天在泉及本年的五运六气,指出:"凡大疫之年,多有难识之症……当就三年中司天在泉,推气候之相乖者何处,再合本年之司天在泉求之。"叶天士根据当年五运六气特点,从体质、胃气、五运六气角度对瘟疫进行辨证论治,认为"人在气交,法乎天地""交节病变,总是虚症"(《临证指南医案》)。《临证指南医案》卷一至卷八为内科时证、杂证,对非时之气导致的疫疠之病早有深刻认识,为后世研究疫疠提供了重要参考。刘奎研究五运六气与瘟疫亦具有特点,在《松峰说疫》中详解五运六气与瘟疫之间的关系,注重五运郁发致疫,卷六详论疫病发生规律及五疫之治。在第五卷结合自己的临床所见,列出其收集整理的民间验方 120 首,为后世防治疫病提供了重要资料。余霖《疫疹一得》的"运气便览""运气之变成疫"等篇专论五运六气,指出疫疹病因病机与五运六气密切相关,五运六气变化为疫疹之因,五运六气演变火毒为疫疹病机,根据临床经验,创立了清瘟败毒饮。杨栗山在《伤寒温疫条辨》卷一中,首先提出治疫须知五运六气,指出"天以阴阳而运六气,须知有大运有小运,小则逐岁而更,大则六十年而易"。他认为诊治疫病应顺应于大运,不要拘泥于小运,提出"民病之应乎大运,在大不在小"的重要观点,倡导治疗疫病不应拘于定法,要随岁运不同而灵活变化。

雷丰提出时病与五运六气的关系,在《时病论》中以《素问·阴阳应象大论》中"冬伤于寒,春必温病,春伤于风,夏生飧泄,夏伤于暑,秋必痎疟,秋伤于湿,冬生咳嗽"为纲,以四时六气之病为目,分别论述了各种时令病的病因、病机、症状特点,以及立法的依据,次列自拟诸法、备用成方,最后附有临证治案作为印证。该书附论共十三论,其中第二论为"五运六气论",概述了五运六气的主运、客运、主气、客气、司天在泉之气及五运三纪等,并引用戴人(张从正)之言"不读五运六气,检遍方书何济",强调治时令之病必须通晓五运六气的重要道理。

李延罡重视脉象变化与五运六气的关系,在《脉诀汇辨》卷一的运气论中,提出"是以通于运气者,必当顺天以察运,因变以求气"的观点,说明五运六气理论深奥难懂,天地自然气候变化是有规律并客观存在的,研究五运六气的人必须灵活运用而不可拘泥。卷八专门论述五运六气,载图 52 幅,其中有 26 幅为脉与五运六气相应图谱,其余的为五运六气图谱,还对太过、不及、平气之纪的气候病候情况作了简要总结。

此外,论述五运六气的著作还有元代朱震亨的《丹溪心法》、明代虞抟的《医学正传》、明代李时珍的《本草纲目》、清代吴谦的《医宗金鉴·运气要诀》、清代张三锡的《医学六要·运气略》等,这些著作的特点是将五运六气理论与疾病的诊断、治疗相结合,均为五运六气理论的发展作出了贡献。

五、清末至 1949 年前

清末至 1949 年前的医学家继续研究《内经》五运六气理论，如张志聪的《黄帝内经素问集注》、高世栻的《黄帝内经素问直解》等，对五运六气理论及运用均有不同程度的发挥，但是由于当时社会动荡不安、五运六气深奥难明，以及西方科学技术与医学的传入等因素，五运六气理论研究逐渐被冷落，加之不时有人予以抨击，使这一理论的研究与传承受到极大影响。因此，有学者将此称为五运六气理论研究的"冰河时期"。

近一个世纪以来，五运六气理论研究趋于理性化。近 50 年，五运六气理论研究受到关注，其理论内容被引进高等中医药院校教学与教材中。自 20 世纪 70 年代至今，出版了五运六气理论研究的相关著作，并有众多关于五运六气理论研究的论文发表，从理论研究、文献研究、临床治疗、流行病调查，以及多学科角度研究五运六气理论的科学性及实用性，推动了中医学发展，为现今临床治疗及预防疾病提供了重要资料。

扫一扫，查阅本章数字资源，含PPT、音视频、图片等

第一节　干支甲子

中国古代主要用干支甲子纪年、纪月、纪日、纪时和纪方位。干支，即天干、地支的简称。甲子，是因天干始于甲，地支始于子，干支甲子相合而得名。中国古代最早用干支周期纪日，每日用一对干支表示，第一日为甲子，第二日为乙丑，第三日为丙寅……逐日记录，六十日循环一次，周而复始。在公元前14世纪的甲骨文中已经有完整的干支周期表，据史学家对甲骨文的研究可知，这种纪日法自春秋以来，至迟从周幽王元年十月辛卯日起到现在，没有错乱过，连续记载已有2600多年，是世界上迄今所知的最长的纪日资料。

天干和地支是五运六气理论推演气运规律的符号。五运配以天干（十干统运），六气配以地支（地支纪气），根据各年干支组合成的甲子，可以推测各年的气候变化规律和发病规律，所以五运六气研究气运规律和发病规律都离不开天干地支。正如刘温舒在《素问入式运气论奥》中所云："天气始于甲，地气始于子。干支者乃圣人究乎阴阳轻重之用也，著名以彰其德，立号以表其事，由是甲子相合，然后成其纪。远可以步岁而统六十年，近可以推于日而明十二时，岁运之早晏，万物之生死，将今验古，咸得而知之……明其用而察向往之始生，则精微之用，可谓大矣。"十天干统运，运从甲始；十二地支纪气，气从子始。所以古代医家运用甲子相合，推求六十年中各年运和气的演变，研究气候变化规律，以及其对生物及人体生命活动的影响。

一、天干

"干"，有单个之意。古人最早认识"日"，是以太阳出没为准，日出日没一次就为一日，所以"干"又叫"天干"，最早用以纪日。天干有十，依次为甲、乙、丙、丁、戊、己、庚、辛、壬、癸，是古人用以记录太阳日节律的序号。从阴阳属性上看，它包含着万物由发生而少壮，由少壮而繁盛，由繁盛而衰老，由衰老而死亡，由死亡而更始的生命周期规律。《汉书·律历志》《史记·律书》记载了天干的含义。如《汉书·律历志》云"出甲于甲""奋轧于乙""明炳于丙""大盛于丁""丰楙于戊""理纪于己""敛更于庚""悉新于辛""怀任于壬""陈揆于癸"。《史记·律书》云"甲者，言万物剖符甲而出也"，"乙者，言万物生轧轧也"，"丙者，言阳道著明，故曰丙"，"丁者，言万物之丁壮也，故曰丁"，"庚者，言阴气庚万物，故曰庚"，"辛者，言万物之辛生，故曰辛"，"壬之为言任也，言阳气任养万物于下也"，"癸之为言揆也，言万物可揆度，故曰癸"等。在十天干中，甲，指嫩芽破甲而出的初生现象；乙，指幼苗逐渐抽轧而生长的形象；丙，指阳气充盛，生长显著之象；丁，指幼苗不断地壮大

成长；戊，指幼苗日益茂盛；己，指幼苗已成熟至极；庚，指生命开始收敛；辛，指新的生机又开始酝酿；壬，指新的生命已开始孕育；癸，指新的生命又将开始。由此可知，十天干并非一到十数字的排列。

二、地支

地支，是古人用以纪月的序号。月、地属阴，故纪月十二支又称"地支"。依次是子、丑、寅、卯、辰、巳、午、未、申、酉、戌、亥。《汉书·律历志》记载十二地支含义为"孳萌于子""纽牙于丑""引达于寅""冒茆于卯""振美于辰""已盛于巳""咢布于午""昧薆于未""申坚于申""留孰于酉""毕入于戌""该阂于亥"。《史记·律书》记载十二地支含义为"子者，滋也，滋者，言万物滋于下也"，"丑者，纽也，言阳气在上未降，万物厄纽未敢出也"，"寅言万物始生蟆然也，故曰寅"，"卯之为言茂也，言万物茂也"，"辰者，言万物之蜄也"，"巳者，言阳气之已尽也"，"午者，阴阳交，故曰午"，"未者，言万物皆成，有滋味也"，"申者，言阴用事，申贼万物，故曰申"，"酉者，万物之老也，故曰酉"，"戌者，言万物尽灭，故曰戌"，"亥者，该也，言阳气藏于下，故该也"。

从上文中可知，子，指十一月冬至一阳复苏，生命潜藏于地，已渐有滋生之机；丑，指十二月阴气尽、阳气生，新的生命已将解脱阴纽而出土；寅，指正月孟春，三阳开泰，生机已蟆然活泼；卯，指二月仲春，阳气方盛，生物的成长渐茂；辰，指三月季春，春阳振动，生物生长越发茂美；巳，指四月阳气益为盛壮；午，指五月阳盛阴生，生物的生长萼繁叶布；未，指六月生物盛长，开始结果实，物成有味之意；申，指七月凉秋初至，生物生长尽，果实成熟；酉，指八月阴气益盛，阳气益衰，生物衰老；戌，言九月季秋，生物尽收；亥，指十月阴气渐盛于外，阳气潜藏于内。

由此可见，无论是天干还是地支，其次第都不仅指数字的排列，而是包含着生物生长收藏、再生长的含义在内，阴阳五行生生化化的道理尽显其中。因而古人在医学上运用时，也就把天干地支与季节、方位、脏腑性能等密切联系起来。又如《礼记》云"地支计象"，也证明了地支是用来说明地之生物演变之象的。

地支计象是与一年中十二个月份生物发展的形象相吻合的。因而把十二地支分建于十二月，标志着生物发展的形态，称为"月建"。古人还根据北斗星斗柄指示的方向来确定时节。北斗星由七颗恒星组成，由于北斗七星位于北方天空，形似酒斗，所以称为北斗星。北斗七星中，天枢、天璇、天玑、天权四星组成斗身，古代称魁；玉衡、开阳、摇光三星组成斗柄，古代称杓。天枢、天璇两星连线延长五倍处，靠近北天极的位置，是北极星。北极星居中，北斗星运转于外，旋指十二辰。十二辰就是地平圈上以正北为子、正东为卯、正南为午、正西为酉布列的十二地支。古人根据实际观察到的北斗星斗柄指示的方向来确定时令、月份节气，依十二辰顺序依次确定后，便形成了一个以北极为中心，以北斗斗柄为指针的月建圆盘，这种方法称为"斗纲月建"，简称"斗建"。"斗纲月建"中十二朔望月与十二辰的关系是正月建寅、二月建卯、三月建辰、四月建巳、五月建午、六月建未、七月建申、八月建酉、九月建戌、十月建亥、十一月建子、十二月建丑（见表2-1）。张介宾指出："天之元气，无形可观，观斗建之辰，即可知矣。"（《类经图翼·运气》）《鹖冠子·环流》云："斗柄东指，天下皆春；斗柄南指，天下皆夏；斗柄西指，天下皆秋；斗柄北指，天下皆冬。"由此可知，观察北斗斗柄所指的十二辰，对于了解阴阳二气的消长、寒热二气更迭具有重要意义。

表 2-1　月建表

春			夏			秋			冬		
正月	二月	三月	四月	五月	六月	七月	八月	九月	十月	十一月	十二月
寅	卯	辰	巳	午	未	申	酉	戌	亥	子	丑

三、干支的阴阳五行及方位属性

五运六气理论的构建是以阴阳五行学说为理论基础的，因此，干支必然有其阴阳五行属性。

（一）干支的阴阳属性

从阴阳属性来看，日为阳，月为阴，阳为天，阴为地，所以天干属阳，地支属阴。在"阳道奇，阴道偶"的原则下，在天干地支中又可再分阴阳。天干之中的甲、丙、戊、庚、壬属阳，乙、丁、己、辛、癸属阴。地支之中的子、寅、辰、午、申、戌属阳，丑、卯、巳、未、酉、亥属阴。

（二）干支的五行五方属性

天干与五行的配属是以五行之气的性质，结合五方五时生物生长化收藏的规律而确立的。如肝气应于春，春主木气，木气生发，万物萌芽，甲乙为万物破，甲乙属初生之貌，故属木；心气应于夏，夏主火气，火主长养，万物丰茂，丙丁为万物生长明显壮大之貌，故属火。余可类推。即天干的五行属性为甲乙木，丙丁火，戊己土，庚辛金，壬癸水。天干配五方的属性为甲乙属东方，丙丁属南方，戊己属中央，庚辛属西方，壬癸属北方。

地支配属五行主要是根据方位与月建（北斗星的斗纲旋指十二辰）来确定的。因木为东方之气，旺于春，寅卯月建是正月、二月，位于东方，所以寅卯属木；火是南方之气，旺于夏，巳午的月建是四月、五月，位于南方，所以巳午属火；金是西方之气，旺于秋，申酉的月建是七月、八月，位于西方，所以申酉属金；水是北方之气，旺于冬，亥子的月建是十月、十一月，位于北方，所以亥子属水；土为中央之气，寄旺于四季之末各十八日，辰、未、戌、丑建于三月、六月、九月、十二月，位于中央，所以辰、未、戌、丑均属土。即地支的五行属性为寅卯属木，巳午属火，申酉属金，亥子属水，辰未戌丑属土。地支配五方的属性为寅卯属东方，巳午属南方，辰未戌丑属中央，申酉属西方，亥子属北方。干支的阴阳五行归属见表2-2。但须指出，干支的五行属性与干支的五运六气化合在概念上是不同的两种配属关系，要注意区别。

表 2-2　干支阴阳五行归属表

五行	木		火		土		金		水	
阴阳	阳	阴	阳	阴	阳	阴	阳	阴	阳	阴
天干	甲	乙	丙	丁	戊	己	庚	辛	壬	癸
地支	寅	卯	午	巳	辰戌	未丑	申	酉	子	亥

（三）干支配脏腑

天干配脏腑分别以天干配五方及脏腑的阴阳五行属性而确定。《素问·脏气法时论》云："肝主春，足厥阴少阳主治，其日甲乙，肝苦急，急食甘以缓之。心主夏，手少阴太阳主治，其日丙丁，心苦缓，急食酸以收之。脾主长夏，足太阴阳明主治，其日戊己，脾苦湿，急食苦以燥之。肺主秋，手太阴阳明主治，其日庚辛，肺苦气上逆，急食苦以泄之。肾主冬，足少阴太阳主治，其日壬癸，肾苦燥，急食辛以润之，开腠理，致津液，通气也。"故甲乙属木，甲为阳干配胆，乙为阴干配肝；丙丁属火，丙为阳干配小肠，丁为阴干配心；中央戊己土，戊为阳干配胃，己为阴干配脾；庚辛属金，庚为阳干配大肠，辛为阴干配肺；壬癸属水，壬为阳干配膀胱，癸为阴干配肾。天干配脏腑歌诀：甲胆乙肝丙小肠，丁心戊胃己脾乡，庚属大肠辛属肺，壬居膀胱癸肾脏，三焦阳腑须归丙，包络从阴丁火旁。

地支配脏腑是根据经脉具有行气血、通阴阳、荣养周身的作用，其气血循行以平旦为纪，沿着十二经脉之序，寅时出于中焦注入手太阴肺经，卯时注入手阳明大肠经，辰时注入足阳明胃经……丑时注入足厥阴肝经，寅时又返回至肺经，周而复始，如环无端。由此可见，十二经气血循行有其昼夜十二辰节律。十二地支（辰）配脏腑歌诀：肺寅大卯胃辰宫，脾巳心午小未中，申膀酉肾心包戌，亥焦子胆丑肝通。

（四）天干纪运

天干纪运，用以推求五行之气在天地间运动变化的规律。《素问·天元纪大论》云："甲己之岁，土运统之；乙庚之岁，金运统之；丙辛之岁，水运统之；丁壬之岁，木运统之；戊癸之岁，火运统之。"天干纪运，亦称为"十干统运"，又叫"十干纪运"。见表2-3。

表2-3 天干纪运表

五运		土运	金运	水运	木运	火运
天干	阳	甲	庚	丙	壬	戊
	阴	己	乙	辛	丁	癸

（五）地支配三阴三阳六气

十二地支配三阴三阳六气，用以推演六气变化规律。所谓三阴，就是一阴厥阴、二阴少阴、三阴太阴；所谓三阳，就是一阳少阳、二阳阳明、三阳太阳。《素问·五运行大论》《素问·天元纪大论》均指出了地支配三阴三阳六气规律。《素问·五运行大论》云："子午之上，少阴主之；丑未之上，太阴主之；寅申之上，少阳主之；卯酉之上，阳明主之；辰戌之上，太阳主之；巳亥之上，厥阴主之。"《素问·天元纪大论》云："厥阴之上，风气主之；少阴之上，热气主之；太阴之上，湿气主之；少阳之上，相火主之；阳明之上，燥气主之；太阳之上，寒气主之。所谓本也，是谓六元。"地支配三阴三阳六气，用以推演六气的变化规律，从原文中可知其配属规律为子午少阴君火、卯酉阳明燥金、辰戌太阳寒水、巳亥厥阴风木、寅申少阳相火、丑未太阴湿土。见表2-4。

表2-4 地支纪气规律表

三阴三阳	厥阴	少阴	太阴	少阳	阳明	太阳
六气五行属性	风木	君火	湿土	相火	燥金	寒水
地支	巳亥	子午	丑未	寅申	卯酉	辰戌

四、甲子

《素问·六微旨大论》云："天气始于甲，地气治于子，子甲相合，命曰岁立。谨候其时，气可与期。"子甲相合，即甲子而言。甲子，是十天干与十二地支相配合形成的甲子周期。五运六气理论通过干支甲子的配合来推求各年份气候变化及发病规律。

（一）干支纪年、纪月

从公元前837年（甲子）的西周共和五年迄今，已经历了47个甲子周期，而1984年（甲子）为第48个甲子周期的开始，依次推算至癸亥年（即2043年）复行一周，如此往复纪年。天干配地支，天干在上，地支在下，始于甲子，依次相配合，终于癸亥，用来纪年，共计60年。

各年的月支是固定的，一年十二个月用十二支来表示，即一月是寅，二月是卯，三月是辰，四月是巳，五月是午，六月是未，七月是申，八月是酉，九月是戌，十月是亥，十一月是子，十二月是丑。对各年份相应月干求解时，只要求出各年第一月的月干，各年其他月的月干按十天干顺序依次排列即可得知。各年正月月干可根据已知的年干，推求月干。其歌诀：甲己之年丙作首，乙庚之年戊为头，丙辛之年庚寅上，丁壬壬寅顺行留，若问戊癸何方起，戊癸甲寅去寻求。如每逢甲己之年正月月干为丙，每逢乙庚之年正月月干为戊，每逢丙辛之年正月月干为庚。余可类推。

（二）六十甲子周

天干配地支，凡六十年为甲子一周，又称"六十甲子"。正如《素问·天元纪大论》所说："天以六为节，地以五为制。周天气者，六期为一备；终地纪者，五岁为一周……五六相合而七百二十气为一纪，凡三十岁；千四百四十气，凡六十岁而为一周，不及太过，斯皆见矣。"由于在六十年的甲子周期中，天干往复排列六次，故云"天以六为节"；地支往复排列五次，故云"地以五为制"。一年有二十四节气，六十年一千四百四十节气，正好是一个甲子周期。六十甲子周期序列，见表2-5。

表 2-5　六十甲子周期表

天干	甲	乙	丙	丁	戊	己	庚	辛	壬	癸
地支	子	丑	寅	卯	辰	巳	午	未	申	酉
天干	甲	乙	丙	丁	戊	己	庚	辛	壬	癸
地支	戌	亥	子	丑	寅	卯	辰	巳	午	未
天干	甲	乙	丙	丁	戊	己	庚	辛	壬	癸
地支	申	酉	戌	亥	子	丑	寅	卯	辰	巳
天干	甲	乙	丙	丁	戊	己	庚	辛	壬	癸
地支	午	未	申	酉	戌	亥	子	丑	寅	卯
天干	甲	乙	丙	丁	戊	己	庚	辛	壬	癸
地支	辰	巳	午	未	申	酉	戌	亥	子	丑
天干	甲	乙	丙	丁	戊	己	庚	辛	壬	癸
地支	寅	卯	辰	巳	午	未	申	酉	戌	亥

第二节　五　运

五运，是木运、火运、土运、金运、水运的简称，指木、火、土、金、水五行之气在天地间

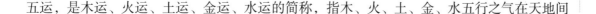

的运行变化规律。五行在天为气，在地成形，形气相感，化生万物。自然界万物的新生与消亡、气候物候变化，以及人体疾病的发生与变化都与五行的生化运动有关。自然界春温属木、夏热属火、长夏湿属土、秋燥属金、冬寒属水，因此，五运可概括一年五季的气候变化特征，以及不同年份的气候变化。五运内容包括岁运、主运和客运。

一、岁运

岁运，又称中运、大运。因其反映全年的气候特征、物候特点及发病规律，故称岁运。岁运是五运的基础，统管全年的五运之气，能反映当年气候特点及年与年之间的气候差异。

（一）天干化五运

1. 基本规律　天干化五运，即岁运是由当年年干确定的，又叫"十干统运"或"十干纪运"。古人通过观察天象，发现了五运与天干的时空关系，从而使天干成了演绎五运的工具。《素问·天元纪大论》云："甲己之岁，土运统之；乙庚之岁，金运统之；丙辛之岁，水运统之；丁壬之岁，木运统之；戊癸之岁，火运统之。"即大凡年干是甲己之年，岁运是土运；年干是乙庚之年，岁运是金运；年干是丙辛之年，岁运是水运；年干是丁壬之年，岁运是木运；年干是戊癸之年，岁运是火运。这就是天干化五运的规律。天干化五运歌诀：甲己化土乙庚金，丁壬化木水丙辛，戊癸化火为五运，五运阴阳仔细分。

2. 基本原理　天干化五运是古人在对天体运动变化进行长期观察的基础上总结出来的。正如《素问·五运行大论》云："臣览《太始天元册》文，丹天之气经于牛女戊分，黅天之气经于心尾己分，苍天之气经于危室柳鬼，素天之气经于亢氐昴毕，玄天之气经于张翼娄胃。所谓戊己分者，奎壁角轸，则天地之门户也。夫候之所始，道之所生，不可不通也。"丹、黅、苍、素、玄指红、黄、青、白、黑五色之气，牛、女、心、尾等是二十八宿。见图 2-1。

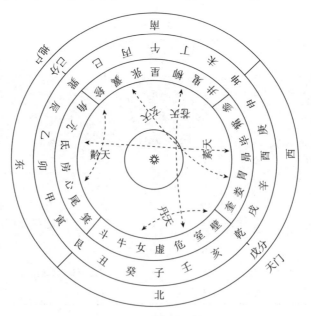

图 2-1　五气经天图

通过图 2-1 就可清楚地看到二十八宿的方位，其分布在东、南、西、北 4 个方位上。分布于图中的天干，是标示五行在五方的位置，即东方甲乙木、南方丙丁火、西方庚辛金、北方壬癸水。

牛、女二宿在北方偏东之癸位，奎、壁二宿当西方戊分，"丹天之气经于牛女戊分"，所以戊癸主火运；心、尾二宿当东方偏北之甲位，角、轸二宿当东南方己位，"黔天之气经于心尾己分"，所以甲己主土运；危、室二宿当北方偏西之壬位，柳、鬼二宿当南方偏西之丁位，"苍天之气经于危室柳鬼"，所以丁壬主木运；亢、氐二宿当东方偏南之乙位，昴、毕二宿当西方偏南之庚位，"素天之气经于亢氐昴毕"，所以乙庚主金运；张、翼二宿位于南方偏东之丙位，娄、胃二宿位于西方偏北之辛位，"玄天之气经于张翼娄胃"，所以丙辛主水运。

戊土属乾，己土属巽，六戊为天门，六己为地户。图中的天门、地户是根据太阳在黄道上的运行，以及时令气候的变化命名的。当太阳的周年视运动位于奎、壁二宿戊分时，时值春分，正当由春入夏，是一年之中白昼变长的开始，也是气候渐转暖，万物复苏生发之时，故曰天门，言阳气开启。角、轸二宿为巽位己方，时值秋分，正当由秋入冬，是一年白昼变短的开始，又是气候渐转凉，万物收藏之时，故曰地户，言阳气始敛。所谓春分开启，秋分司闭，有门户之意，故将奎、壁二宿称为天门，将角、轸二宿称为地户。说明十干统运中的五气经天理论是建立在天文知识基础上的，并以天文背景为客观依据。古人观测天象，候察五气，从而揭示五运六气的运行规律。

岁运之所以又称为中运，是因为五行之气处于天气地气升降之中的缘故。如《素问·六元正纪大论》云："天气不足，地气随之，地气不足，天气从之，运居其中而常先也。"天气在上，地气在下，天地间的气流不断地上下升降。天气不足，则地气随之而上升；地气不足，则天气随之而下降。因为运居于天地之气间，并随气流的运动而先行升降，所以亦称为"中运"。

（二）岁运的特点

1. 岁运分太过与不及　岁运有太过和不及之分，逢阳干的甲、丙、戊、庚、壬则为岁运太过之年，逢阴干的乙、丁、己、辛、癸则为岁运不及之年。正如《素问·天元纪大论》所说："五行之治，各有太过不及也。"所谓太过与不及，是指五运气化的有余和不足，"至而不至，来气不及也；未至而至，来气有余也"（《素问·六微旨大论》）；"太过者先天，不及者后天"（《素问·气交变大论》）；"运有余，其至先，运不及，其至后，此天之道，气之常也"（《素问·六元正纪大论》），运有余，其气化来得早，运不及，其气化来得迟。对于太过与不及之年的气候变化规律，《素问·气交变大论》指出"岁木太过，风气流行"，"岁火太过，炎暑流行"，"岁土太过，雨湿流行"，"岁金太过，燥气流行"，"岁水太过，寒气流行"，"岁木不及，燥乃大行"，"岁火不及，寒乃大行"，"岁土不及，风乃大行"，"岁金不及，炎火乃行"，"岁水不及，湿乃大行"。见表2-6。

表2-6　岁运太过不及和气候变化表

五运	太过		不及	
土	甲	雨湿流行	己	风乃大行
金	庚	燥气流行	乙	炎火乃行
水	丙	寒气流行	辛	湿乃大行
木	壬	风气流行	丁	燥乃大行
火	戊	炎暑流行	癸	寒乃大行

2. 岁运与脏腑　岁运用以说明全年的气候变化和脏腑变化的大致情况。各岁运的气候特点与五行的特性相一致。该年是哪一个大运主岁，这年的气候变化（表2-6）及人体脏腑的变化往往表现出与其相应的五行特性。如《素问·气交变大论》云："岁木太过，风气流行，脾土受

邪。"说明木运太过之年，风气流行，木胜克土则脾土受邪。由此可见，岁运是古人在"天人相应"的思想指导下，总结出来的自然气候与人体脏腑变化相应的规律。

3. 岁运的交运时间　岁运的交运时间，受岁运太过与不及的影响而发生变化。《素问·六元正纪大论》云："帝曰：气至而先后者何？岐伯曰：运太过则其至先，运不及则其至后，此候之常也。"一般来说，属太过的年份在大寒节前十三日交运，属不及的年份在大寒节后十三日交运。这是由于太过之年，时未至而气先至，即"未至而至"，不及之年，时已至而气未至，即"至而未至"。

4. 岁运的胜复规律　胜，即胜气，偏胜之气。复，指报复之气。所谓胜气，指本运之气偏胜；而复气则指偏胜之气的所不胜之气，即制约偏胜之气的气。复气与胜气，在五行属性上为相克关系。复气的出现能使气候气化异常得到相对控制，并逐渐恢复正常，正如《素问·至真要大论》所说："有胜则复，无胜则否。"岁运气候的胜复现象是自然界气候自稳调控机制自我调控的表现。一个甲子六十年周期中，有三十个阳干年及三十个阴干年，阳干年为太过之年，阴干年为不及之年。如果在没有被化为平气的情况下，太过不及之年气化存在着偏胜偏衰，会出现胜气和复气。据《素问》运气七篇，归纳胜复规律如下：①岁运太过之纪，气候、物候的胜复规律为本气偏胜（胜气），所胜之气受邪，所不胜之气来复（复气）。太过之纪因本气有余，如未逢司天之气或其他因素的制约，则往往本气偏胜成为胜气，其所不胜之气成为复气。如木运太过之年，本气木太过成为胜气，在气候变化上以风气偏胜为特点，风能胜湿，木克土，所不胜之金气来复，制约太过的风气。因此，本年度的气候特点，除了考虑风气偏胜外，还要考虑湿气不及、燥气来复的情况。该年份异常气候变化影响的脏腑主要有肝、脾、肺等。②岁运不及之纪，气候、物候的胜复规律为本气不及，所不胜乘之，所胜反侮。不及之纪，因本气不足，故所不胜之气成为胜气乘之，复气则是所不胜之胜气，即在五行属性上，制约克制胜气的气为复气。本气不及，所不胜之气偏胜（胜气），制约所不胜之气的气来复（复气）。如木运不及之年，风气不及，其所不胜之气燥气流行，暑热之气作为复气制约燥金之气，因此，木运不及之年气候异常变化影响的脏腑主要有肝、肺、心等。木运不及之年的气候主要表现为风气不及、燥气偏胜，还可能会出现暑热的气候变化。"气有余，则制己所胜而侮所不胜；其不及，则己所不胜侮而乘之，己所胜轻而侮之。侮反受邪，侮而受邪，寡于畏也"（《素问·五运行大论》）。岁运的胜复规律是自然气候自稳调制的自然现象。有一分胜气便有一分复气，复气的多少依据胜气的多少而定，"微则复微，甚则复甚"（《素问·五常政大论》）。

总之，岁运主管一年的气候变化及民病，从大寒节起运，按天干十年为一个周期，各年岁运以五行相生之序轮转，太过、不及之岁交相互替，通过胜复规律自稳调制自然现象。

二、主运

主运是指主持一年中五季的正常气候变化之运。它是根据季节的气候变化及五行属性而确定的。主运的五个季运有固定次第，亦称为五步，依次为初运、二运、三运、四运、终运。每运主一时，依五行相生之序，始于木运，终于水运，年年如此，固定不变。五运主五时，每一运主一时，每运主七十三日零五刻，合计三百六十五日零二十五刻，正合周天之数。即木为初运应春，火为二运应夏，土为三运应长夏，金为四运应秋，水为终运应冬。《素问·天元纪大论》云："天有五行御五位，以生寒暑燥湿风，人有五脏化五气，以生喜怒思忧恐，论言五运相袭而皆治之，终期之日，周而复始。"即指主运的气候变化特征：初运属木主风，二运属火主热，三运属土主湿，四运属金主燥，终运属水主寒。见图 2-2。

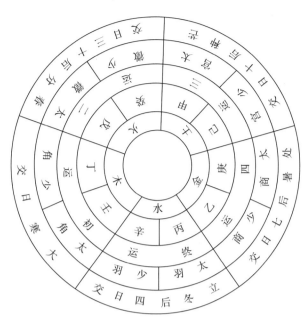

图 2-2　五运主运图

（一）主运推求方法

主运分主五个季运，虽然年年如此，固定不变，但主运五步却有太过、不及的变化。在推求时，可以运用"五音建运""太少相生"和"五步推运"等方法。

1. 五音建运　五音，即角、徵、宫、商、羽五种清浊、高低、长短不同的音调。为了推求方便，分别将五音建于五运之中，并用五音代表五运，然后根据五音的太少，推求主运五步的太过和不及。五音建运不仅适用于主运，也适用于客运。关于五音建运，张介宾认为："五音者，五行之声音也。土曰宫，金曰商，水曰羽，木曰角，火曰徵。《晋书》曰：角者，触也，象诸阳气触动而生也，其化丁壬。徵者，止也，言物盛则止也，其化戊癸。商者，强也，言金性坚强也，其化乙庚。羽者，舒也，言阳气将复，万物将舒也，其化丙辛。宫者中也，得中和之道，无往不畜。"（《类经图翼·五音建运图解》）说明五音性同五行，可以代表五运，用角代表初运木运，用徵代表二运火运，用宫代表三运土运，用商代表四运金运，用羽代表终运水运。见表 2-7。

表 2-7　主运五音五步相生表

初运	→	二运	→	三运	→	四运	→	五运
木运	→	火运	→	土运	→	金运	→	水运
角	→	徵	→	宫	→	商	→	羽
春	→	夏	→	长夏	→	秋	→	冬

2. 太少相生　即阴阳相生。太，太过、有余；少，即不及、不足。天干化五运，五运的十天干分阴阳，阳干属太，阴干属少。五音的太少分属：甲己土运宫音，甲属阳土为太宫，己属阴土为少宫；乙庚金运商音，乙属阴金为少商，庚属阳金为太商；丙辛水运羽音，丙为阳水为太羽，辛为阴水为少羽；丁壬木运角音，丁属阴木为少角，壬属阳木为太角；戊癸火运徵音，戊属阳火为太徵，癸属阴火为少徵。太少相生，就是建于五运之上的五音太少，按照五行关系而发生的相应变化。

主运五步太少相生的规律，如《类经图翼·五音五运太少相生解》云："盖太者属阳，少者属阴，阴以生阳，阳以生阴，一动一静，乃成易道。故甲以阳土，生乙之少商；乙以阴金，生丙之太羽；丙以阳水，生丁之少角；丁以阴木，生戊之太徵；戊以阳火，生己之少宫；己以阴土，生庚之太商；庚以阳金，生辛之少羽；辛以阴水，生壬之太角；壬以阳木，生癸之少徵；癸以阴火，复生甲之太宫。"即甲乙丙壬癸年主运五步：太角→少徵→太宫→少商→太羽。丁戊己庚辛年主运五步：少角→太徵→少宫→太商→少羽。五音太少在五运的推演中成了五运太过不及的代称，五运相生推移与太过不及之理，便从中体现出来。见图2-3。

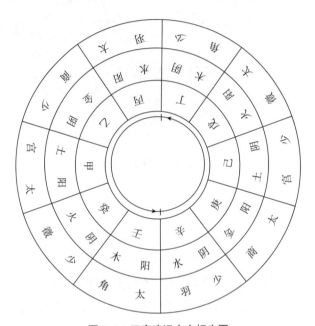

图2-3 五音建运太少相生图

3. 五步推运 主运始于木、角音，循五行相生之序，终于水、羽音，年年不变。但初运是太还是少，即各年主运五步是太过还是不及，需运用五步推运之法。其方法是以当年年干的属太（阳干）属少（阴干），在"五音建运太少相生图"中找出相应位置的主时之运，然后按逆时针方向上推，见角即止，便可得出初运是太角还是少角，然后按太少相生规律依次确定二、三、四、终运的太少。

4. 主运的简便推求方法 ①先确定该年的岁运及其太过不及。②用该年的岁运及其太过与不及作为与该年岁运五行属性相同的主运的太过与不及。③用五音太少相生规律，前后一推便得。见表2-8。

表2-8 主运五步太少相生表

年干	初运	二运	三运	四运	终运
甲	木→太生少→	火→少生太→	土→太生少→	金→少生太→	水
乙	木→太生少→	火→少生太→	土→太生少→	金→少生太→	水
丙	木→太生少→	火→少生太→	土→太生少→	金→少生太→	水
丁	木→少生太→	火→太生少→	土→少生太→	金→太生少→	水
戊	木→少生太→	火→太生少→	土→少生太→	金→太生少→	水
己	木→少生太→	火→太生少→	土→少生太→	金→太生少→	水

续表

年干	初运	二运	三运	四运	终运
庚	木→少生太→ 火 →太生少→土→少生太→ 金 →太生少→水				
辛	木→少生太→ 火 →太生少→土→少生太→ 金 →太生少→水				
壬	木 →太生少→火→少生太→ 土 →太生少→金→少生太→ 水				
癸	木 →太生少→火→少生太→ 土 →太生少→金→少生太→ 水				

注：有□的为太，无□的为少。

（二）主运交运时刻

主运的交运时刻是每年的大寒日起运，每运七十三天零五刻，五运共计三百六十五日零二十五刻。其具体交运时刻为每年大寒日起交初运，至春分后十三日交二运，至芒种后十日交三运，至处暑后七日交四运，至立冬后四日交终运。主运交运时刻歌诀：初大二春十三日，三运芒种十日晡，四运处暑后七日，五运立冬四日主。交运时间，一般来说，主运五步是年年不变的，但是随着年份不同、气候不同，各年主运初运的具体交司时刻略有差异。见表2-9。

表2-9　主运的逐年初运起运时间表

主运	初运	二运	三运	四运	终运
	大寒日	春分后十三日	芒种后十日	处暑后七日	立冬后四日
子、辰、申	寅初初刻起	寅正一刻起	卯初二刻起	卯正三刻起	辰初四刻起
丑、巳、酉	巳初初刻起	巳正一刻起	午初二刻起	午正三刻起	未初四刻起
寅、午、戌	申初初刻起	申正一刻起	酉初二刻起	酉正三刻起	戌初四刻起
卯、未、亥	亥初初刻起	亥正一刻起	子初二刻起	子正三刻起	丑初四刻起

由上表可见，各年主运的交运具体时刻规律：首先，初运逐年依次推移三个时辰。那么，各年的二运、三运、四运、终运起运的具体时间也随之向后推移。其次，由于每年365.25天，即每年余1/4日，累积四年闰一日，故各年主运初运起运的时刻中，存在四年一周期的规律。子辰申年同，丑巳酉年同，寅午戌年同，卯未亥年同。

三、客运

客运是指每年五季中气候的异常变化。客运与主运相对而言，也是主时之运，气候的异常变化因年份不同而有变化，如客之往来，故名客运。客运每运主一时，五运分主一年五时，每运各主七十三天零五刻，合计三百六十五日零二十五刻，亦是按五行相生之序，太少相生。但各年客运的五步之运随着各年岁运的五行属性不同而发生相应变化。

客运初运的五行属性及其太少与当年岁运的五行属性及太过与不及相同。先确定初运后，再按五音太少相生求出其他四步及其太少。但需要注意的是：客运太少相生只限于客运初运所在的这一个五行周期之内的从角至羽。如甲年，岁运是土运太过，那么客运的初运就是太宫，之后就以太宫为基准，以太少相生向后推求至羽，便可知：

太宫　→　少商　→　太羽
（初运）　（二运）　（三运）

关键是四运、终运的太少怎么求，前述太少相生只限于客运初运所在的五行周期内，不能太羽生少角往下推求。正确的方法是从太宫往前推求至角，生太宫的是少徵，生少徵的是太角，即：

$$\boxed{太角 \rightarrow 少徵} \rightarrow 太宫 \rightarrow 少商 \rightarrow 太羽$$

之后，再将框内太角、少徵按五行相生之序移至太羽之后，便是客运的四运和终运。即甲年客运五步的太少如下：

$$太宫 \rightarrow 少商 \rightarrow 太羽 \rightarrow 太角 \rightarrow 少徵$$
$$初运 \quad 二运 \quad 三运 \quad 四运 \quad 终运$$

客运的推求方法是依据《素问·六元正纪大论》，原文中明确指出了六气司天之年各年份的主运客运。原文中的大字，表示的是客运，小字"初""终"表示的是主运。

例如：太阳司天之政

壬辰、壬戌年，太角$_{初正}$→少徵→太宫→少商→太羽$_{终}$

戊辰、戊戌年，太徵→少宫→太商→少羽$_{终}$→少角$_{初}$

甲辰、甲戌年，太宫→少商→太羽$_{终}$→太角$_{初}$→少徵

庚辰、庚戌年，太商→少羽$_{终}$→少角$_{初}$→太徵→少宫

丙辰、丙戌年，太羽$_{终}$→太角$_{初}$→少徵→太宫→少商

客运的气候变化特征为木运则主风，火运则主热，土运则主湿，金运则主燥，水运则主寒。客运的交运时刻与主运交运时刻相同，详见"主运交运时刻"。

综上，岁运、主运、客运都是运用阴阳五行学说配合天干来推求自然界气候变化和人体脏腑功能活动变化规律的方法。区别是岁运反映全年气候变化、物候变化及疾病流行情况；主运反映一年中各季节气候的变化和人体脏腑变化的一般情况；客运说明一年各季节气候的异常变化，以及人体脏腑随之发生的相应变化。

在五运六气的推演中，岁运是五运的基础，因为其统管全年，故一般以岁运为主；其次是客运，因为客运可以分析各年每个季节中天时民病的异常变化。

第三节　六　气

六气，指风、热、火、湿、燥、寒六种气候变化。六气，包括主气、客气、客主加临。主气用以测气候之常，客气用以测气候之变，客主加临即把主气和客气相结合，进一步综合分析六气各时段气候变化及其对人体生命的影响。

六气的产生和变化离不开阴阳五行。风热火湿燥寒六气之气化，可用三阴三阳来识别，六气是气化之本，三阴三阳是六气产生的标象。标本相合，即风化厥阴、热化少阴、湿化太阴、火化少阳、燥化阳明、寒化太阳。《素问·天元纪大论》云："厥阴之上，风气主之；少阴之上，热气主之；太阴之上，湿气主之；少阳之上，相火主之；阳明之上，燥气主之；太阳之上，寒气主之。所谓本也，是谓六元。"六气与五行关系密切，即六气为五行在天之气，五行为六气在地之质。《素问·天元纪大论》云："在天为风，在地为木，在天为热，在地为火，在天为湿，在地为土，在天为燥，在地为金，在天为寒，在地为水。故在天为气，在地成形，形气相感而化生万物矣。"六气配合阴阳五行，即厥阴风木、少阴君火、少阳相火、太阴湿土、阳明燥金、太阳寒水。这六种具有不同特征的气候，时至而气至，便为宇宙间的六元正气；如果化非其时，便为邪气，也就是气候学所谓的灾害性天气，正如《素问·五运行大论》云："非其时则邪，当其位则正。"

一、主气

主气，即主时之气，指一年六个时段的正常气候变化规律，用来说明一年之内气候的常规变化。因其属常规变化，年年如此，恒居不变，静而守位，故称为主气。

主气，即风木、君火、相火、湿土、燥金、寒水，分主于春夏秋冬的二十四节气，显示着一年六时气候交替的常规，反映各时段不同的气候变化特点，所以它的次序仍是按照木、火、土、金、水五行相生之序运行的。

（一）主气六步运行规律

主气分为六步，分主一年二十四节气，每步各主四个节气，每步所主时间是六十日零八十七刻半。初之气从大寒节算起。初之气主大寒、立春、雨水、惊蛰四个节气；二之气主春分、清明、谷雨、立夏四个节气；三之气主小满、芒种、夏至、小暑四个节气；四之气主大暑、立秋、处暑、白露四个节气；五之气主秋分、寒露、霜降、立冬四个节气；终之气主小雪、大雪、冬至、小寒四个节气。

主气六步按五行相行之序运行，如《素问·六微旨大论》所云："愿闻地理之应六节气位何如？岐伯曰：显明之右，君火之位也；君火之右，退行一步，相火治之；复行一步，土气治之；复行一步，金气治之；复行一步，水气治之；复行一步，木气治之；复行一步，君火治之。"初之气起于厥阴风木，二之气少阴君火，三之气少阳相火，四之气太阴湿土，五之气阳明燥金，终之气终于太阳寒水。按五行相生之序运行，即木、火（君火）、火（相火）、土、金、水，年年如此，固定不变。其中火有君相之分，君火在前，相火在后，即先君后臣。见图2-4。

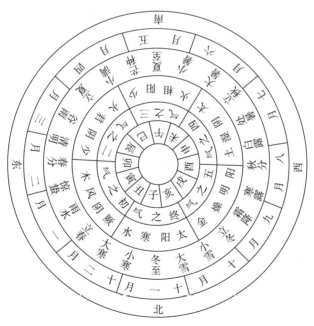

图2-4　六气主时节气图

（二）主气交司时刻

据《素问·六微旨大论》，归纳六气交司时刻如下：主气六步的交司时刻为初之气交自上一年大寒日，二之气交当年春分日，三之气交自小满日，四之气交大暑日，五之气交自秋分日，终之气交自小雪日。但是，由于每一气所主时间为六十日零八十七刻半，故其交司时刻就有差异，虽各岁不同，但又有四年一周期的规律。《素问·六微旨大论》详细指出了六气交司时刻，云："帝曰：愿闻其岁，六气始终，早晏何如？岐伯曰：明乎哉问也！甲子之岁，初之气，天数始于水下一刻，终于八十七刻半；二之气，始于八十七刻六分，终于七十五刻；三之气，始于七十六刻，终于六十二刻半；四之气，始于六十二刻六分，终于五十刻；五之气，始于五十一刻，终于三十七刻半；六之气，始于三十七刻六分，终于二十五刻。所谓初六，天之数也。乙丑岁，初之气，天数始于二十六刻，终于一十二刻半；二之气，始于一十二刻六分，终于水下百刻；三之气，始于一刻，终于八十七刻半；四之气，始于八十七刻六分，终于七十五刻；五之气，始于七十六刻，终于六十二刻半；六之气，始于六十二刻六分，终于五十刻。所谓六二，天之数也。丙寅岁，初之气，天数始于五十一刻，终于三十七刻半；二之气，始于三十七刻六分，终于二十五刻；三之气，始于二十六刻，终于一十二刻半；四之气，始于一十二刻六分，终于水下百刻；五之气，始于一刻，终于八十七刻半；六之气，始于八十七刻六分，终于七十五刻。所谓六三，天之数也。丁卯岁，初之气，天数始于七十六刻，终于六十二刻半；二之气，始于六十二刻六分，终于五十刻；三之气，始于五十一刻，终于三十七刻半；四之气，始于三十七刻六分，终于二十五刻；五之气，始于二十六刻，终于一十二刻半；六之气，始于一十二刻六分，终于水下百刻。所谓六四，天之数也。次戊辰岁，初之气，复始于一刻，常如是无已，周而复始。帝曰：愿闻其岁候何如？岐伯曰：悉乎哉问也！日行一周，天气始于一刻，日行再周，天气始于二十六刻，日行三周，天气始于五十一刻，日行四周，天气始于七十六刻，日行五周，天气复始于一刻，所谓一纪也。是故寅午戌岁气会同，卯未亥岁气会同，辰申子岁气会同，巳酉丑岁气会同，终而复始。"六气交司时刻也是每四年一周期，子辰申岁六气交司时刻相同，丑巳酉岁六气交司时刻相同。寅午戌岁六气交司时刻相同，卯未亥岁六气交司时刻相同。见表2-10。初之气的交司时刻与主运、客运的初运交司时刻相同。

表2-10　六气交司时刻表

主运	初之气	二之气	三之气	四之气	五之气	终之气
	大寒日	春分日	小满日	大暑日	秋分日	小雪日
子、辰、申	寅初初刻	子正初刻	亥初初刻	酉正初刻	申初初刻	卯正初刻
丑、巳、酉	巳初初刻	卯正初刻	寅初初刻	子正初刻	亥初初刻	酉正初刻
寅、午、戌	申初初刻	午正初刻	巳初初刻	卯正初刻	寅初初刻	子正初刻
卯、未、亥	亥初初刻	酉正初刻	申初初刻	午正初刻	巳初初刻	卯正初刻

（三）六气之间的相互关系

六气之间具有相互制约、相互承制的关系，这一关系是自然界气候的正常自稳调控现象，说明六气之间有自然调节的作用。正如《素问·六微旨大论》所云："亢则害，承乃制，制则生化，外列盛衰，害则败乱，生化大病。"又说："相火之下，水气承之；水位之下，土气承之；土位之下，风气承之；风位之下，金气承之；金位之下，火气承之；君火之下，阴精承之。"下，指下承之气，因其位居于本气之后，故称"下"。承，指承接着其上而来的制约之气。亢害承制说明六气之间相互制约，以维持气候按正常规律调节和变化。

二、客气

客气，亦是主时之气，指一年六个时段异常气候变化规律。由于其随年支的不同而变化，犹如客之往来，故称客气。

（一）客气六步运行规律

客气与主气一样，均将一年分为六步，但两者在六步的次序上完全不同。正如《素问·六微旨大论》所云："上下有位，左右有纪。故少阳之右，阳明治之；阳明之右，太阳治之；太阳之右，厥阴治之；厥阴之右，少阴治之；少阴之右，太阴治之；太阴之右，少阳治之。"即客气六步运行规律是按三阳三阴，即一阳少阳相火、二阳阳明燥金、三阳太阳寒水、一阴厥阴风木、二阴少阴君火、三阴太阴湿土。客气同主气一样，亦分六气六步运行，每气一步，各主六十日零八十七刻半，客气六步的交司时刻与主气六步的交司时刻相同。客气六步随各年年支的不同，各气所主之位发生相应的变化。

（二）客气司天、在泉及左右间气

客气包括司天之气、在泉之气、左右四间气，共六步。三阴三阳六步之气按照一定次序分布于上下左右，互为司天，互为在泉，互为左右间气，客气六步以六年为一周期，周行不息。推求各年客气变化，须先确定该年的司天之气、在泉之气及左右四间气。

1. 司天之气　司天，指轮值主司天气。六气往复运动于太虚之中，施化于万物。当六气运行于上方时，当天之时位，即司天之气。司天象征在上，主司上半年的气候变化，也称岁气，故《素问·六元正纪大论》云："岁半之前，天气主之。"天气，即指司天之气。司天之气的位置在六步气运的三之气位置上。不同年支司天之气有所不同，古人在对自然的长期观察中总结出以年支推演司天之气的规律。正如《素问·五运行大论》所云："子午之上，少阴主之；丑未之上，太阴主之；寅申之上，少阳主之；卯酉之上，阳明主之；辰戌之上，太阳主之；巳亥之上，厥阴主之。"上，即指位于上的天气，亦即司天之气。年支逢子、午之岁，司天之气则为少阴君火之气所主；年支逢丑、未之岁，司天之气则为太阴湿土之气所主；年支逢寅、申之岁，司天之气则为少阳相火之气所主；年支逢卯、酉之岁，司天之气则为阳明燥金之气所主；年支逢辰、戌之岁，司天之气则为太阳寒水之气所主；年支逢巳、亥之岁，司天之气则为厥阴风木之气所主。六气与年支配合反映了六气所主不同时段的天时民病特点。其配属规律，见表2-11。

表 2-11　地支化六气表

年支	子午	丑未	寅申	卯酉	辰戌	巳亥
三阴三阳	少阴	太阴	少阳	阳明	太阳	厥阴
六气	君火	湿土	相火	燥金	寒水	风木

如此相配的理由是三阴三阳六气正化、对化的不同。《玄珠密语·天元定化纪篇》云："厥阴所以司于巳亥者，何也？谓厥阴木也，木生于亥，故正司于亥也，对化于巳也……少阴所以司于子午者，何也？谓少阴君火，君火尊位，所以正得南方离位也，即正化于午对化于子也。太阴所以司于丑未者，何也？谓太阴为土也，土主中宫，寄卦于坤，坤位西南，居未分也，即正化于未，对化于丑也。少阳所以司于寅申者，何也？谓少阳为相火之位，卑于君火也，虽有午位，君火以居之，即火生于寅也，故正司于寅，对化于申也。阳明所以司以卯酉者，何也？谓阳明为

金，酉为西方金位，即正司于酉，对化于卯也。太阳所以司于辰戌者，何也？谓太阳为水，水虽有于子位，谓君火对化也，水乃复于土中，即六戊在天门，即戌是也。六己在地户，即辰是也。故水归土用，正司于戌，对化于辰也。"正化，即指产生六气本气的一方；对化，是指其对面受作用或相互影响的一方。午的位置在正南方，南方即火位，所以君火生于午，午之对面是子，因此对化于子，所以子午均属于少阴君火；未的位置在西南方，同时在月份上属长夏，土旺于长夏，所以土正化于未，对化于丑，余以此类推。确定各年客气司天之气的歌诀（亦称地支化六气歌诀）为：子午少阴化君火，丑未太阴湿土分，寅申少阳化相火，卯酉阳明化燥金，辰戌太阳化寒水，巳亥风木为厥阴。

例如：年支是子年或午年，司天之气为少阴君火，即此司天之气的少阴君火对应于主气六步的三之气的位置之上，那么，按客气的三阴三阳的顺时针变化顺序，便可求出其余五气，即初之气是太阳寒水，二之气是厥阴风木，四之气是太阴湿土，五之气是少阳相火，终之气（在泉之气）是阳明燥金。见图2-5。

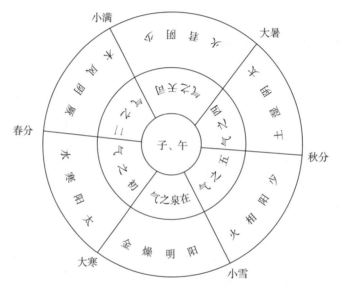

图2-5 子午年司天在泉图

《素问·五运行大论》指出："上者右行，下者左行，左右周天，余而复会也。"其中，"上者"指客气，"下者"指主气，"左""右"指司天之气的左右。意为客气六步逐年沿着司天之气右间气方向逆时针迁移，主气六步每年沿着司天之气左间气方向顺时针运行。

2. 在泉之气 也是岁气，统管下半年的气候变化，在终之气的位置。故《素问·六元正纪大论》云："岁半之后，地气主之。"地气，指在泉之气。在泉之气与司天之气是上下相对应的，即凡一阴司天，必然是一阳在泉；二阴司天，必然是二阳在泉；三阴司天，必然是三阳在泉，反之亦如此。即少阴君火与阳明燥金、太阴湿土与太阳寒水、少阳相火与厥阴风木，互为司天在泉，总是一阴与一阳、二阴与二阳、三阴与三阳司天与在泉相对，反之亦同。见图2-6。

3. 间气 客气六步，除司天在泉外，其余的初之气、二之气、四之气、五之气，统称间气。《素问·至真要大论》云："帝曰：间气何谓？岐伯曰：司左右者，是谓间气也。"说明司天、在泉的左右之气均为间气，间气能说明所主时段的气候异常变化。

间气有四，分别位于司天之气、在泉之气的左和右，间气有司天的左间右间和在泉的左间右间之不同。司天的左间气位于主气的四之气上，右间气位于主气的二之气上；在泉的左间气位于主气的初之气上，右间气位于主气的五之气上。

司天之气的左右间气，分别是四之气与二之气。四之气是司天之气的左间气，二之气是司天之气的右间气。如《素问·五运行大论》所云："诸上见厥阴，左少阴右太阳；见少阴，左太阴右厥阴；见太阴，左少阳右少阴；见少阳，左阳明右太阴；见阳明，左太阳右少阳；见太阳，左厥阴右阳明。所谓面北而命其位，言其见也。"即面北而立定司天之气的左右间气。

在泉之气的左右间气，分别是初之气与五之气。初之气是在泉之气的左间气，五之气是在泉之气的右间气。如《素问·五运行大论》所云："何谓下？岐伯曰：厥阴在上则少阳在下，左阳明右太阴；少阴在上则阳明在下，左太阳右少阳；太阴在上则太阳在下，左厥阴右阳明；少阳在上则厥阴在下，左少阴右太阳；阳明在上则少阴在下，左太阴右厥阴；太阳在上则太阴在下，左少阳右少阴。所谓面南而命其位，言其见也。"即面南而立定在泉之气的左右间气。见图2-6。

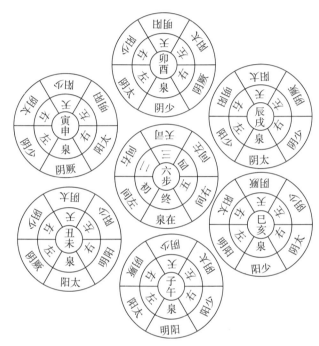

图2-6 司天在泉左右间气位置图

客气有司天、在泉、四间气，六气时位不同，其作用亦异。《素问·至真要大论》云："主岁者纪岁，间气者纪步也。"其中，"主岁者"，指司天和在泉之气能主司一岁；"纪步"，指间气只主司其所在时位的气候。

（三）客气胜复变化

客气的胜复变化是气候变化在异常情况下的一般规律，也是气候变化过程中大自然自稳调节作用和现象。有一分胜气，便有一分复气，复气的多少及轻重是由胜气的轻重来决定的。《素问·五常政大论》指出："微者复微，甚者复甚，气之常也。"自然界气候本身存在着一种自稳调节现象，所以才能在气候变化的此起彼伏变化中始终维持着相对平衡的稳定状态。即使出现胜复之气的变化，但气候的"常"还是起主要作用的，即稳定性因素超过变动性因素，以保持一年四季的正常气候变化。胜复之气的出现是异常变化，是一过性的、暂时的。《素问·至真要大论》论述了客气胜复变化的气候、物候特点及民病特点，还指出了治疗原则，如："厥阴之胜，耳鸣头眩，愦愦欲吐，胃膈如寒，大风数举，倮虫不滋，胠胁气并，化而为热，小便黄赤，胃脘当心而痛，上支两胁，肠鸣飧泄，少腹痛，注下赤白，甚则呕吐，膈咽不通……治之奈何……岐伯曰：厥阴之胜，治以甘清，佐以苦辛，以酸泻之。少阴之胜，治以辛寒，佐以苦咸，以甘泻之。太阴之胜，治以咸热，佐以辛甘，以苦泻之。少阳之胜，治以辛寒，佐以甘咸，以甘泻之。阳明之胜，治以酸温，佐以辛甘，以苦泻之。太阳之胜，治以甘热，佐以辛酸，以咸泻之。帝曰：六气之复何如？岐伯曰：悉乎哉问也！厥阴之复，少腹坚满，里急暴痛，偃木飞沙，倮虫不荣，厥心痛，汗发呕吐，饮食不入，入而复出，筋骨掉眩清厥，甚则入脾，食痹而吐。冲阳绝，死不治。"复气的作用是制约太过的胜气，所以其五行属性与胜气是相克的关系。复气出现的轻重依胜气多少而定，但有时也会有矫枉过正的现象。

（四）客气不迁正、不退位

《素问·刺法论》中提出了客气的不迁正、不退位，云："司天未得迁正，使司化之失其常政。""迁正"是指上一年的司天左间，迁升为新一年的司天之位；上一年的司天之气运行为新一年司天的右间。所谓"不迁正"，是指值年的司天之气不能应时而至，即上一年的四之气应上升为三之气，但是由于前一年司天之气太过，值年司天之气不及，以致影响值年司天之气不能应时而至，不能按时主值司天之令，因此，会出现异常气候变化。故原文云"太阳复布，即厥阴不迁正"，"厥阴复布，少阴不迁正"，"少阴复布，太阴不迁正"，"太阴复布，少阳不迁正"，"少阳复布，则阳明不迁正"，"阳明复布，太阳不迁正"。"复布"，指上一年司天之气继续施布主事。

"气过有余，复作布政，是名不退位也。使地气不得后化，新司天未可迁正，故复布化令其故也。""不退位"，是指上一年的司天之气太过，留而不去，至下一年的气候变化仍然有上一年司天之气的特点。如此则左右四间气自然亦是应升不升，应降不降，使客气的升降规律失序，出现反常的气候。如"巳亥之岁，天数有余，故厥阴不退位也，风行于上"，即巳年与亥年，司天的气数有余，到了午年与子年，则厥阴风木之气不得退位，风气运行于上，木气布化于天。再如"子午之岁，天数有余，故少阴不退位也，热行于上"，"丑未之岁，天数有余，故太阴不退位也，湿行于上"，"寅申之岁，天数有余，故少阳不退位也，热行于上"，"卯酉之岁，天数有余，故阳明不退位也，金行于上"，"辰戌之岁，天数有余，故太阳不退位也，寒行于上"，均阐述了司天之气太过不退位造成的异常气候变化。原文又云："故天地气逆，化成民病，以法刺之，预可平疴。"即司天在泉之气出现异常变化就会导致疾病。

间气升降。升，指客气在泉之气的右间气至下一年升为司天的左间气。降，指客气司天之气的右间气至下一年降为在泉之气的左间气。如果上一年六气气化有余，应去而不去，至下一年仍表现上年六气气化特征，即上一年司天或在泉之气不退位，下一年司天在泉之气不能迁至司天在泉之位，即不迁正，影响左右间气升降，使上年司天之气的右间不能降为在泉之气的左间，上一年在泉之气的右间不能升为司天之气的左间，《素问·刺法论》称为"升降不前"，即"升降不前，气交有变，即成暴郁"，异常天时则导致民病。

三、客主加临

（一）概念

客主加临，即将每年轮值的客气加临在固定的主气六步之上，也就是将某年的主气与客气在每年时间相位上一一对应。临，以上对下，有会合之意。主气能反映一年气候的常规变化，客气能反映一年气候的异常变化，因此，应把随年支而变的客气与固定不变的主气加临在一起综合分析该年可能出现的气候特征，以把握该年实际的气候变化。

（二）推演方法

客主加临的推演，因各年主气运行次序是固定不变的，每年客气的司天之气总与主气的三之气少阳相火相加临，在泉之气总是与主气的终之气太阳寒水相加临，故推演客主加临时，先将该年的司天之气加临于主气的三之气位置上，在泉之气加临于主气的终之气位置之上，其余的四间气分别依次加临。主气的六步是按五行相生的次序，客气六步的次序是先三阴后三阳，即按一阴厥阴风木、二阴少阴君火、三阴太阴湿土、一阳少阳相火、二阳阳明燥金、三阳太阳寒水的顺序排列即可。客主加临时，由于主气六步运行次序年年固定不变，客气因年支不同，六步亦有按逆时针方向逐年推移一步的运行规律，因此，依年支即可归纳十二年客主加临规律，见图 2-7。

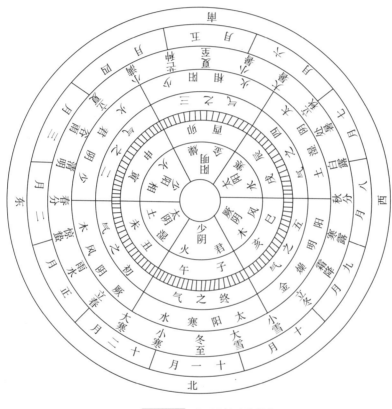

▯▯▯▯▯▯ 为可以转动的部分

图 2-7　客主加临图

（三）客主加临的意义

客主加临，主要是用来推测该年六气各时段的常与变，它有三种情况：其一，分析主客之气是否相得。将客气加于主气之上，凡主客之气为相生关系，或者主客同气，便为相得。如果主客之气表现为相克关系，便为不相得。凡相得，则气候正常，人体不易发生疾病；不相得，则气候异常，容易引起疾病的发生。正如《素问·五运行大论》所云："气相得则和，不相得则病。"其二，在不相得之中，主客相克又有顺和逆。凡客气胜（克）主气为顺，主气胜（克）客气为逆。所以《素问·至真要大论》云："主胜逆，客胜从。"从，即顺和的意思。因为主气主常令，固定不变，客气轮流值年，其主时是短暂的。如果主气制胜客气，则客气的作用受到抑制，所以为逆；客气制胜主气，则主气的作用受到抑制，是以上临下的天地自然变化的一般规律，所以为从。其三，在相得中，君火与相火加临。君火为主，相火为从，因此，当君火为客气加临于相火（主气）时，也称为顺；而当相火为客气，君火为主气，相火加临于君火之上时，便为逆，即所谓"君位臣则顺，臣位君则逆"。

第四节　运气相合

运气相合，指将该年的五运与六气综合在一起分析当年的气候变化。五运六气理论认为，气候变化因素不是单一的，而是五运与六气两大系统相互作用及各系统内部的各种因素相互影响的结果，因此，应综合五运与六气来分析气候变化。即在分析各年的岁运、主运、客运、主气、客气、客主加临的基础上，必须将五运与六气综合在一起，才能全面分析和推求出各年大致的气候及可能出现的异常气候。运气相合主要包括运气同化、运气异化、平气三种。

一、运气同化

运气同化，指岁运的五行属性与客气的五行属性相同，即五运与六气同类化合。在六十年的运与气的变化中，有二十六年是同化关系，这样的年份可能出现比较典型的气候变化。因为岁运遇上同一性质的六气，或六气遇上同一性质的岁运，必然出现同一气象的反映，这是由于五行性质相同的运与气共同作用的结果，无论是气或运，只要遇到同一性质的运或气的变化，如木同风化、火同暑化、土同湿化、金同燥化、水同寒化，便叫做同化。岁运有太过不及，客气有司天在泉，因此，就有同天化、同地化的区别。运气同化主要有天符、岁会、同天符、同岁会、太乙天符等五种。

（一）天符

天符，指该年岁运与司天之气的五行属性相同，这样的年份叫天符年。如《素问·六微旨大论》云："帝曰：土运之岁，上见太阴；火运之岁，上见少阳、少阴；金运之岁，上见阳明；木运之岁，上见厥阴；水运之岁，上见太阳，奈何？岐伯曰：天之与会也，故《天元册》曰天符。"文中土运、火运、金运、木运、水运指岁运，"上"，即当年的司天之气。如"土运之岁，上见太阴"，即己丑、己未年，岁运土运与司天的太阴湿土之气同化，故此二年称为天符年。

天符年，在六十年中有十二年。即：己丑、己未，岁运是土运，司天是太阴湿土；戊寅、戊申、戊子、戊午，岁运是火运，司天是少阳相火、少阴君火；丁巳、丁亥，岁运是木运，司天是厥阴风木；丙辰、丙戌，岁运是水运，司天是太阳寒水；乙卯、乙酉，岁运是金运，司天是阳明燥金。上述十二年岁运的五行属性与客气司天的五行属性相同，故称为"天符年"，故《素问·天元纪大论》云："应天为天符。"见图2-8。

天符年气候变化剧烈，人体疾病也比较凶猛，因岁运与司天之气均代表着该年特殊的气候变化，岁运与司天之气的五行属性相同，则说明某一气偏胜，必然导致剧烈的气候变化及较凶猛疾病的发生。如《素问·六微旨大论》云："天符为执法……中执法者，其病速而危。"

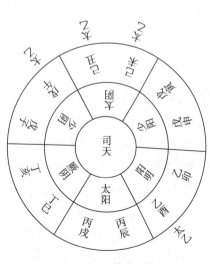

图2-8　天符太乙图

（二）岁会

岁会，指该年岁运的五行属性与该年年支的五行方位属性相同，这样的年份叫岁会年。《素问·六微旨大论》云："木运临卯，火运临午，土运临四季，金运临酉，水运临子。所谓岁会，气之平也。"所谓"临"，就是本运加临本气。例如丁卯年，丁年的岁运为木运，卯的五行方位属性是东方属木的正位，故称"木运临卯"。

岁会年，在六十年中有八年，甲辰、甲戌、己丑、己未、乙酉、丁卯、戊午、丙子。其中，己丑、己未、乙酉、戊午四年既属岁会年，又属天符年。因此单纯是岁会的年份，实际上只有四年。见图2-9。

岁会年气候变化较平缓，人体疾病也较缓和。岁运虽代表着该年特殊的气候变化，但岁支的五行方位属性则代表着正常的季节气候变化与物化现象，因此，岁会之年气候变化及人体疾病并不太剧烈。如《素问·六微旨大论》云："岁位为行令……中行令者，其病徐而持。"

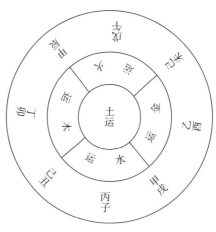

图2-9 岁会图

（三）同天符

同天符，指逢阳干之年，太过岁运的五行属性与客气在泉之气的五行属性相同，这样的年份，由于其气候异常程度与天符年相同，故叫同天符年。《素问·六元正纪大论》云："太过而同地化者三……甲辰甲戌太宫下加太阴，壬寅壬申太角下加厥阴，庚子庚午太商下加阳明，如是者三。"又云："加者何谓？岐伯曰：太过而加同天符。"

同天符年，在六十年中有六年，甲辰、甲戌、壬寅、壬申、庚子、庚午。甲辰、甲戌，甲为太宫用事，岁运属土运太过，而客气的在泉之气又是太阴湿土，太过的土运与在泉之湿气相合而同化。壬寅、壬申年，壬为阳木太角用事，岁运是木运太过，而客气的在泉之气是厥阴风木，故太过的木运与在泉之风气相合而同化，共同作用。庚子、庚午年，庚为阳金太商用事，岁运是金运太过，而客气的在泉之气是阳明燥金，故太过的金运与燥气共同作用、相合而同化。可见在六十年中，同天符年有甲辰、甲戌、壬寅、壬申、庚子、庚午六年。同天符年气候变化异常程度与天符年相同。见图2-10。

（四）同岁会

同岁会，指逢阴干之年，不及的岁运的五行属性与客气在泉之气的五行属性相同，这样的年份，由于其气候异常程度与岁会年相同，故叫同岁会年。如《素问·六元正纪大论》云："不及而同地化者亦三……癸巳癸亥少徵下加少阳，辛丑辛未少羽下加太阳，癸卯癸酉

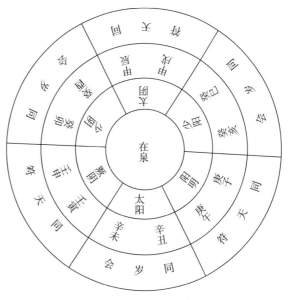

图2-10 同天符同岁会图

少徵下加少阴，如是者三。"又云："不及而加同岁会也。"可见，在六十年中，同岁会年有癸巳、癸亥、辛丑、辛未、癸卯、癸酉六年。其中，癸卯、癸酉、癸巳、癸亥是阴干之年，岁运为火运不及，而客气的在泉之气分别是少阴君火（热）和少阳相火（暑）在泉，不及的岁运的五行属性（火）与在泉之气的五行属性相同而同化。辛丑、辛未年，岁运为水运不及，丑未年是太阳寒水在泉，不及的岁运（水）与在泉之气的五行属性相同而同化。上述六年均是不及的岁运与客气的在泉之气相合而同化，故是同岁会之年。同岁会年气候变化特点似岁会年。见图2-10。

（五）太乙天符

太乙天符，又称太一天符，指既是天符年，又是岁会年的年份。即该年岁运的五行属性与司天之气的五行属性及年支的五行方位属性均相同的年份。《素问·六微旨大论》云："天符岁会何如？岐伯曰：太一天符之会也。"在六十年中，太乙天符年有四年，即戊午、乙酉、己丑、己未年。太乙天符是指岁运与司天之气、岁支之气的五行属性三者会合主令，即《素问·天元纪大论》指出的"三合为治"。例如戊午年，戊为火运，午为少阴君火司天，年支午的五行方位属性为火，这既是岁运（火）与司天之气（火）同气的天符年，又是岁运（火）与岁支（火）同气居于南方正位的岁会年。乙酉年，乙为金运，酉为阳明燥金司天，既是岁运与司天之气同气的天符，又是岁运与岁支同居西方正位的岁会。己丑、己未年，己为土运，丑未为太阴湿土司天，丑未又为土居之正位，故此二年，岁运少宫与司天之气及岁支土位相合。以上四年，司天、岁运、岁支三者的五行属性同类会合，故均为太乙天符年。太乙天符年气候变化剧烈。

在运气同化关系中，虽有天符、岁会、同天符、同岁会、太乙天符的不同，但都是用以说明运与气五行属性相会的年份，由于五行属性相同，彼此没有了胜复关系，失去了相互制约，致使气象变化比较单一，因此，可能会造成一气偏胜独治的异常气候现象，这样就容易给人体及自然界生物造成危害。正如《素问·六微旨大论》所指出："岐伯曰：天符为执法，岁位为行令，太一天符为贵人。帝曰：邪之中也奈何？岐伯曰：中执法者，其病速而危；中行令者，其病徐而持；中贵人者，其病暴而死。"一年之中，岁运、司天、在泉各行其令，一旦三者五行属性会合，贯通在岁气之中，就会形成一气独胜的气候变化，所以《内经》分别以"执法""行令""贵人"形容其力量和作用。"执法"位于上，故为"天符"之邪所伤，则发病迅速而严重；"行令"位于下，故为"岁会"之邪所伤，则病势徐缓而持久；"贵人"统乎上下，故为"太乙天符"之邪所伤，则病势急剧而有死亡的危险。见表2-12。

表2-12　六十甲子运气同化表

甲子	乙丑	丙寅	丁卯 岁会	戊辰	己巳	庚午 同天符	辛未 同岁会	壬申 同天符	癸酉 同岁会
甲戌 岁会 同天符	乙亥	丙子 岁会	丁丑	戊寅 天符	己卯	庚辰	辛巳	壬午	癸未
甲申	乙酉 太乙天符	丙戌 天符	丁亥 天符	戊子 天符	己丑 太乙天符	庚寅	辛卯	壬辰	癸巳 同岁会
甲午	乙未	丙申	丁酉	戊戌	己亥	庚子 同天符	辛丑 同岁会	壬寅 同天符	癸卯 同岁会

续表

甲辰 岁会 同天符	乙巳	丙午	丁未	戊申 天符	己酉	庚戌	辛亥	壬子	癸丑
甲寅	乙卯 天符	丙辰 天符	丁巳 天符	戊午 太乙天符	己未 太乙天符	庚申	辛酉	壬戌	癸亥 同岁会

二、运气异化

五运与六气结合，除上述运气同化五种形式的年份以外，还有运气异化的年份，即运与气的五行属性不同的年份，这就需要根据运和气的五行生克关系来测定运与气的偏盛偏衰，以综合分析气候变化。运气异化的年份根据运和气的五行生克关系，分为顺化、天刑、小逆、不和四种。

（一）运盛气衰

运生气或运克气，均为运盛气衰。运生气，为小逆；运克气，为不和。

例如：辛亥年，年干是辛，岁运是水运，年支是亥，故司天是厥阴风木，水与木的关系是水生木，运生气，因此，这一年是运盛气衰的小逆年。再如：丙寅年，丙年水运，寅年是少阳相火司天，水与火的关系是水克火，运克气，因此，这一年是运盛气衰的不和年。推求运气异化，可根据气运的盛衰，推求各年气候变化的主次。即运盛气衰的年份，在分析气候变化时，便以运为主、以气为次。运气盛衰还可以进一步推求各年复杂的气候变化，如小逆及不和之年气候变化较大。

（二）气盛运衰

气生运或气克运，便为气盛运衰。岁运不及之年，气克运，为天刑；岁运太过之年，气生运，为顺化。例如：己亥年，岁运是土运不及，年支是亥，故司天是风木，木与土的关系是木克土，即气克运，因此，这一年便是气盛运衰的天刑年。再如：甲子年岁运是土运，年支是子，故司天是少阴君火，火与土的关系是火生土，即气生运，因此，甲子年也是气盛运衰的顺化年。气盛运衰之年，分析气候变化时，以气为主、运为次，且顺化之年气候变化较平和，天刑之年气候变化较剧烈。

三、平气之年

平气之年气候平和，疾病流行相对较少，即使发病，病情也较单纯。平，平和之意。如该年气运既非太过，又非不及，即化为平气。平气之年与太过、不及并称为"五运三纪"。一般根据运和气的关系来推求平气之年。《类经图翼·五运太少齐兼化逆顺图解》云："平气，如运太过而被抑，运不及而得助也。"说明平气之年可由岁运和岁气之间的相互关系来确定。

1. 岁运太过而被司天所抑　凡岁运太过之年，如果当年的司天之气的五行属性与岁运的五行属性构成相克关系（即司天之气克岁运之气），那么，该年的岁运虽为太过，但因受司天之气的制约，则构成平气之年。如戊辰岁，岁运是火运太过，司天之气为太阳寒水，水克火，即构成平气之年。又戊戌、庚寅、庚申、庚午、庚子年亦属平气之年。

2. 岁运不及而得司天之助　凡岁运不及之年，如果与当年司天之气的五行属性构成相生的关系（即司天之气生岁运之气），气生运，则构成平气之年。如辛卯、辛酉年，虽为水运不及，但得卯酉阳明燥金司天，又得卯酉西方金位，金能生水，故构成平气之年。

《素问入式运气论奥·论月建》云："建时贴用日干同法，若五运阴年不及之岁，大寒日交初气，其日时建干与年干合者，谓之曰干德符，当为平气，非过与不及也。"即指岁运不及之岁，若年干的"阴"与大寒日初气所始之日、时的"阳干"相合时，则称为"干德符"。由于日与时的阳干补救了不及的年干，因此，干德符之年亦被认为是平气之年。

第五节　五运六气理论运用的基本原则与方法

五运六气理论的运用，要把握因时、因地、因人制宜的原则，根据气候、地域特点及实际气候与疾病关系灵活运用，顺天以察运，因变以求气，不可拘泥。如《素问·气交变大论》指出："善言天者，必应于人，善言古者，必验于今，善言气者，必彰于物，善言应者，同天地之化，善言化言变者，通神明之理。"汪机也指出："运气一书……岂可徒泥其法，而不求其法外之遗耶！如冬有非时之温，夏有非时之寒，春有非时之燥，秋有非时之热，此四时不正之气，亦能病人也。又况百里之内，晴雨不同，千里之邦，寒暖各异，此方土之候，各有不齐，所生之病，多随土著，乌可皆以运气相比例哉！务须随机达变，因时识宜，庶得古人未发之旨，而能尽其不言之妙也。"（《运气易览·序》）各年气候变化均具有特点，并存在着内在的规律，疾病流行轻重程度，各个年份也并不尽相同。

一、推求气候变化规律

（一）岁运太过、不及与气候

岁运太过之年气候特点为本气偏胜、所胜之气不及、所不胜之气来复的气候胜复变化。如木运太过之年，风气流行为特点，同时，木胜土，金胜木，因此，还要考虑到湿气、燥气的影响。

岁运不及之年气候表现为本气不足，以及所不胜之气偏胜、所胜之气反侮、本气之子来复的气候胜复变化。如木运不及之年，本应以风为主，但是，可能会出现燥气偏胜现象及制约燥气的复气（热），因此，该年气候以风气不及、燥气偏胜，以及暑热的气候变化为特点。

（二）主运、主气与气候

主运的气候特点：初运木运，主各年大寒始至春分后十三日之前的春季气候，木在天为风，故以风气变化为主；二运火运，主春分后十三日至芒种后十日之前的夏季气候，火在天为热，故以逐渐转热为其特点；三运土运，主芒种后十日至处暑后七日之前的夏秋之际的气候，土在天为湿，故雨水较多为其特点；四运金运，主处暑后七日至立冬后四日之前的秋季气候，金在天为燥，故以干燥为其特点；终运水运，主立冬后四日至大寒前的冬季，水在天为寒，故以寒冷为其特点。

主气的气候特点，如《素问·至真要大论》云："厥阴司天，其化以风……太阳司天，其化以寒。"即主气的初之气为厥阴风木，主大寒至惊蛰四个节气，以多风为其特点；二之气为少阴君火，主春分至立夏四个节气，以逐渐转热为其特点；三之气为少阳相火，主小满至小暑四个节气，以天气甚热为其特点；四之气为太阴湿土，主大暑至白露四个节气，以湿气较重为其特点；五之气为阳明燥金，主秋分至立冬四个节气，以燥气较重为其特点；终之气为太阳寒水，主小雪至小寒四个节气，以严寒为其特点。

二、判断疾病发生与流行

（一）岁运太过、不及与疾病

岁运太过之年发病规律为与本气相应之脏气偏胜而病，所胜之脏受损而病。《素问·气交变大论》云："岁木太过，风气流行，脾土受邪。民病飧泄食减，体重烦冤，肠鸣腹支满，上应岁星。甚则忽忽善怒，眩冒巅疾。化气不政，生气独治。"木运太过，可能会出现肝木本身及其所胜之脏脾土的病变。

岁运不及之年发病规律为与本气相应之脏气不及而病，所不胜之脏偏胜而病，复气偏胜而产生相应的病证。《素问·气交变大论》云："岁木不及，燥乃大行，生气失应，草木晚荣，肃杀而甚……民病中清，胠胁痛，少腹痛，肠鸣溏泄……复则炎暑流火……病寒热疮疡痱疹痈痤。"木运不及，可能会出现肝脏及所不胜之肺脏，以及复气之心脏的病变。

（二）主运、主气与疾病

主运用以推求各年疾病流行的一般情况。初运为木运，主风，风气通于肝，故春季风气多影响于肝。二运为火运，主热，火气通于心，故夏季偏热多影响于心。三运为土运，主湿，湿气通于脾，故长夏湿胜多影响于脾胃。四运为金运，主燥，燥气通于肺，故秋季偏燥多影响于肺。五运为水运，主寒，寒气通于肾，故冬季寒冷多影响于肾。

运用主气推求疾病流行情况与主运基本相同。主气分六步，初之气厥阴风木当令，疾病流行大多为肝病。二之气少阴君火当令，疾病流行大多为心病。三之气少阳相火当令，疾病流行大多为心病。四之气太阴湿土当令，疾病流行大多为脾胃病。五之气阳明燥金当令，疾病流行大多为肺病。终之气太阳寒水当令，疾病流行大多为肾系疾病。

（三）客气与疾病

客气与疾病关系，主要与客气的司天在泉之气密切相关。司天之气主管上半年，在泉之气主管下半年。司天在泉之气淫胜时，除引起与之相应的脏腑发病外，还可能影响所胜之脏。《素问·至真要大论》云："厥阴司天，风淫所胜，则太虚埃昏，云物以扰，寒生春气，流水不冰。民病胃脘当心而痛，上支两胁，膈咽不通，饮食不下，舌本强，食则呕，冷泄腹胀，溏泄瘕水闭，蛰虫不去，病本于脾。冲阳绝，死不治。"

三、指导临床防治

《素问·四气调神大论》指出："圣人不治已病治未病，不治已乱治未乱。"可见，预防医学思想是《内经》理论体系中的重要组成部分，五运六气总结的自然气候与疾病相关的规律及推求方法，是《内经》预防思想的重要内容。

在预防方面，根据各年气候和疾病的大体规律可以提前施行各种预防措施。《素问·气交变大论》指出："岁土太过，雨湿流行，肾水受邪。民病腹痛，清厥意不乐，体重烦冤……甚则肌肉萎，足痿不收，行善瘛，脚下痛，饮发中满食减，四肢不举……病腹满溏泄肠鸣，反下甚而太溪绝者，死不治。"岁土太过之年，人体疾病流行规律是脾脏及其所克之肾脏受病，可能出现脾土之气太过及土胜克肾水的一系列病证表现，预防则应从调理脾肾之气入手，和七情，慎饮食，辅用药，防止脾气太过，避免肾气受制。

在治疗方面，应当综合气候和疾病的变化及流行情况来对患者进行全面分析。如土运太过之年，应多考虑脾肾二脏，在证候性质方面应多考虑湿和寒，应从健脾补肾入手进行调治；又如子午之年，少阴君火司天，"民病胸中烦热，嗌干，右胠满，皮肤痛，寒热咳喘，大雨且至，唾血血泄，鼽衄嚏呕，溺色变，甚则疮疡胕肿，肩背臂臑及缺盆中痛，心痛肺䐜，腹大满，膨膨而喘咳。病本于肺"。意为少阴君火司天之年，则上半年热邪淫其所胜之金气，其病候是肺金易于受病，临床论治应润肺泻火。在用药上，应根据司天在泉的变化规律，灵活运用药食五味。如《素问·至真要大论》对司天在泉及六气胜复所致疾病的治疗规律进行了总结，如"诸气在泉，风淫于内，治以辛凉，佐以苦，以甘缓之，以辛散之"，"司天之气，风淫所胜，平以辛凉，佐以苦甘，以甘缓之，以酸泻之"，"厥阴之复，治以酸寒，佐以甘辛，以酸泻之，以甘缓之"。

五运六气是古人在长期的生产生活及医疗实践中总结出来的理论，充分体现了中医学理论的精华，灵活运用其理论，判断气候变化及疾病发病规律，对临床防治各种常见病、多发病、流行病具有重要意义。

扫一扫，查阅本章数字资源，含PPT、音视频、图片等

第一节　气化理论

中医学在"气一元论"思想指导下，认为气是天地万物生成、演化的本原，将气的运动所产生的变化称为气化。化，即化生，是指宇宙万物从无到有的气化过程。五运、六气及其运转规律都是天地自然之"气"运动变化的结果，如《周易·系辞》所云："天地氤氲，万物化生。"气化理论是以气的运动变化规律来阐释自然现象及人体生命活动变化过程的理论，气化是中医学理论的基石，是《内经》五运六气理论的核心。

一、气化理论的内涵

气化产生天地万物。气是古人对自然现象及规律的认识，早在春秋战国时期的先贤就认为，"气"是构成自然世界的最基本物质，气指一切无形的、不断运动的、充满活力的极细微物质，《庄子·知北游》中明确指出："通天下一气耳。"宇宙万物，皆由气所化生，"万物之生，皆禀元气"（《论衡·言毒》）。气化生万物的机制，古代先贤多用"天地之气交感"的理论来解释。正如《素问·天元纪大论》所云："在天为气，在地成形，形气相感而化生万物矣。""五运"和"六气"同样也是天地阴阳之气运动变化的结果，即"天有五行御五位，以生寒暑燥湿风"，文中明确指出了"五运""六气"的化生过程。又指出"太虚寥廓，肇基化元，万物资始，五运终天，布气真灵，揔统坤元，九星悬朗，七曜周旋，曰阴曰阳，曰柔曰刚，幽显既位，寒暑弛张，生生化化，品物咸章"，形象地描绘了一幅由气化运动而产生的物种纷繁、变化万千、充满生机的宇宙结构模型。

气化产生生命活动。五运六气是我国古代研究天体日月运行、天时气候变化规律及其对生物影响的一种科学体系，它构建了"天人相应"的整体恒动观，突出了天地万物、人与自然是一个有机联系的统一整体。它不仅认为气的运动变化产生天地万物，而且进一步认为气的运动变化产生生命活动，气化使天地万物之间发生着广泛联系。五运六气理论以气化理论为指导，站在气化运动形式复杂多样的高度，审视"通天下"万物的整体联系。在气具有无限可分性观念的指导下，将"通天下一气"分解为"五运"之气和"六气"之气，运用五运和六气的运动变化规律，解释天地间纷繁多样的物质运动形式，演绎出"天时－气候－物候－生命"的整体结构模型。如《素问·生气通天论》云："夫自古通天者，生之本，本于阴阳。天地之间，六合之内，其气九州九窍、五脏、十二节，皆通乎天气。"说明通过气的中介作用，人与天地相通，与宇宙万物相应。天地、日月、季节、昼夜、五运六气变化对人体生命活动的影响都凭借气化而实现。《朱

子语类》云："人之气与天地之气常相接无间断。"

二、气化的形式

"升降出入，无器不有"（《素问·六微旨大论》），说明气之升、降、出、入是自然万物联系变化的基本运动形式，具有普遍性。天体、生物乃至人体，其气化运动的基本形式均为升、降、出、入。如《素问·六微旨大论》云："出入废则神机化灭，升降息则气立孤危。故非出入则无以生长壮老已，非升降则无以生长化收藏……故无不出入，无不升降……四者之有，而贵常守，反常则灾害至矣。"表明了气的升、降、出、入对于人体生命及万物生化活动的重要性。

升降出入是自然之气运动的基本规律。"气之升降，天地之更用也"（《素问·六微旨大论》），表明天地之气永不停息的升降运动是自然界阴阳交感的具体表现。"升已而降，降者谓天；降已而升，升者谓地。天气下降，气流于地；地气上升，气腾于天。故高下相召，升降相因，而变作矣"，"上下之位，气交之中，人之居也……气交之分，人气从之，万物由之"（《素问·六微旨大论》）。文中指出了天气下降，地气上升，升降相因，阴阳相感是天地之气氤氲而化生万物的过程，只有天地之气升降不息，才有自然界的勃勃生机，具体表现如《素问·阴阳应象大论》所描述的云雨形成与转化："地气上为云，天气下为雨；雨出地气，云出天气。"自然界云雨的产生是天地之气升降运动相互转化的结果。春生、夏长、秋收、冬藏四时之气的生化状态，实则是四时阳气春升、夏盛、秋降、冬沉的升降出入表现所致的现象。张介宾《类经》谓："天地之交，四时之序，惟阴阳升降而尽之矣。自子之后，太阳从左而升，升则为阳；自午之后，太阳从右而降，降则为阴。大而一岁，小而一日，无不皆然。"因此，如若天气不降，地气不升，则自然界生机止息，万物死亡，如《素问·四气调神大论》所言："交通不表，万物命故不施，不施则名木多死。"

升降出入是人体生命活动的基本形式。人体阴阳营卫、脏腑经络之气的运行均以升降出入为基本形式。如《素问·阴阳应象大论》中清阳浊阴的布散代谢过程，"清阳出上窍，浊阴出下窍，清阳发腠理，浊阴走五脏，清阳实四肢，浊阴归六腑"，描述了人体阴阳之气的升降出入。"清阳出上窍，浊阴出下窍"是阴阳之气的升降运动，"清阳发腠理，浊阴走五脏，清阳实四肢，浊阴归六腑"则言阴阳之气的出入运动。"阴者藏精而起亟也，阳者卫外而为固也"（《素问·生气通天论》），"阴在内，阳之守也，阳在外，阴之使也"（《素问·阴阳应象大论》），均以阴阳互根互用的形式表明了阴阳出入升降的运动过程。

营卫之气的运行、敷布亦遵循升降出入的基本规律。《灵枢·营气》描述了营气循行沿着十二经脉流注的次序，一阳一阴交替运行，随着人体经脉的阴阳交替而不断出入与升降。如《灵枢·营卫生会》云"卫气行于阴二十五度，行于阳二十五度，分为昼夜"，营卫二气随着昼夜的交替而进行着有规律的出入运动。

人体脏腑功能活动亦以升降出入为基本形式。如肺主宣发肃降，宣发是指肺气向上升宣和向外周布散的作用，肃降是指肺气向内向下清肃通降的作用，均是通过肺气的升降出入运动来实现的。肺主气、司呼吸、朝百脉、通调水道、宣发卫气等各项活动均以宣发肃降为基本运动形式。脾胃居于中焦，主升清、降浊，为全身气机升降出入之枢纽。心肾水火既济，阴阳相交，心火下降于肾，肾水上济于心；心气为阳，布达于体表，肾气为阴，主治于体内。如此气之升降出入运动，不仅能维持脏腑各自的功能活动，而且还维系着脏腑之间的和谐关系。

升降出入是人与自然相互感应的维系方式。人生活在自然界中，自然界为人类提供赖以生存的必要条件，自然界之气的运动变化直接或间接地影响着人体，使人体之气发生相应的变化，所以，人体生命活动与自然界的各种变化是密切相关的。无论是四时气候、昼夜晨昏的交替，还是日月运行、地理环境的演变等都会对人体产生一定的影响。人是自然整体的一个组成部分，处于天地气交之中，人体自身气升降出入运动与自然界息息相应。所以，随着一年四季春温、夏热、秋凉、冬寒的季节变迁，万物有春生、夏长、秋收、冬藏的盛衰变化，人体阴阳气血的运行亦与之相应，如《素问·脉要精微论》描述了人体脉象随四时而变动的规律："万物之外，六合之内，天地之变，阴阳之应，彼春之暖，为夏之暑，彼秋之忿，为冬之怒，四变之动，脉与之上下，以春应中规，夏应中矩，秋应中衡，冬应中权。"天地万物相互感应的维系形式是气的升降出入运动。

三、气化理论的应用

气化是指气的运动和变化，以升降出入为其基本运动形式。自然界的气化运动产生了风、热、火、湿、燥、寒六气，形成了自然万物生化的客观环境；人体的气化运动维持着脏腑功能及脏腑间的平衡协调。五运六气的气化理论广泛地指导着临床运用。

自然气化失常：天地之气通过永不停息的升降出入运动化生万物，并维持自然万象。一旦某种因素导致其失常，便会出现异常气候变化，自然界各种生化活动也随之紊乱，人体亦易随之发生疾病。《素问·六元正纪大论》从五运郁滞不发和郁极乃发的角度，论述了自然气机升降出入郁滞或郁极而发所致的各种病证，云："郁极乃发，待时而作也……土郁之发……故民病心腹胀，肠鸣而为数后，甚则心痛胁䐜，呕吐霍乱，饮发注下，胕肿身重……金郁之发……民病咳逆，心胁满引少腹，善暴痛，不可反侧，嗌干面尘色恶……水郁之发……故民病寒客心痛，腰脽痛，大关节不利，屈伸不便，善厥逆，痞坚腹满……木郁之发……故民病胃脘当心而痛，上支两胁，膈咽不通，食饮不下，甚则耳鸣眩转，目不识人，善暴僵仆……火郁之发……故民病少气，疮疡痈肿，胁腹胸背，面首四肢，䐜愤胕胀，疡痱呕逆，瘛疭骨痛，节乃有动，注下温疟，腹中暴痛，血溢流注，精液乃少，目赤心热，甚则瞀闷懊𢙐，善暴死。"临床治疗此类疾病应从调整人体脏腑气机的升降出入着手，针对气机郁滞的具体表现，采用相应的治疗方法，即"木郁达之，火郁发之，土郁夺之，金郁泄之，水郁折之"（《素问·六元正纪大论》）。

脏腑气化失常：人体生命活动有赖于脏腑气机的升降出入，升降出入停止，人体生命活动也将终止，升降出入失常则出现各种疾病。如脾胃居于中焦，为气机升降出入的枢纽，人体水谷精微的化生布散是通过脾胃气机的升降出入运行全身的。人体在正常情况下，清阳在上，浊阴在下，若升降出入失常，阴阳反作，会出现相应的病证，如《素问·阴阳应象大论》云："清气在下，则生飧泄；浊气在上，则生䐜胀。"人体营卫之气的敷布也以升降出入为基本形式，营卫之气昼夜交替有规律地循行是人体睡眠机制形成的物质基础。若营卫之气的升降出入失常，"气至阳而起，至阴而止"（《灵枢·营卫生会》）的规律被打破，则出现睡眠障碍，故调和营卫是临床治疗失眠或多寐的重要原则之一。

升降出入失常的病因病机：气机升降出入是人体维持生命活动的根本，外感及内伤均可致气机升降出入失常。"升降出入者，天地之体用，万物之橐籥，百病之纲领，生死之枢机"（《读医随笔·升降出入论》）。诸多医家经过长期临床观察认为，气机升降失常多由内伤病因引起，气机出入失常多由外感病因引起，二者可相互影响。如清代周学海《读医随笔·升降出入论》记载："升降者，里气与里气相回旋之道也；出入者，里气与外气相交之道也。里气者，身气也；外气者，空气也。"认为升降是人体内部气机的运转形式，而出入是人体之气与自然之气的交通。在病机方面，其认为"内伤之病，多病于升降，以升降主里也；外感之病，多病于出入，以出入主外也。"且升降出入失常可相互影响，其云："升降之病极，则亦累及出入矣；出入之病极，也累及升降矣。"强调了外感、内伤病机在导致气机升降出入失常方面的不同及相互联系，并逐一列举了相应的治疗方法，提出了不可直升直降、直散直敛的临床用药禁忌。

药物气味的升降出入：由于每一味中药的四气五味不同，故每一味中药作用于人体后，有不同的作用趋向，中医学将其概括为升降浮沉。升是升提举陷，降是下降平逆，浮是上行发散，沉是下行泻利。升浮药上行而向外，有升阳举陷、发表散寒、托毒排脓、涌吐开窍等作用，凡外感表证等病位在上在表，泻痢、脱肛等病势下陷的病变宜用升浮药。沉降药能下行向里，有降逆止呕、泻下通便、清热降火、重镇安神等作用，凡食积、癃闭等病变部位在下在里，呃逆、喘息等病势上逆的病证宜用沉降药。

中药的升降浮沉作用可受其四气五味、质地轻重、炮制方法、配伍应用等多种因素的影响。凡气温热、味辛甘的药物大多有升浮的作用，如麻黄、桂枝、黄芪等，分别有发散风寒、升阳举陷等升浮作用；凡气寒凉、味酸苦咸的药物，大多有沉降作用，如大黄、芒硝、山楂等，具有泻下通便、消积导滞等沉降作用。一般枝、叶、花、皮等质轻的药物大都为升浮药，如桂枝、菊花、紫苏叶、蝉蜕等，具有解表散邪、透发麻疹等升浮作用；果实、种子、矿石、介壳等质重的药物大都是沉降药，如枳实、葶苈子、代赭石、牡蛎等，具行气利水、降逆潜阳等沉降作用。

在《医学启源》中，张元素认识到药物具有升降出入的自然属性，概括了药物的"风生升，热浮长，湿化成中央，燥降收，寒沉藏"等升降规律。如升麻、防风、柴胡、羌活、葛根等为风升之品，干姜、肉桂、黑附子、乌头等属于热浮长之品，黄芪、人参、甘草、当归等属于湿化成之药，猪苓、茯苓、泽泻、瞿麦、滑石属于燥降之品，黄芩、黄连、黄柏、大黄等属于寒沉之类。这种用升降出入理论指导总结药物升降浮沉之性的规律，对后世认识药性、合理配伍组方、辨证论治极有裨益。

总之，五运六气的气化理论是以气化的基本观点来阐述和认识自然现象、人体的生命活动及指导疾病的诊治用药等，气化理论是中医学理论之基石，深刻认识其理论内涵，对指导临床诊治疾病具有极其重要的作用。

第二节　标本中气

标本中气理论是五运六气理论的重要内容之一。它是以日月五星的天体运动为天文背景，阐述六气变化规律及其相互关系的理论，主要记载于《素问·阴阳离合论》《素问·天元纪大论》《素问·五运行大论》《素问·至真要大论》《素问·六微旨大论》等篇章中。标本中气理论总结了六淫之气对人体病机影响的规律，并有效地指导着临床。

一、标本中气的概念

本，即事物的本体、本质；本，在此指风、热、火、湿、燥、寒天之六气。因为六气是整个自然界各种物化现象产生的根源，故六气为"本"。标，标志、标象，即少阳、阳明、太阳、厥阴、少阴、太阴，即三阴三阳。风、热、火、湿、燥、寒为天之六气，三阴三阳为六气所化，即风化厥阴、热化少阴、湿化太阴、火化少阳、燥化阳明、寒化太阳。所以清代医家张志聪指出天之六气为本，三阴三阳为标，云："风寒暑湿热火，在天之六气也。三阴三阳合于地之十二支，

而上奉天之六气，是以天气为本，而三阴三阳为标。"（《黄帝内经素问集注》）

中，即中见之气。中见之气与标本相互联系，且与标为表里关系，故亦称为中气。如少阳火的中气是厥阴风，就自然现象而言，往往存在风火相煽的现象；阳明燥的中气是太阴湿，燥湿二气相反相济；太阳寒的中气为少阴热，寒热有相互制约的关系等。因此，中气的作用是通过与标气的阴阳表里关系对标气进行制约与调解，以维持六气的阴阳平衡；又能通过与本气的关联性，体现六气之间或相助或相制的复杂气候特性。故明代医家张介宾曰："六经之气，以风寒热湿火为本，三阴三阳为标，本标之中为中气。"（《类经图翼·经络》）"所谓本也，本之下，中之见也，见之下，气之标也，本标不同，气应异象"（《素问·六微旨大论》）。标本中气理论体现了六气之间相依互制的复杂关系。

二、标本中气的对应规律

六气的标本中气具有规律性，即：少阳以火为本，以少阳为标，以厥阴为中见之气；阳明以燥为本，以阳明为标，以太阴为中见之气；太阳以寒为本，以太阳为标，以少阴为中见之气；厥阴以风为本，以厥阴为标，以少阳为中见之气；少阴以热为本，以少阴为标，以太阳为中见之气；太阴以湿为本，以太阴为标，以阳明为中见之气。故曰："少阳之上，火气治之，中见厥阴；阳明之上，燥气治之，中见太阴；太阳之上，寒气治之，中见少阴；厥阴之上，风气治之，中见少阳；少阴之上，热气治之，中见太阳；太阴之上，湿气治之，中见阳明。"（《素问·六微旨大论》）总之，上之六气为三阴三阳之本，下之三阴三阳为六气之标，而兼见于标本之间者，因阴阳表里相通，如少阳厥阴为表里、阳明太阴为表里、太阳少阴为表里，故彼此互为中见之气。见表3-1。

表 3-1　六气标本中气关系表

本	火	燥	寒	风	热	湿
标	少阳	阳明	太阳	厥阴	少阴	太阴
中气	厥阴	太阴	少阴	少阳	太阳	阳明

人生存于气交之中，自然界六气的标本中气，人亦应之。人体脏腑经络与六气标本中气的相应关系：脏腑经络的标本，脏腑为本居里，十二经脉为标居表，表里相络者为中气居中。所谓相络，是指表里互相维络，如肾与膀胱之脉互相络属，脾与胃之脉互相络属，心与小肠之脉互相络属，心包络与三焦之脉互相络属，肝与胆之脉互相络属，肺与大肠之脉互相络属。故张介宾曰："脏腑经络之标本，脏腑为本居里，十二经为标居表，表里相络者为中气居中。所谓相络者，乃表里互相维络，如足太阳膀胱经络于肾，足少阴肾经亦络于膀胱也。余仿此。"（《类经图翼·经络》）人体脏腑经络与标本中气的相应关系见表3-2。

表 3-2　脏腑应天之标本中气表

本	脏腑	心	肾	心包	肝	小肠	膀胱	大肠	胃	三焦	胆	肺	脾
标	经络	手少阴经	足少阴经	手厥阴经	足厥阴经	手太阳经	足太阳经	手阳明经	足阳明经	手少阳经	足少阳经	手太阴经	足太阴经
中气	表里经脉	手太阳经	足太阳经	手少阳经	足少阳经	手少阴经	足少阴经	手太阴经	足太阴经	手厥阴经	足厥阴经	手阳明经	足阳明经

三、标本中气的从化规律

标本中气的从化规律，主要用以说明六气的正常化生在标本中气之间的相应关系。风、热、火、湿、燥、寒六气之间，标本不同，所以从化关系也不一致。《素问·至真要大论》明确指出了标本中气的从化规律，即："少阳太阴从本，少阴太阳从本从标，阳明厥阴，不从标本，从乎中也。故从本者化生于本，从标本者有标本之化，从中者以中气为化也。"

标本同气，皆从本化。少阳、太阴从乎本。因为少阳本火而标阳，太阴本湿而标阴，二者的本气与标气的阴阳属性一致，均属标本同气，故少阳、太阴皆从本化。少阳之中气为厥阴风木，木火同气，木从火化；太阴之中气为阳明燥金，土金相生，燥从湿化。故少阳、太阴之中气，也就从本气之化。

标本异气，从本从标。少阴、太阳从本从标。因为少阴本热而标阴，太阳本寒而标阳，二者均为标与本阴阳异气，故或从本化，或从标化。少阴君火，从本化则热，从标化则寒；太阳寒水，从本化则寒，从标化则热。少阴之中气为太阳寒水；太阳之中气为少阴君火。同于本则异于标，同于标则异于本，中气和标气有水火阴阳之殊，故本标中气都不同化，所以少阴、太阳或从本或从标。

阳明厥阴，从乎中气。阳明、厥阴不从标本，而从乎中气。因为阳明之中气为太阴湿土，燥从湿化；厥阴之中气为少阳相火，风从火化。故阳明、厥阴不从标本，而从乎中气。正如张介宾所云："五行之气，以木遇火，则从火化，以金遇土，则从湿化，总不离于水流湿，火就燥，同气相求之义耳。"（《类经图翼·经络》）

四、标本中气与人体生命

天时有六气之变，人体与自然气候密切相关，脏腑外应六气，六气内应脏腑，天之六气与人体三阴三阳有机地联系为统一整体。正如《伤寒集注》所云："天之六气为本而上，人身三阴三阳为标而上奉之，所谓天有此六气，人亦有此六气也。"

标本中气理论运用于人体，则可把人体脏腑经络分为三阴三阳，并联系六气胜复，取象于天地，得出在天为本、在人为标、在标本之间为中见之气的基本概念；五运六气理论又根据六气六经及经气的表里确立了标本中气，建立了脏腑经络应于本标中气的相应关系。故《伤寒浅注补正》指出："《内经》所言，某经之上，某气治之，之上云者，盖脏腑为本，经脉为末，是脏腑居经脉之上，故称上焉。由脏腑本气，循经下行，其中络者，中之见也。中见之下，其经脉外走手足以成六经。又各有太少阳明三阴之不同，则系六气之末，故曰气之标也。"天之六气能影响人体的三阴三阳，使之发生相应的变化，所以人体脏腑的功能活动在四季不同气候中，又有着不同的差异。六气标本中气的从化规律，在人体正常气化活动中占有重要地位，故《类经图翼·经络》指出："从其化者化之常，得其常者化生不息；逆其化者化之变，值其变则强弱为灾。"

五、标本中气与人体疾病

人体生存于自然界中，时刻受自然六气变化的影响，若自然气化非其时，不能与节气相应，就会有胜复太过不及之变。这种变化若超过了人体调节功能的限度，或由于人体的调节功能失常，不能对外界六气变化作出适应性调节，便形成了六淫邪气，人感之则病。由于六淫有太过不及之异，人体脏腑经脉阴阳又有偏盛偏虚之别，所以疾病的发生变化多端，其基本规律为"百病之起，有生于本者，有生于标者，有生于中气者"（《素问·至真要大论》）。正是由于六气的标、本、中气的性质不同，因此，对疾病发展变化的影响各有区别：有的病证表现为本气特征，即所谓"有生于本者"，如太阳表寒证，其病机为从于本；有的病证表现与其标的性质相符，如太阳表热证，即所谓"有生于标者"；也有的病证表现与本、标的性质都不同，而与其中气的性质一致，如阳明病出现太阴湿证，此所谓"有生于中气者"也。

另外，根据标本异气或从标或从本的理论，临床应注意在疾病传变过程中，有向相反方向转化的可能性。如太阳、少阴标本异气，或从标或从本，就有寒化、热化的可能性；而阳明、厥阴从乎中气，应当注意风火相助或燥湿转化的病机变化。正如《类经》指出："六气之太过不及皆能为病，病之化生，必有所因，故或从乎本，或从乎标，或从乎中气，知其所从，则治无失矣。"

六、标本中气与疾病辨治

由于六气的性质有别，标本中气的从化关系各异，所以，六淫致病当根据六气的标本中气关系进行辨证论治。《伤寒论》巧妙地将这一理论与六淫病机、脏腑经络病机，以及六经辨证用药结合起来，为六经证治提供可靠的理论依据。

（一）少阳太阴，皆从本化

少阳、太阴从本，马莳曰："少阳之本火，太阴之本湿，本末同，故从本也。"少阳之本气为暑，证多从热化，所以仲景辨治少阳病时，总以少阳枢机不利，内郁化热为主要病机，遣小柴胡汤、大柴胡汤或柴胡加芒硝汤治之。张志聪也有相同见解，指出："少阳标阳而本火，而宜散之以清凉。"太阴之本为湿气，脾主运化，喜燥恶湿。太阴为病，运化失司，常以湿浊困阻为患，应以健脾化湿为治，方选平胃散、三仁汤、茵陈蒿汤之类，故后人有"治脾不在补，而在运其湿"之论。

（二）太阳少阴，从本从标

太阳少阴标本异气，故其发病，有从其本者，也有从其标者。王冰曰："太阳本为寒，标为热；少阴本为热，标为寒。"即太阳本寒而标阳，故太阳病既有从本化之"必恶寒"的太阳伤寒证，又有从标化之发热，"不汗出而烦躁"之里热证。仲景制麻黄汤以治太阳从本而化之寒证，用葛根黄芩黄连汤治疗从标而化之热证，又创大青龙汤治疗既从本（寒）又从标之入里化热证。

张志聪根据王冰"少阴之本热，其标阴"的观点，在论述临证用药原则时指出："如少阴病，脉沉者急温之，宜四逆汤，此少阴之病标也。如少阴病，得之二三日，口燥咽干者，急下之，宜大承气汤，此少阴之病本也。"由于少阴之本气为热，其标属阴为寒，因此少阴病有从本而化之少阴热化证，《伤寒论》用黄连阿胶汤主之；亦有从标而化之少阴寒化证，如附子汤证等；还有既从标又从本化的阴盛格阳证，仲景用白通汤治之。

（三）阳明厥阴，从乎中气

马莳曰："阳明之中太阴，厥阴之中少阳，本末与中不同，故不从标本，从乎中也。"阳明为多气多血之经，从本而化之燥化证，宜大承气汤类治之，即阳明腑实证，如《伤寒论》第241条："大下后，六七日不大便，烦不解，腹满痛者，此有燥屎也。所以然者，本有宿食故也，宜大承气汤。"从标而化，多为阳热证，以白虎汤类治之，即所谓阳明经证，如《伤寒论》第222条："若渴欲饮水，口干舌燥者，白虎加人参汤主之。"也可从乎中气而化为太阴病，故在阳明经证之大热证或阳明腑实证之后，转化为太阴虚寒证，如《伤寒论》第194条："阳明病，不能食，攻其热必哕，所以然者，胃中虚冷故也。以其人本虚，攻其热必哕。"又有"伤寒发汗已，身目为黄，所以然者，以寒湿（一作温）在里不解故也。以为不可下也，于寒湿中求之"（第259条）。第243条亦云："食谷欲呕，属阳明也，吴茱萸汤主之。"这即阳明"从乎中气"为病的实例。正如张志聪曰："阳明病，发热而渴，大便燥结，此阳明之病阳也。如胃中虚冷，水谷不别，食谷欲呕，脉迟恶寒，此阳明证中见阴湿之化也。"

厥阴之本为阳而标属阴，其中见之气为少阳。所以，厥阴发病有从本而化之阳热病，如《伤寒论》第335条"伤寒一二日至四五日，厥者必发热，前热者后必厥，厥深者热亦深，厥微者热亦微"，可用白虎汤治疗。厥阴病亦可从标而化生阴寒者，如《伤寒论》中"下利厥逆而恶寒者"（第353条），"大汗，若大下利而厥冷者，四逆汤主之"（第354条）。厥阴之病亦有不从标本而从乎中气（少阳）者，如《伤寒论》载"厥阴之为病，消渴，气上撞心，心中疼热，饥而不欲食，食则吐蛔，下之利不止"（第326条），方用乌梅汤治之。因此，张志聪总结曰："厥阴病，脉微，手足厥冷，此厥阴之病阴也。如消渴，气上冲心，心中疼热，此厥阴中见少阳之火化也。"临床诊治疾病过程中，厥阴病常见寒热错杂，或相火妄行，或肝阳上亢而见头晕、耳鸣、四肢抽搐之症，宜用清热泻火、息风止痉类药治之，亦属"从乎中气"的变化。

总之，从标本中气理论的临床运用来看，任何一经的发病，都有"从本""从标""从乎中气"三者。《内经》之所以云"少阳、太阴从本""太阳、少阴从标从本""阳明、厥阴从乎中气"，一是突出其易生之病，如太阴之本湿标阴其病多湿，少阳之本阳标阳故多阳热之证等。二是强调病情的复杂性，如少阴病有寒化、热化之证，太阳为病有从本而化的表寒、表里俱寒，也有从标从本之表寒里热证。三是强调不被人们重视的疾病，如阳明多为实热证，但从中气者也有寒湿证；厥阴"从乎中气"则发寒热错杂证等。临证时不可拘泥，应当权变圆活，故《素问·至真要大论》云："百病之起……有取本而得者，有取标而得者，有取中气而得者，有取标本而得者，有逆取而得者，有从取而得者。""知标与本，用之不殆……不知是者，不足以言诊，足以乱经……夫标本之道，要而博，小而大，可以言一而知百病之害"。由此可见标本中气理论在临证中的重要价值。

第三节　亢害承制

亢害承制理论源于《素问·六微旨大论》，该理论是在论述六气主时的规律及相生互制关系时提出的，它总结了自然气化的自稳机制，是五运六气理论的重要内容之一。其内涵精深，应用广泛，具有深刻的理论研究价值和临床指导意义。

一、亢害承制理论的内涵

《素问·六微旨大论》指出："亢则害，承乃制，制则生化，外列盛衰，害则败乱，生化大病。"文中指出了六气运转变化过程中具有内在调节机制。张介宾注解曰："亢者，盛之极也。制者，因其极而抑之也。盖阴阳五行之道，亢极则乖，而强弱相残矣。故凡有偏盛，则必有偏衰，使强无所制，则强者愈强，弱者愈弱，而乖乱日甚，所以亢而过甚，则害乎所胜，而乘其下者，必从而制之……夫盛极有制，则无亢害，无亢害则生化出乎自然。"说明当六气中任何一气过于亢盛时，都会变成六淫之邪，对自然和人体造成损害，所以，就会有其所不胜之气来加以制约，使偏盛之气重新恢复到正常状态。正如《素问·六微旨大论》云："相火之下，水气承之；水位之下，土气承之；土位之下，风气承之；风位之下，金气承之；金位之下，火气承之；君火之下，阴精承之。"正是因为自然界具有这种自稳调节性，才使得季节气候变化始终处于正常有序、恒定运动的状态中，自然万物才得以生长化收藏。

自然气候变化过程中，任何一气当令，都会有其所不胜之气承接其后并加以制约，所承之气与主时之气的关系是按照五行相克规律呈现的。在六气正常的情况下，所"承"之气可防止六气过于亢盛；在六气偏亢的情况下，所"承"之气制约亢盛之气，使自然界的气化活动恢复正常，维持自然界的动态平衡。如"水位之下，土气承之"，说明太阳寒水当令之时，水气之所以不得过亢，是因为有承接其后的湿土之气进行制约，从而保证了寒水之气在正常范围内运动变化而不过亢。自然界这种承制关系的集中体现及合理内涵在于它的自稳态调节，这种自我稳定机制维持着六气的正常运行，其实质是五行生克制化规律作用的结果。

二、亢害承制理论产生的基础

亢害承制理论是古代先贤在长期观察自然现象的基础上总结而成的，自然界四时季节变迁、气候变化中蕴含着六气的承制关系，风热火湿燥寒六气的变化现象及规律是亢害承制理论产生的基础。

唐代医家王冰在《黄帝内经素问》中首次将亢害承制理论与自然现象联系起来加以解释，云"热盛水承，条蔓柔弱，凑润衍溢，水象可见""寒甚物坚，水冰流固，土象斯见""疾风之后，时雨乃零，是则湿为风吹，化而为雨""风动气清，万物皆燥，金承木下，其象昭然""煅金生热，则火流金，乘火之上，理无妄也""君火之位，大热不行，盖为阴精制承其下也"。说明了各种正常的自然气候变化和生化现象，均寓有"承制"之理，遵循五行生克的规律，存在着六气依次承制的关系，即所谓"诸以所胜之气乘于下者，皆折其标盛，此天地造化之大体尔"。

在《黄帝内经素问集注》中，张志聪依据五行生克制化之理对亢害承制理论作了进一步的阐发，云："盖五行之中，有生有化，有制有克，如无承制而亢极则为害，有制克则生化矣……如木位之下，乃阳明燥金，太阳寒水母子之气以承之，母气制之，则子气生化其木矣。如金位之下，乃君相二火，太阴湿土母子之气承之，母气克之，则子气生化其金矣。土位之下，乃厥阴风木，君相二火母子之气以承之，木制其土，则火气生化矣。余三气相同，是为制则生化也。"也就是说，如果金旺克木，金之子水就可以生木，以免木被金过分克伐；而被克之木，又可以克制金之母土，使土不能生金，以抑制过于旺盛之金。这样生制相随，自然界就可以保持一种动态平衡。

三、亢害承制理论的运用

亢害承制是自然界万物化生过程中普遍存在的生克制化规律，根据天人相应理论，古代先贤常常从自然现象类比推理人体生命活动现象。因此，阐释人体的生命活动规律、分析病因病机及疾病的治疗，均宜遵循亢害承制之理。

（一）亢害承制论人体生命

元代医家王履在《医经溯洄集》中专门设有"亢则害承乃制论"，认为"亢则害，承乃制"是"造化之枢纽"，"承，犹随也……而有防之之义存焉；亢者，过极也；害者，害物也；制者，克胜之也。然所承也，其不亢，则随之而已，故虽承而不见；既亢，则克胜以平之，承斯见矣……盖造化之常，不能以无亢，亦不能以无制焉耳"。并且"亢则害，承乃制之道，盖无往而不然也。惟其无往而不然，故求之于人，则五脏更相平也"。"姑以心火而言，其不亢，则肾水虽心火之所畏，亦不过防之而已，一或有亢，即起而克胜之矣。余脏皆然"。王履认为"亢而自制"是人体生命活动协调统一的内在机制，遵循亢害承制之理，可使"五脏更相平也"；若"亢而不能自制"则发病，可用汤液、针石、导引之法以助之，制其亢而除其害。

张介宾在此基础上，提出了"承之为义有常有变"的观点，如《类经·运气类》载"常者，如六气各专一令，一极则一生，循环相承，无所间断"，乃"四时之序也"；变者，"此则因亢而制，因胜而复，承制不常"，乃"非时之邪也"。"然曰常曰变，虽若相殊；总之防其太过，而成乎造化之用，理则一耳"。张介宾认为，亢害承制出乎气化之自然，而人体亦应之，有亢盛必有承制，如此人体的生命活动才能循环往复，处在生生不息的动态平衡之中。

（二）亢害承制论病机

金代著名医家刘完素基于亢害承制理论，提出六气过亢则"反兼胜己之化"的理论，将五行制化的自然之理推之于解释人体病机，用以说明疾病本质与标象之间的内在联系，告诫人们要详加辨识这种"胜己之化"所致的假象，不能"认似作是，以阳为阴"。

刘完素在《素问玄机原病式》中提出"所谓五行之理，过极则胜己者反来制之"的著名观点，具体阐释为："风木旺而多风，风大则反凉，是反兼金化，制其木也；大凉之下，天气反温，乃火化承于金也；夏火热极而体反出液，是反兼水化制其火也。"正是由于这种"反兼胜己之化"的规律存在，才使自然气候变化不至于太过、不及，自然气运才能维持正常，万物才能生化不息。

《内经》在天人相应整体观念的指导下，将人与自然紧密地结合在一起，认为"人与天地相参也，与日月相应也"（《灵枢·岁露》），人之五脏六腑的功能状态与自然界五运六气变化密切相关。故而，"反兼胜己之化"的规律也同样存在于脏腑功能变化过程中。因此，可以从亢害承制的角度来探讨疾病的病机。刘完素已明确认识到六气偏亢过极，可出现本质与标象不一致的特殊病机情况，即呈现"胜己之化"的假象。所以，在临床上，若湿邪过盛出现筋脉强直的症状，是"湿极反兼风化制之"的表现；若风邪太过而见筋脉拘急，则是"燥金主于紧敛短缩劲切，风木为病，反见燥金之化"所致的表现。综上，刘完素总结为"木极似金，金极似火，火极似水，水极似土，土极似木者也。故《经》云：亢则害，承乃制，谓己亢过极，则反似胜己之化也。俗未知之，认似作是，以阳为阴，失其意也"（《素问玄机原病式·自序》）。之所以出现假象，是由于己亢过极，胜己一方承而制之的缘故。因此，假象的出现也就表现出相应的规律性，为临床所见的火极似水、阳证似阴等标本不一的复杂疑似证候提供了有力的诊断依据。可见，刘完素将五运六气理论中亢害承制论灵活地应用于临床，分析病因病机，不仅丰富了中医病机理论，而且对指导临床辨证论治也有重要的启迪。

（三）亢害承制论治法

明代清初医家周慎斋运用亢害承制理论分析五脏病的治疗，在《慎斋遗书·亢害承制》中云："气失其平则成病，故肝木太旺则肝亢矣。肝亢则害脾，脾害则不能生金而防水，故木亢则金水亦俱伤。斯时当以扶金为要，金扶则木制而木平，木平则能和土而水不泛，金得生矣。"

明末清初著名医家李中梓依据亢害承制的理论，从治病求本的原则出发，在《删补颐生微论·化源论》中提出了"资其化源"及"平其所复，扶其不胜"的治则，并针对不同病证，阐述了具体的治疗方法。如虚证的治疗："脾土虚者，必温燥以益火之源；肝木虚者，必濡湿以壮水之主；肺金虚者，必甘缓以培土之基；心火虚者，必酸收以滋木之宰；肾水虚者，必辛润以保金之宗。此治虚之本也。"如实证的治疗："木欲实，金当平之；火欲实，水当平之；土欲实，木当平之；金欲实，火当平之；水欲实，土当平之。此治实之本也。"邪气亢盛的治疗："金为火治，泻心在保肺之先；木受金残，平肺在补肝之先；土当木贼，损肝在生脾之先；水被土乘，清脾在滋肾之先；火承水克，抑肾在养心之先。此治邪之本也。"复气的治疗："金太过，则木不胜而金亦虚，火来为母复仇；木太过，则土不胜而木亦虚，金来为母复仇；水太过，则火不胜而水亦虚，土来为母复仇；火太过，则金不胜而火亦虚，水来为母复仇，皆亢而承制，法当平其所复，扶其不胜……此治复之本也。"

综上所述，亢害承制理论作为五运六气理论的重要内容之一，源于《内经》，主要用以阐明气候变化的内在调节机制，解释人体生命活动变化的各种现象，进而指导疾病的辨证论治，同时也促进了中医学理论的发展。

第四节　五运三纪

五运三纪，又名五运三气，是岁运的太过、不及和平气三种运气变化的合称。岁运的太过、不及是由其年干的阴阳属性决定的，平气是根据运与气的相互关系来推求的。

一、岁运的太过与不及

岁运的太过与不及能表示当年的气化特征。岁运太过是指该年岁运气化有余；岁运不及是指该年岁运气化不足。

（一）岁运太过

年干为阳干之年均为岁运太过之年，表现为该运本身的五行属性所代表的气化特征偏胜。根据"天干化五运"的规律，甲己之年，岁运皆为土运，而甲为阳干，故凡甲所纪之年，岁运皆为土运太过，雨湿流行；同理，凡庚所纪之年，岁运皆为金运太过，燥气流行；凡丙所纪之年，岁运皆为水运太过，寒气流行；凡壬所纪之年，岁运皆为木运太过，风气流行；凡戊所纪之年，岁运皆为火运太过，炎暑流行。

（二）岁运不及

年干为阴干之年均为岁运不及之年，说明岁运本身之气不足，不能抵御其所不胜之气的克制，其气化特征表现为其所不胜之运所代表的气化现象。如甲己化土，己为阴干，故逢己所纪之年，岁运皆为土运不及，木克土，故该年气化以风气偏盛为特点，风气大行；同理，逢乙所纪之年，岁运皆为金运不及，火克金，故该年气化以暑热偏盛为特点，炎火乃行；逢辛所纪之年，岁运皆为水运不及，土克水，故该年气化以湿气偏盛为特点；逢丁所纪之年，岁运皆为木运不及，金克木，故该年气化以干燥为特点，燥气盛行；逢癸所纪之年，岁运皆为火运不及，水克火，故该年气化以寒气偏盛为特点，寒乃大行。

（三）岁运太过不及与交运时间

岁运的太过与不及影响每年岁运的交运时间，"运有余，其至先，运不及，其至后，此天之道，气之常也"（《素问·六元正纪大论》）。若某年岁运太过，气化有余，其相应的五运六气气候及气化变化相对较早；若某年岁运不及，气化不足，其相应的五运六气气候及气化变化则相对较晚。故《素问·气交变大论》云："太过者先天，不及者后天。"这是由于太过之年，时未至而气先到，即"未至而至"；不及之年，时已至而气未到，即"至而未至"的缘故。

岁运的太过与不及由当年纪年的年干决定，并影响每年岁运的交运时间，交运时间不同表现出的气化特征亦不同。见表3-3、表3-4。

表3-3　岁运太过之年气化特征及交运时间表

岁运太过	年份	气化特征	交运时间
土运太过	甲子、甲戌、甲申、甲午、甲辰、甲寅	雨湿流行	
金运太过	庚午、庚辰、庚寅、庚子、庚戌、庚申	燥气流行	
水运太过	丙寅、丙子、丙戌、丙申、丙午、丙辰	寒气流行	大寒节前十三日
木运太过	壬申、壬午、壬辰、壬寅、壬子、壬戌	风气流行	
火运太过	戊辰、戊寅、戊子、戊戌、戊申、戊午	炎暑流行	

表3-4　岁运不及之年气化特征及交运时间表

岁运不及	年份	气化特征	交运时间
土运不及	己巳、己卯、己丑、己亥、己酉、己未	风乃大行	
金运不及	乙丑、乙亥、乙酉、乙未、乙巳、乙卯	炎火乃行	
水运不及	辛未、辛巳、辛卯、辛丑、辛亥、辛酉	湿乃大行	大寒节后十三日
木运不及	丁卯、丁丑、丁亥、丁酉、丁未、丁巳	燥乃大行	
火运不及	癸酉、癸未、癸巳、癸卯、癸丑、癸亥	寒乃大行	

二、平气

平，是平和之意。平气，指五运之气气候及气化变化相对平和，既无太过，又无不及。平气之年，是指该年气运既非太过，又非不及的年份，平气之年是自然气候的常规变化，气候变化相对比较平和。如《素问·六节藏象论》云："帝曰：平气何如？岐伯曰：无过者也。"《素问·六元正纪大论》亦云："运非有余非不足，是谓正岁，其至当其时也。"五运平气亦可用五音来表示，分别记作正角、正徵、正宫、正商、正羽。平气之年，一般气候平和，疾病流行较少，即使发病，病情也比较单纯。平气产生的规律，如张介宾曰："平气，如运太过而被抑，运不及而得助也。"（《类经图翼·五运太少齐兼化逆顺图解》）说明平气是由岁运和岁气之间的相互关系决定的，具体表现为以下三个方面。

1. 岁运太过而被司天所抑　岁运太过之年，如果当年司天之气的五行属性与太过之岁运的五行属性构成相克关系（即司天之气克岁运之气），则属于平气之年。如戊辰年，岁运为火运太过，司天之气为太阳寒水，因水克火，即构成平气之年。

2. 岁运不及而得司天之助　岁运不及之年，如果当年司天之气的五行属性与不及之岁运的五行属性构成相生关系（即司天之气生岁运之气），则属于平气之年。如辛卯与辛酉年，虽为水运不及，但遇卯酉阳明燥金司天，又得卯酉西方金位，因金能生水，故构成平气之年。

3. 干德符　干，即天干；德，指五行的特性；符，合也。岁运不及之年，若年干的"阴"与大寒日初气所始之日、时的"阳干"相互符合时，则称为"干德符"。如《素问入式运气论奥·论月建》云："建时贴用日干同法，若五运阴年不及之岁，大寒日交初气，其日时建干与年干合者，谓之曰干德符，当为平气，非过与不及也。"

第五节 胜复郁发

五运的太过不及、六气的亢害承制及其相互关系构成了一个形式复杂、内容丰富、关系密切的五运六气变化体系，在这个体系中，除五运六气的各种常规变化以外，还存在着胜复郁发等复杂变化。

一、胜复郁发的基本内容

胜，即胜气，偏胜之气。复，复气，指报复之气。复气是偏胜之气的所不胜之气，其作用是制约偏胜之气，使气化恢复平衡。郁，有郁滞之意，指某气太过，导致所胜之气被压抑郁滞而成为郁气；发，即暴发、怒发，指郁滞之气被压抑到一定程度而怒发。胜复郁发也是自然界维持正常气化现象的一种自稳调节机制。

（一）胜复

五运的太过不及和六气的亢害承制均可产生胜复变化。

1. 五运胜复 根据每年纪年天干的阴阳属性不同，各年的岁运有太过、不及之别。在六十年一个甲子周期中，有三十个岁运太过之年和三十个岁运不及之年。如果该岁在没有被化为平气的情况下，太过之年该运的气化偏胜，不及之年气化偏衰，就会出现胜气和复气。胜气，指偏胜的本运之气，而复气是指偏胜之气的所不胜之气，即制约偏胜之气的气。复气与胜气，在五行属性上是相克关系，即复气克胜气。复气的出现能使胜气所致的异常气候变化和气化现象受到制约，并使其恢复正常，正如《素问·至真要大论》云："有胜有复，无胜则否。"

（1）**岁运太过的胜复变化** 岁运太过之纪，自然界气候、物候的变化现象表现为本运之气偏胜。但由于该气是本气有余而胜，是当胜之胜，若胜之有度，不失常令，则所胜之气被同化，就不会产生复气；若胜之过度，则有复气来制约。

一个甲子周期中，岁运太过之年有三十年，除去化为平气的六年外，实际有二十四个岁运太过之年。在这二十四年当中，如果岁运太过，该运之气的气化虽盛，但胜之有度，胜我之气并不报复，而要同我之化，即"政恒其理，则所胜同化"（《素问·五常政大论》）。如果岁运太过，该运之气的气化太盛，超越了当胜之度，为了维持自然界正常的气化现象，则胜我之气就要克制报复我，该年便有胜有复，即"不恒其德，则所胜来复"（《素问·五常政大论》）。

如逢壬所纪之年，岁运为木运太过，本气木气偏胜，若胜之有度，"政恒其理"，就不产生复气，该年在气候变化上以风气偏盛为特点；若木气偏胜过度，"不恒其德"，则为了制约偏胜的木气，其所不胜之金气来复。因此，该年的气候变化特点，除了风气偏盛之外，还要考虑到"燥胜则干"，燥气来复的现象。

（2）**岁运不及的胜复变化** 岁运不及之纪，自然界气候、物候的变化现象表现为本运之气不及。因本气不足，故其所不胜乘之。所不胜之气成为胜气，复气则是其所不胜之气的胜气，也即本运不及之气的子气，在五行属性上，复气制约克制胜气。岁运不及之年有胜必有复，如《素问·五常政大论》所言："故乘危而行，不速而至，暴虐无德，灾反及之，微者复微，甚者复甚，气之常也。"即说岁运不及之年，其所不胜之气成为胜气，乘岁运之危而横加欺凌。但这种胜气并不是有余之胜，而是乘岁运之虚而胜，胜之根基不固，故"灾反及之"，反受岁运之子报复，报复之气的微甚视胜气的强弱而定。如逢辛所纪之年，岁运为水运不及，则湿土之气乘虚克水而成为胜气，水之子气风木起而应之，以制约土气而成为复气。故逢辛所纪之年的气候变化主要表现为寒水不及、湿土偏胜，还可能会出现风气流行的气化特点，该年份气候异常变化影响的脏腑主要有肾、脾、肝等。

总之，岁运太过不及的胜复变化规律正如《素问·五运行大论》所述："气有余，则制己所胜而侮所不胜；其不及，则己所不胜侮而乘之，己所胜轻而侮之。侮反受邪，侮而受邪，寡于畏也。"

2. 六气胜复　六气有主气、客气之分，主气和客气上下加临共同影响自然界的气化现象。因此，六气的胜复变化须从主气、客气、客主加临三个方面进行分析，六气的胜复变化并非全属五行之间的克胜关系，有些是从阴阳对立制约的角度而言的。

（1）**主气胜复**　主气恒居不变，静而守位，主宰一年六步正常的气候变化，表示的是每年固定的常规气化现象，其胜复变化如同寒暑往来、四季更替一样，只不过是将一年分为六个时间段，胜复相因而作，共同维持着一年风、热、火、湿、燥、寒等气候的相对平衡。主气的这种胜复规律，也就是六气之间相互承制、互相约束的关系，即"相火之下，水气承之，水位之下，土气承之"（《素问·六微旨大论》）等，这种承制和约束关系对自然气化起到一种自动调控作用。只有六气之间相互制约，才能防止某气太过或不及，保持自然变化的相对稳定，所以任何一气都有相应的制约之气。当某一气出现亢盛之时，随即就会有其制约之气的出现，否则六气就会失去平衡调节，从而产生灾害性气候变化。

（2）**客气胜复**　客气也分六步，运行于天，动而不息，每岁右迁，六年为一个小周期。关于客气的胜复有两种不同的观点：一种观点认为"凡先有胜，后必复"（《类经》）。胜是主动的，复是被动的，若上半年有超常的胜气，下半年就会随之而发生相反的复气。胜复之气在时序上是具有一定规律的，即初之气到三之气是上半年，由司天之气主政；四之气到终之气为下半年，由在泉之气主政。如果某年上半年热气偏胜超常，则下半年会有寒气来复等。每年胜复之气的规律是有胜才有复，若无胜则无复。复后又胜，并不等于循环不变，因胜气并非只有一种，它是随不同年份具体的气候变化情况而定的。正如《素问·至真要大论》所云："胜复之动，时有常乎？气有必乎……时有常位，而气无必也……初气终三气，天气主之，胜之常也。四气尽终气，地气主之，复之常也。有胜则复，无胜则否……胜至则复，无常数也，衰乃止耳。复已而胜，不复则害，此伤生也。"

另一种观点是三阴三阳六气的正化和对化之说，认为"正司化令之实，对司化令之虚，对化胜而有复，正化胜而不复"（《玄珠密语》）。所谓正化就是指产生六气本气的一方；对化就是指其对面受作用或相互影响的一方。换言之，"本位"是正化，与"本位"相对的就是对化。寅、午、未、酉、戌、亥为六气正化之令，主气有余，其位正，为当胜之气，因此有胜气而无复气；子、丑、卯、辰、巳、申为六气对化之令，其气虚微，非正位，因此有胜必有复。"正化气盛，对化气衰"概括了客气的盛衰规律，以正化、对化论胜复，是对客气认识的丰富和完善。

（3）**客主加临的胜复**　主气静而守位，恒居不变；客气动而不息，每岁右迁。当客、主之气上下加临时，必然有相胜的情况存在，但由于主气、客气都有自己相应的时位，时位一过，这种相胜的状态就会随之解除，所以，主气、客气相胜的关系是短暂的，不产生复气。正如《素问·至真要大论》所云："客主之气，胜而无复也。"但主气与客气相胜的关系有"主胜逆，客胜从"之别。

综上所述，无论是五运的太过不及，还是六气的亢害承制产生胜复变化，都是自然界的一种自稳调节现象，说明自然六气之间存在相互制约以求相对平衡的自稳机制。有一分胜气便有一分复气，复气出现的轻重程度是依据胜气的多少而定的，即"微则复微，甚则复甚"，但偶尔也会有矫枉过正的现象出现。

（二）郁发

《素问·六元正纪大论》提出五郁之发，认为五运之气"郁极乃发，待时而作也"，若"五运被胜太甚，其郁必极，郁极者必复，其发各有时也"，如"木胜制土，土之郁也，郁极则怒，怒动则发"（《类经》）。一般而言，被郁之气，若其本气素实，则自身郁极怒发，成为发气，届时而作；若其本气素虚，则自身无力成为发气，于是其子气就成为复气来克制胜气，转化为胜复关系。五郁之发，各有其时。如《类经》所云，"土气被郁，物化皆迟，然土郁之发，必在三气四气之时，故犹能生长化成，不失其时也"，"土主四之气，在大暑六月中后凡六十日有奇，故土郁之发，以其四气"。"金王五之气，主秋分八月中后凡六十日有奇，故其发也，在气之五"。水郁之发，"二火前后，君火二之气，相火三之气，自春分二月中而尽于小暑六月节，凡一百二十日，皆二火之所主。水本王于冬，其气郁，故发于火令之时，阴乘阳也。王氏曰：阴精与水，皆上承火，故其发也，在君相二火之前后"。木郁之发，"风气之至，动变不定，故其发也，亦无常期"。火郁之发，"火本王于夏，其气郁，故发于未申之四气。四气者，阳极之余也"。

若发气太甚可兼承气一并而作，即《素问·六元正纪大论》云："气有多少，发有微甚，微者当其气，甚者兼其下，征其下气而见可知也。"是说发明承制之义。《类经》解释为："气有多少，太过不及也。发有微甚，郁微则发微，郁甚则发甚也。微者当其气，本气之见也。甚者兼其下，承气兼见也。如水位之下，土气承之；土位之下，木气承之……故水发之微者为寒，甚者为雹雪，是兼乎土，雹雪之体如土故也。土发之微者为湿，甚者为飘骤，是兼乎木，风主飘骤故也。"

二、胜复郁发的临床运用

《内经》认为，人与自然是一个有机的整体，自然界阴阳的消长变化直接影响人体生命活动，人体的各种功能活动会随着季节气候的改变而作出相应的调整。所以，五运六气的胜复郁发不仅可以说明自然气化现象，也可以解释疾病的病机，指导疾病的预防和治疗。如《素问·脏气法时论》云："夫邪气之客于身也，以胜相加，至其所生而愈，至其所不胜而甚，至于所生而持，自得其位而起。"说明邪气侵袭人体，由于五运六气的胜复变化，疾病有发生、加重、缓解、向愈等不同的发展趋势。《内经》又根据胜复之气的微甚和郁发的种类不同，提出相应的治疗原则和方法。如《素问·至真要大论》云："夫气之胜也，微者随之，甚者制之。气之复也，和者平之，暴者夺之。皆随胜气，安其屈伏，无问其数，以平为期，此其道也。"强调了胜复之气微甚不同，治法有别。"微者随之，顺其气以安之也。甚者制之，制以所畏也。和者平之，调其微邪也。暴者夺之，泻其强盛也"（《类经》）。《素问·六元正纪大论》提出了五郁治法，即"木郁达之，火郁发之，土郁夺之，金郁泄之，水郁折之"，进一步丰富和完善了胜复郁发对临床的指导意义。

第六节 运气脉法

脉为血之府，为气血之先。金代刘完素称脉为命之本、气之神、形之道。中医审病察脉，以决死生，通过切脉诊察机体脏腑、经脉的气血盛衰，以推断病因，判断病情、病势、病机，为确定治疗法则奠定基础。《内经》脉诊内容丰富，如三部九候脉法、人迎气口脉法、太素脉法等，其中，气口脉位、四时脉形、南北政脉法等都与五运六气医理密切相关，以人体脉象应于天地的五运六气所至、所变。

一、六气释气口脉位

《素问·经脉别论》云："食气入胃，散精于肝，淫气于筋。食气入胃，浊气归心，淫精于脉。脉气流经，经气归于肺。肺朝百脉，输精于皮毛。毛脉合精，行气于府。府精神明，留于四脏，气归于权衡。权衡以平，气口成寸，以决死生。"《难经》云："十二经皆有动脉，独取寸口何谓也？然，寸口者，脉之大会，手太阴之动脉也。"气口即寸口，为脉之大会，"以五脏六腑之气味皆出于胃，变见于气口"，故气口独为五脏主，气口脉法为中医学最常用的经典诊法。

气口脉法诊察左右手寸、关、尺六部脉位。《内经》《脉经》等对寸口六脉分属的脏腑、肢体的描述大同小异，后世常以五脏六腑之理、五行生克之理、河图洛书之理、天地六气之理来解释，其中，以六气的主气次序来阐释寸口六部脉位，在金元之后逐渐获得肯定，成为气口六脉脉位的经典解释之一。

如刘完素《新刊图解素问要旨论》的解释，云"凡天之六气所至，则人脉亦应之而至也"，医者"必凭闻望切知其病，总而与天地时日阴阳相合，推其生克而为法"，故遵《内经》所论，以六气分属气口脉位。左尺阳气之始，太阳寒水之位，肾与膀胱之脉见之；次生木，左关厥阴风木之位，肝胆脉见；次生君火，少阴暑火之位，心与小肠脉见；次生相火，右尺阴气之始，命门与三焦；次生土，右关，太阴湿土之位，脾胃脉见；次生金，右寸，阳明燥金之位，肺与大肠脉见；次生水于左尺，周而复始。

元代戴启宗《脉诀刊误·诊候入式歌》云："左心小肠肝胆肾，右肺大肠脾胃（命）肾。"解释为："此乃地六气之步位。"清代李延昰《脉诀汇辨·脉位法天地五行论》以五行相生之理阐释，先从左尺肾水生左关肝木，肝木生左寸心火，右尺相火生右关脾土，脾土生右寸肺金，且"右手三部皆得左手三部制矣"，建议"礼天地之道以保其身"。

因五脏六腑、十二经络与五运六气相应，如刘本昌《脉诀新编》载运气合脏腑十二经络图，而五运六气又隐含五行相生、阴阳太少，尽管古代文献中对气口脉位所应为天之六气、地之六气的具体描述并不一致，但气口脉位法天地之道得到肯定，如《脉语·上达篇》作脉位法天论，用天地六气之理阐释气口脉位的六部分属成为暗含五脏六腑之理、五行生克之理、河图洛书之理的经典论述。

二、脉象的四时变化

天地之气随四时阴阳变化，所应脉象随之而有春弦、夏钩（洪）、秋浮（毛）、冬营（石）的变化，如《素问·玉机真脏论》所释，春脉如弦，软弱轻虚而滑，端直以长；夏脉如钩，来盛去衰；秋脉如浮，轻虚以浮，来急去散；冬脉如营，来沉以搏，反此者为病脉。五运六气脉法对脉象的四时变化有更多、更细致的描述。

（一）四时主气客气脉象

刘完素在《新刊图解素问要旨论》中强调"天地相参，审其同异，察其胜衰，适气之用，可以切脉之盈虚，断病之祸福矣"，运用五运六气医理探讨四时脉法，区分四时脉象变化的主客气之应。

如岁中六步主位之脉，各以六气之时有所应之脉，即主气所应为常脉，不应主气的脉象为病脉。主气所应脉象，初之气分，厥阴脉大小长短不等；二之气分，少阴脉虽旺而未至高茂；三之气分，少阳脉洪盛高茂；四之气分，太阴脉长盛而化速；五之气分，阳明脉紧劲细微；六之气分，太阳脉坚守不伸。客气所至，按地之六脉，则厥阴风主肝，其脉弦；少阴心火主心，其脉钩；太阴湿土主脾，其脉大而长；少阳相火主手心主，其脉大而浮；阳明燥金主肺，其脉短而涩；太阳寒水主肾，其脉沉。

主气、客气所应脉象相似而不同，当客主加临时，若"主客气同则人脉亦同，是俱本位也"，为天和六脉所至的形状；若主客气不同，视天气实情而从其主客，即"主气守位不移，客气居无常位"。

如清代王贤在《脉贯·六气之脉应节候之诊》中强调"为医者，学宜活泼，不可拘执"，只言主气而不言客气，临诊可能无所适从。王贤认为，四时六气之脉各有其时，时至则气至，气至则脉至，谓"天和"，毋伐天和为要法。若至而甚，失中和之气则病，如但弦无胃之类，即四时以胃气为本，有胃气则生，无胃气则死；时至却脉不能应时而至，为气不足，亦病；时未至而脉先至，来气太过，亦病。对四时六气脉形的当至、未至、先至又做了补充说明，提示临证还应参考四时六气脉象的变化时间、变化程度综合判断身体状况。

（二）六气分合六部时日诊候

明代李中梓在《诊家正眼》创制"六气分合六部时日诊候之图"，将寸口六部脉诊与六气时日相关联，谓"发古今所未发者"，属《内经》未见的五运六气脉法创新。见图3-1。

右　手　寸			右　手　关			右　手　尺		
浮	中	沉	浮	中	沉	浮	中	沉
小雪十五日 立冬五日	立冬十日 霜降五日	霜降十日 寒露十五日	秋分十五日 白露五日	白露十日 处暑十日	处暑五日 立秋十五日	大暑十五日 小暑五日	小暑十日 夏至五日	夏至五日 芒种十五日
五之气阳明燥金			四之气太阴湿土			三之气少阳相火		

左　手　寸			左　手　关			左　手　尺		
浮	中	沉	浮	中	沉	浮	中	沉
小满十五日 立夏五日	立夏十日 谷雨五日	谷雨十日 清明十五日	春分十五日 惊蛰五日	惊蛰十日 雨水五日	雨水十日 立春十五日	大寒十五日 小寒五日	小寒十日 冬至五日	冬至十日 大雪十五日
二之气少阴君火			初之气厥阴风木			终之气太阳寒水		

图3-1　《诊家正眼》六气分合六部时日诊候图

李中梓六气脉法观点有五：一是以左手关脉应初之气厥阴风木，左手寸脉应二之气少阴君火，右手尺脉应三之气少阳相火，右手关脉应四之气太阴湿土，右手寸脉应五之气阳明燥金，左手尺部应终之气太阳寒水。气口脉位所论与刘完素等相同，又将气口寸、关、尺六脉各分浮、中、沉取三候，每一候应不同节气时间。二是五运的气至时节不同，所起脉位不同，以立春为起始法。如平治之纪，气应时而至，从左手关沉分起立春。太过之纪，气未至而至，从节前十三日为度，从左尺浮分起立春；不及之纪，气至而未至，从节后十三日为度，从左关中分起立春。三是以平治之纪举例，依次而推之，左关沉候起立春十五日、雨水五日，转左关中候、浮候，次转左寸、右尺、右关、右寸、左尺，每候二十日，按气口六部沉、中、浮候次序轮替（图3-1）。四是察脉必于平旦，阴气未散，阳气未动，饮食未进，衣服未着，言语未吐之时，清心调息，逐部细究，则时令之病，可以前知。五是诊察脉形，"得六部俱平则已，若有独大、独小、独浮、独沉、独长、独短，与各部不同，依图断之，无不验者"，根据某候脉形变化而判断病变特点及发病时令、病愈时令，且"亦须三四候之确然不渝，无不验者"。如左关中候脉独弦大，已知雨水后、惊蛰边有风热之病。如右尺沉候脉独缓滞而实大，已知芒种后、夏至边有湿热之病，若缓滞而虚大，乃湿热相火为患。如久病之人六脉俱见独滞，唯右寸中候脉来从容和缓，清净无滞，知霜降后、立冬边必愈，为得胃气的佳脉。

清代王贤《脉贯》也载有六气合六部诊候图，其脉法观点与李中梓《诊家正眼》所论相近，六气所属脉位相同，仅各候所应时令小有差别，以大寒起左关沉候，按气口六部沉、中、浮次序轮替。见图3-2。

左寸			左关			左尺		
浮	中	沉	浮	中	沉	浮	中	沉
立夏十五日	谷雨五日 谷雨十日	清明十日 清明五日	春分十五日 惊蛰十五日	雨水五日 雨水十日	立春十日 立春五日	大寒十五日 小寒十五日	冬至五日 冬至十日	大雪五日 大雪十日 小雪十五日
二之气少阴君火			初之气厥阴风木			终之气太阳寒水		

左手主气图

右尺			右关			右寸		
沉	中	浮	沉	中	浮	沉	中	浮
小满十五日	芒种五日 芒种十日	夏至十日 夏至五日	小暑十五日 大暑十五日	立秋五日 立秋十日	处暑十日 处暑五日	白露十五日 秋分十五日	寒露五日 寒露十日	霜降十日 霜降五日 立冬十五日
三之气少阳相火			四之气太阴湿土			五之气阳明燥金		

右手主气图

图3-2 《脉贯》六气合六部诊候图

三、南政北政脉法

关于南政北政脉法，《素问·至真要大论》云："北政之岁，少阴在泉，则寸口不应；厥阴在泉，则右不应；太阴在泉，则左不应。南政之岁，少阴司天，则寸口不应；厥阴司天，则右不应；太阴司天，则左不应。诸不应者，反其诊则见矣。帝曰：尺候何如？岐伯曰：北政之岁，三阴在下，则寸不应；三阴在上，则尺不应。南政之岁，三阴在天，则寸不应；三阴在泉，则尺不应。左右同。故曰：知其要者，一言而终，不知其要，流散无穷，此之谓也。"

南政、北政之岁，司天不同，脉应或不应，或反其诊而见，《内经》所载古奥难明，历代多从脉位、脉形对此进行阐释，大同小异，却总令人费解，多主张姑存经义，待后贤者参详。

如唐代王冰认为不应皆为脉沉，脉沉下者仰手而沉，覆其手则沉为浮，细为大。土运之岁，面南行令，为南政，少阴司天则两手寸口不应；木、火、金、水运，面北受气，为北政，其气之在泉者脉悉不见，唯左右之气脉可见之，且善则不见，恶者可见。又司天曰在上，在泉曰在下，天不应寸，左右悉与寸不应，尺寸之气沉浮小大，常三岁一差。

宋代刘温舒在《素问入式运气论奥·论六脉》中指出：如北政，两寸当沉细不应，而反浮大，移于两尺，脉沉细不应谓阴阳交，为死脉，预后不良。如南政，两寸当沉细不应，而反浮大，移于两尺，沉细不应谓尺寸反，为死脉，预后不良。若寸独然，或尺独然不应，非阴阳交、非尺寸反，止为病而已。

明代李中梓《诊家正眼·政运有不应之脉》认为：不应者为沉细之脉，甚至极沉极细，几于不可见，须覆患者手，方能诊见，称为"天和之脉"，不必求治，若误治，反伐天和。以甲己二年土运为南政，寸为上而尺为下，司天在上，在泉在下，人气应之，左右皆同；乙丙丁戊庚辛壬癸八年，金木水火四运，为北政，北为上而南为下，在泉应上，司天应下，人气亦应之，故尺应下而寸应上。

明代汪机《运气易览·论运气加临尺寸脉候不应交反说》认为：岁当阳在左，脉反见右；岁当阴在右，脉反见左。如太阴司天，阴脉岁当见左寸，反见右寸，右寸本然阳脉而移左寸，为阴阳交，主死，唯见于寅、申、巳、亥、辰、戌、丑、未八年；若左独阴脉不见，或右独不见，为不应阴气，主止病，尺同。少阴司天，阴脉岁当见两寸，反见两尺，两尺本然阳脉而移两寸，为尺寸反，反者死，尺同，唯见于子、午、卯、酉四年。汪机还以病案举例，提示临证注意南北政不应脉导致的脉象变化，以免误诊。

清代吴谦《医宗金鉴·运气要诀》作"南北二政脉不应歌"，云："天地之气行南北，甲己一运南政年，其余四运俱为北，少阴随在不应占。北政反诊候不应，姑存经义待贤参。从违非失分微甚，尺反阴阳交命难。"强调南政、北政皆为客气，甲己为南政之年，正诊，少阴司天主占两寸不应，在泉主占两尺不应，余各随少阴之脉位而不应；乙庚、丙辛、丁壬、戊癸为北政之年，反诊，候其不应皆在客气阳明之位。

综上，古代医家对南北政脉法的解释观点不尽一致。

在现代研究及报道中，研究者对南北政脉法也有不同的认识。如有学者讨论南北政脉法时，主张南北政都是位南面北，脉不应，非脉象不应，应为脉位不应，表现为气位不应、时间不应、淫邪不应、治法不应；反其诊，不是覆其手诊之，而是当在反政中求之；左右同，不是指左右手的脉象相同，而是指左右间气与司天在泉的不应脉位相同。又有学者从纪周期差异的角度来探讨南北政的划分方法，指出可搜集历年脉诊的相符相异，从临床的角度探讨南北政的划分时点。南北政脉法是五运六气理论研究的难点之一。

第七节 运气治则

治则，指中医临证时遵循的治疗原则，用以指导具体治法的实施。中医治则可从不同角度进行概括，常见如预防为主、治病求本、辨证论治、扶正祛邪、正治反治、调整阴阳、谨守病机、标本缓急、同病异治、异病同治、三因制宜等。以五运六气理论为指导的治则，可概括为治病求本、治从标本、亢害承制、药食补泻、平调阴阳、三因制宜、正治反治等。本节重点讨论五运六气理论指导下的具体治疗原则。

一、以岁运而同病异治

岁运有太过、不及、平气之纪的不同，阳干之年主太过，阴干之年主不及，其脏腑盛衰、常见病证亦随之而变化，因此，同一疾病在不同岁运发病时，病变特性常有不同，治当同病异治，正如《素问·五运行大论》云："气有余，则制己所胜而侮所不胜；其不及，则己所不胜侮而乘之，己所胜轻而侮之。"依岁运太过、不及而制定相应治法，不宜固守因循。

如甲己化土，逢六甲年为土运太过，"岁土太过，雨湿流行，肾水受邪"（《素问·气交变大论》），治当运脾补肾；逢六己年则土运不及，"岁土不及，风乃大行"（《素问·气交变大论》，治当健脾疏肝，余者同此类推。《素问·六元正纪大论》详述六十年的岁运及其疾病表现，并列举各岁运药食气味之所宜。

郁抑天气过甚则发为五郁，郁极则暴而发之，《素问·六元正纪大论》还论述了五郁的治则，"木郁达之，火郁发之，土郁夺之，金郁泄之，水郁折之"。清代吴谦《医宗金鉴》、马印麟《瘟疫发源》等主张，木郁之病为清敛，伤在脾胃、在血分，在表者当疏其经，在里者当疏其脏，治宜以辛散之、疏之，以甘调之、缓之，以苦涌之、平之，使木气条达舒畅。火郁之病为寒束，伤在阴，治宜以辛温发之，以辛甘扬之，以辛凉解之，以辛苦散之，使火气发扬解散。金郁之病为火困，伤在气分，或解其表，或破其气，或通其便，治宜以辛宣之、疏之、润之，以苦泄之、降之、清之，使燥气宣通舒畅。水郁之病为湿瘀，伤在阳分，反克脾胃，治宜以辛苦逐之、导之，以辛淡渗之、通之，使水气流通不蓄，如养气以化水，治在肺；实土以制水，治在脾；壮火以胜水，治在命门；自强以帅水，治在肾；分水可泄水，治在膀胱。土郁之病为湿被风阻，伤在胸腹，治宜在外者汗之，在内者攻之，在上者吐之，在下者利之，使土气不壅阻。此外，五郁之发，各有其时。火郁待三气火时而发，土郁待四气土时而发，金郁待五气金时而发，各待旺时而发。水郁不待终气水时，每发于二气、三气少阴、少阳二火之时，见阳初退，即进乘之，故不待水旺而发也。木郁发无定时，善行数变，其气无常，故木发无恒时也。五郁之治还当选择适宜的时间，以提高疗效。

二、以六气主客定虚实

（一）顺应主气保正气

《素问·宝命全形论》云："人以天地之气生，四时之法成。"主气所司分别为春、初夏、盛夏、长夏、秋、冬六季，主气应乎正气、脏气。春生、夏长、秋收、冬藏，顺应四时阴阳变化。肝木旺于春，心火旺于夏，肺金旺于秋，肾水旺于冬，故圣人春夏养阳，秋冬养阴，因势利导，趋利避害，以和平顺畅为要，平和、周正则无疾病，不平则病。

总体而言，春为肝旺之时，升发、宣散当令，宜辛散、宣导，使肝木得疏。夏为心旺之时，长养、温热当令，宜平抑心火、温养肾水。秋为肺旺之时，收敛、清肃当令，宜益阴固阳。冬为肾旺之时，寒冷、闭藏当令，宜温热、固藏。再予细分，四时正气于孟月当令虽行，而略有不足；仲月当令正旺，却有太过克伐之虞；季月当令欲退而复衰象；季月末十八日，为脾气当令。当令之初或本气尚有不足时，选择顺应时令本脏之气的饮食、药物，食入五味以养五脏，"酸先入肝，苦先入心，甘先入脾，辛先入肺，咸先入肾"，又如春食五辛之品以助升发，立春日少食生菜迎新、进浆粥以导和气等。当令之盛或本气已充沛时，避免选择补充本脏之气的饮食物，或选择有助于本脏气所克伐之脏的饮食物，以减少克伐太过造成的不良影响。如春不可食诸肝，夏不可食诸心，秋不可食诸肺，冬不可食诸肾，季月勿食脾，省甘增咸、以养肾气。

四时各依主气，视当令脏气的盛衰而补虚泻实，以助脏气平和中正，而疾病依脏气虚实而起，留意主气，顺应四时正令之，可调和脏腑阴阳，规避虚虚、实实之弊。《素问·六元正纪大论》强调"用寒远寒，用凉远凉，用温远温，用热远热，食宜同法""热无犯热，寒无犯寒"，治疗用药时，寒冷季节要禁用或慎用寒凉的药物，炎热的季节要禁用或慎用温热的药物，违反则"寒热内贼，其病益甚"（《素问·六元正纪大论》），使原有病情加重。

（二）以客气胜复祛邪气

客气，岁半之前，司天主之，岁半之后，在泉主之，六气分治，"厥阴司天，其化以风；少阴司天，其化以热；太阴司天，其化以湿；少阳司天，其化以火；阳明司天，其化以燥；太阳司天，其化以寒"（《素问·至真要大论》）。寒湿相遘，燥热相临，风火相值，各随地支变化而分主一年六季，又有淫胜、复气、升降失常、迁正退位失常等特殊情况。客气应于邪气，对气候、病候的影响较大，故常区分客气情况以药食调治，以助祛除邪气。

如《素问·六元正纪大论》专门讨论了太阳、阳明、少阳、太阴、少阴、厥阴六气司天之年气候、物候、病候及药食所宜。太阳寒水司天之岁，"岁宜苦以燥之温之"。阳明燥金司天之岁，"岁宜以咸以苦以辛"。少阳相火司天之岁，"岁宜咸辛宜酸"。太阴湿土司天之岁，"岁宜以苦燥之温之"。少阴君火司天之岁，"岁宜咸以软之……甚则以苦泄之"。厥阴风木司天之岁，"岁宜以辛调上，以咸调下"。又如《素问·至真要大论》云："司天之气，风淫所胜，平以辛凉，佐以苦甘，以甘缓之，以酸泻之……寒淫所胜，平以辛热，佐以甘苦，以咸泻之。"又说："诸气在泉，风淫于内，治以辛凉，佐以苦，以甘缓之，以辛散之……寒淫于内，治以甘热，佐以苦辛，以咸泻之，以辛润之，以苦坚之。"《素问·五常政大论》云："少阳在泉，寒毒不生，其味辛，其治苦酸，其谷苍丹……太阴在泉，燥毒不生，其味咸，其气热，其治甘咸，其谷黅秬。"《素问·至真要大论》亦载应根据六气胜复的气候、物候、病候而用药。

至于六气胜复、升降失和、不迁正、不退位等特殊情况，还应具体分析，灵活变化，总体宜遵循"治诸胜复，寒者热之，热者寒之，温者清之，清者温之，散者收之，抑者散之，燥者润之，急者缓之，坚者软之，脆者坚之，衰者补之，强者泻之，各安其气，必清必静，则病气衰去，归其所宗，此治之大体也"。

（三）以生辰禀赋因人制宜

生辰反映五运六气对个体体质禀赋的影响，反映机体脏腑的偏盛偏衰，对判断个体体质禀赋差异、实现治疗与保健的因人制宜具有重要意义。目前，依据五运六气医理推演生辰禀赋特点的具体方法主要包括初生体质说、胎孕体质说等。

初生体质说。"天地合气，命之曰人"。在胎儿娩出、张口呼吸的一瞬，变生成人，此时间所隐含的五运六气特征印记于初生儿身体，成为终生伴随的禀赋特征，表现为脏腑功能的盛衰倾向。如辛年出生者，水运不及，肾水不足，好发肾、膀胱病证；壬年出生者，木运太过，厥阴肝木之气有余，好发脾、肺病证；丁年出生者，木运不及，厥阴肝木之气不足，好发肝、胆病证。如刘完素所著《新刊图解素问要旨论》、马宗素所著《伤寒钤法》、熊宗立所著《新增素问运气图括定局立成》所载，以某年生人推演可能在某年某日得病，或推演脏腑病位、病势预后等。

胎孕体质说。在胎儿孕育期间所经历的天地五运六气变化过程，经由母体感受后影响胎儿，禀赋由此反映运气特征，在人生过程中表现出发病倾向和时间规律。如现代有学者认为，儿童后天所患疾病与其胎儿期所感受的岁运自然环境存在因果关系，受岁运自然特征影响，造成胚胎在内脏分化发育中的不平衡倾向，以胎儿期所在年份进行推算，跨年度者取各年实际时间比率较大者，疾病定位在实质内脏器官。也有学者通过对300例肝火上炎型眩晕患者出生时相的五运六气特征进行分析发现，其出生时相年干以丁壬为多，属岁运风木之年；年支以寅、申、巳、亥为多，司天、在泉分别以风木、相火为多，主气以风木、相火、燥金为多，客气以风木、相火、君火为多，初步证明出生时相的五运六气特征与疾病主型的相关性，因人制宜确定具体治法，取得满意疗效。

运用五运六气理论，根据个体生辰禀赋体质，临证时因人制宜也是五运六气理论指导临床的内容之一。以岁运而论，辛年之人（公元纪年末位数1，后仅列数字），肾水（太阳寒水）之气不足，易发肾、膀胱病证；壬年之人（2），肝木（厥阴风木）之气有余，易发脾、肺病证；癸年之人（3），心火（少阴君火）之气不足，易发心、肾、三焦病证；甲年之人（4），脾土（太阴湿土）之气有余，易发肝、肾病证；乙年之人（5），肺金（阳明燥金）之气不足，易发肺、大肠病证；丙年之人（6），肾水（太阳寒水）之气有余，易发心、脾病证；丁年之人（7），肝木（厥阴风木）之气不足，易发肝、胆病证；戊年之人（8），心火（少阴君火）之气有余，易发肺、肾、心病证；己年之人（9），脾土（太阴湿土）之气不足，易发脾、胃病证；庚年之人（0），肺金（阳明燥金）之气有余，易发心、肝病证。以客气六步、司天在泉等推演的生辰禀赋在发病倾向上也存在一定的关联性。因此，可以在诊疗时重点观察相关的病证表现，有助于病位、证候类型的确定，多可取得较满意的疗效。

生辰禀赋特征为主体信息，后天五运六气推演的气候变化为客体信息，主客加临则更能细致地推导疾病的愈、甚、持、起等病情变化规律，对把握最佳施治时间以补虚泻实、预知疾病变化趋势以养护预防也具有重要的临床指导意义。如水运不及年多见肾虚肿胀、哮喘、小儿发育迟缓等，而逢水运不及之年对原有肾虚病证的患者及时滋补，可延缓病势进展；木运太过年多见小儿急躁哭闹、胃肠食积等，逢其时可及早扶脾疏肝以防病变。

此外，还可根据日辰的五行五脏生克关系，结合疾病的愈、甚、持、起的病情变化规律判断病位，推断疾病的死生之期和间甚之时，依据病脏虚实与五运六气胜复等规律以把握最佳施治时辰，并采取相应的治疗措施以阻遏疾病的传变。如肝虚证施以补法，虚则补其母，于肾脏旺时的壬癸日亥子时施治最佳；肝实证治以泻法，实则泻其子，施治于"受气于其所生"之心火，于心脏旺时的丙丁日巳午时施治最佳；或见肝之病，当先实脾，行实脾之法，施治于戊己日辰时，以遏其传变。或者根据大司天或大运气格局推演长周期的气候、藏象、病候变化规律，临证治疗时适当考虑，以改变或强调相应的治疗原则。

（四）以地域分野因地制宜

根据地域高下温凉的不同，因地制宜，采取相应的治疗原则。如《素问·五常政大论》所云："西北之气散而寒之。"西北地区气候偏于寒凉，肌表易被寒邪束闭，阳气不得发散，郁结在里，易形成表寒里热的病变，治宜辛温发散解表、苦寒清热清里；"东南之气收而温之"，东南地区气候温热，阳气偏盛，肌表发泄太甚，汗出过多，加之贪凉饮冷，易形成表虚里寒的病变，治宜收敛固涩、固表止汗、温中祛寒。明代徐亦稚《运气商》还主张将司天、在泉、四间气作为地域分野的五运六气变化推演方法，如"子午年北政少阴君火司天，位于穹霄之上，左之间气为太阴湿土、位于西南，右之间气为厥阴风木、位于东南。本岁阳明燥金之气在泉，位于地脉之下，则亦有左之间气为太阳寒水、位于东北，右之间气为少阳相火、位于西北。今聊试举一隅而推之，如本年厥阴风木居东南，下应两浙八闽，故其地多有风雨浸淫之害，此明属间气为祟也"。该文使《素问·异法方宜论》等因地制宜的治疗原则得以进一步充实。

第八节　制方用药

制方用药是常用的中医治疗手段。五运六气医理指导下的制方用药，主要采取了三种方法实现方剂的配伍、选方及加减变化。其一，依五运六气之理，针对时行民病的病证特点，酌情配伍成特定系列方剂，如《三因极一病证方论》五运六气组方、《太医局诸科程文格》五运六气组方等。其二，依五运六气之理及病证机制，在经典成方中选择合适的方剂，如对伤寒经方的选用、对治疫方剂的选用等。其三，在通常辨证论治选方、制方的基础上，依据疾病或患者的五运六气特点，结合五运六气药食所宜原理，酌情进行方剂的加减变化。

一、五运六气制定方

（一）《三因极一病证方论》十六方

宋代陈无择《三因极一病证方论》列有五运时气民病证治十方、六气时行民病证治六方，由当年五运、六气特点而知候、取法、制方、用药、化裁，用药平实，示人立方之法，临床参考价值较高，为后世众多文献引用。

六壬年岁木太过，风气流行，脾土受邪，治以苓术汤；六戊年岁火太过，炎暑流行，肺金受邪，治以麦门冬汤；六甲年岁土太过，雨湿流行，肾水受邪，治以附子山茱萸汤；六庚年岁金太过，燥气流行，肝木受邪，治以牛膝木瓜汤；六丙年岁水太过，寒气流行，邪害心火，治以川连茯苓汤。六丁年岁木不及，燥乃盛行，治以苁蓉牛膝汤；六癸年岁火不及，寒乃盛行，治以黄芪茯神汤；六己年岁土不及，风气盛行，治以白术厚朴汤；六乙年岁金不及，炎火盛行，治以紫菀汤；六辛年岁水不及，湿乃盛行，治以五味子汤。辰戌岁太阳司天、太阴在泉，治以静顺汤；卯酉岁阳明司天、少阴在泉，治以审平汤；寅申岁少阳相火司天、厥阴风木在泉，治以升明汤；丑未岁太阴湿土司天、太阳寒水在泉，治以备化汤；子午岁少阴君火司天、阳明燥金在泉治以正阳汤；巳亥岁厥阴风木司天、少阳相火在泉，治以敷和汤。

以己丑年为例，己年为土运不及、风气盛行，以飧泄霍乱、体重腹痛、肌肉眲酸、善怒等脾虚肝旺之症状多见，陈氏创制白术厚朴汤（白术、厚朴、半夏、桂心、藿香、青皮各三两，炮干姜、炙甘草各半两），以治脾虚风冷所伤、心腹胀满疼痛等症，重在健脾，佐以疏肝。丑岁为太阴湿土司天，太阳寒水在泉，以胸腹满闷甚则浮肿、关节不利、身重萎弱，或温疠盛行、远近咸若等湿困凉遏之症状多见，制备化汤治之（木瓜干、茯神各一两，牛膝、炮附子各三分，熟地黄、覆盆子各半两，甘草一分，生姜三分），重在健脾赞阳。加减法：自大寒至春分，依正方；自春分至小满，去附子，加天麻、防风各半两；自小满至大暑，加泽泻三分；自大暑直至大寒，并依正方。白术厚朴汤、备化汤两方各有侧重，制方均考虑天地之气变化与人体脏腑之气的盛衰特点，治以酸平、甘温、苦燥为主，用药中正平和，体现"以人为本"的配伍思路。

（二）《太医局诸科程文格》九方

《太医局诸科程文格》为我国现存较早的国家医学考试试题集，见于清代《四库全书》子部（医家类，九卷），录自明代《永乐大典》（明成祖命解缙等编纂），原为南宋嘉定五年（1212）太医局"搜括近年合格程文，拔颖取尤"，依"崇宁之制"，分类汇集而成，以"开板流传"，"使外方之士知所矜式"。其中九道诸年五运六气所在所宜考题，各立调一岁过愆之方，用药为正一辅二的奇方，药物对应岁运、司天、在泉，立方之法可为参考。

甲子年，附子汤，附子为正，干姜、术为辅。乙丑年，附子汤，附子为正，术、干姜为辅。丙辰年，附子汤，附子为正，术、甘草为辅。庚午年，厚朴汤，厚朴为正，天雄、干姜为辅。癸酉年，升麻汤，升麻为正，人参、前胡为辅。癸丑年，人参汤，人参为正，术、甘草为辅。甲寅年，人参汤，人参为正，麦门冬、甘草为辅。甲戌年，附子汤，附子为正，术、干姜为辅。己巳年，细辛汤，细辛为正，防风、泽泻为辅。

治六气之药各依客气立法，厥阴风木之客宜辛凉之药，少阴君火之客宜咸寒之药，太阴湿土之客宜苦热之药，少阳相火之客宜咸冷之药，阳明燥金之客宜苦温之药，太阳寒水之客宜甘热之药。

（三）《运气易览》六气主病六方

明代汪机《运气易览·六气主病治例》也载有六气主病方六首，立方之法也可参考。

风胜燥制火并汤：天南星、北桔梗、小栀子入太阴肺经，助燥化制其风。川黄连入少阴心经，泻火抑母之甚。青皮引诸药至风胜之地。防风、薄荷以散风之势。

水胜湿制风并汤：苍术、白术、炙甘草入足太阴脾经，助土以制水甚。吴茱萸、干姜入厥阴肝经，泻木以抑母甚。附子引诸药至水胜之地。

火胜寒制湿并汤：黄柏、知母入少阴肾经，助寒化以制火甚。酒炒黄芩、栀子仁入太阴脾经，助湿化，抑母甚。黄连引诸药至火胜之地。

土胜风制燥并汤：醋炒川芎、酒洗当归入厥阴肝经，助风化，以制其温。南星、桑白皮泻燥夺母。大枣引诸药至湿胜之地。川草薢以散其湿。

金淫热制寒并汤：肉桂入少阴心经，助热化以制金甚。当归助木生火，以制燥甚。泽泻、独活入少阴肾经，泻寒以抑母甚。桔梗引诸药至燥胜之地。

火胜阴精制雾沤渎并汤：天冬、生地黄入阴经，助水化以制热甚。柴胡、连翘、黄芩入雾沤渎抑甚。地骨皮、黄柏引诸药至热胜之地。

二、五运六气选用方

（一）按非时之气或时气自病遣方

四时当有春温、夏热、秋凉、冬寒的气候变化，四时之非时之气常引发疫病，治疗时，其组方原则为：春应温反感清凉非时之气，治宜辛温疏风发表；夏应热反感寒凉非时之气，治宜甘温健运；秋应凉反感暑热非时之气，治宜咸寒泄肺；冬应寒反暖，治宜苦寒清热。

《万氏家传保命歌括·瘟疫》将瘟疫区分为应时气而自病、感非时之气而病，云："如春三月，风行于天，其气宜温，清反胜之，肝木受邪，人有病者，宜九味羌活汤主之。风温自病，葳蕤汤主之。如夏三月，火行于天，其气宜热，寒反胜之，心火受邪，人有病者，宜双解散主之。火热自病，三黄石膏汤主之。如长夏，湿行于天，风反胜之，脾土受邪，人有病者，羌活胜湿汤主之。湿气自病，大无神术汤主之。如秋三月，清行于天，其气宜凉，火反胜之，肺金受邪，人有病者，三黄石膏汤主之。清气自病，宜参苏饮主之。如冬三月，寒行于天，其气宜寒，热反胜之，肾水受邪，人有病者，十神汤主之。寒气自病，宜麻黄汤主之。"认为"凡疫病初得，一二日之间，即如上法，因时随病，加减治之，以得汗而解"。

又如《普济方·时气疫疠》云："疫疠春感清，升麻葛根汤、解肌汤。夏感寒，理中汤、麝香汤、半夏桂甘汤。秋感热，白虎加苍术汤……冬感暖，葳蕤汤。四时通用败毒散、升麻葛根汤。"强调"夏责于心冬责肾，季脾秋肺与春肝"，应"治各随其证，以方制之"。

《万病回春·瘟疫》指出四时之非时之气郁伏而病的方药，云："冬应寒而反暖者，春发瘟疫也，人参败毒散主之……春应温而反清凉者，夏发燥郁也，大柴胡汤。夏应热而反寒者，秋发寒郁也，五积散主之。秋应凉而反淫雨者，冬发湿郁也，五苓散主之。"

（二）按六气时气盛衰遣方

《医宗金鉴·运气心法要诀》指出："五运六气之为病，名异情同气质分。"可将五运、六气所致疫病同性归类，如木运之病、风气之病归为一病，总以六气为纲，按时气过盛、时气过衰归纳主症、治法，选取可供驱遣的常用方剂。

如厥阴风木过盛，可见风温风热、六脉浮盛、表实壮热、汗少尿涩，或高热、动风惊搐等，病属温疫，治当凉泻、酸泻，可选用葳蕤汤、银翘散、消毒犀角饮等。少阴君火过盛，可见心火亢盛、热毒攻心、目赤便闭、高热发斑、神昏痉厥、虚烦懊憹、痰涎谵语等，病属温疫，治当寒泻、甘泻，可选用三黄石膏汤、凉膈散、栀子豉汤、万氏牛黄清心丸、沉香丸等。少阳相火过盛，可见高热迷闷、谵妄斑疹、吐衄、舌绛苔焦、六脉洪盛等，病属温疫，治当寒泻、甘泻，可选用牛黄七宝膏、紫雪散、犀角地黄汤、安脑牛黄丸、清开灵等。太阴湿土过盛，可见时邪中恶、恶痧瘴疟、壮热发狂、闷乱烦躁、腹痛吐利、舌苔浊腻等，病属湿热疫，治当苦泻，可选用玉枢丹、大无神术散、诸葛行军散等。阳明燥金过盛，可见感冒风寒、发热咽痛、头目昏痛、咳嗽喘憋等，病属凉燥，治当温泻、辛泻，可选用十味芎苏散、参苏饮、香苏饮、金沸草汤等。太阳寒水过盛，可见发热、恶寒恶风、头身疼痛拘急、苔薄脉浮等，病属寒疫，治当热泻、咸泻，可选用麻黄汤、十神汤、苏羌饮、神术散、圣散子、香苏散、桂枝黄芩汤等。

若厥阴风木时气过衰，可见头痛发热、肢体烦疼、疮疹未透，或时行寒疫、胸膈烦闷等，病属寒疫，治当温补、辛补，可选用九味羌活汤、升麻葛根汤、葛根解肌汤等。若少阴君火时气过衰，可见发热恶寒、咽喉疼痛、肢节疼重、烦躁引饮等，病属寒疫，治当热补、咸补，可选用双解散、麝香汤、半夏桂甘汤等。若少阳相火时气过衰，可见壮热憎寒、项脊拘急、渴烦闷乱、寒热往来、大小便涩、山岚瘴疟等，病属寒疫，治当热补、咸补，可选用来苏散、神授太乙散、升阳散火汤等。若太阴湿土时气过衰，可见霍乱吐痢、时气诸疟、痎癖惊痫、邪气瘴疠、痰厥昏迷等，病属寒湿疫，治当甘补，可选用苏合香丸、羌活胜湿汤、败毒散、冲和散等。若阳明燥金时气过衰，可见表里俱盛、鼻干面赤、大渴舌燥、气逆咳嗽、咽喉肿痛、大便秘结等，病属湿热，治当凉补、酸补，可选用三黄石膏汤、栀子金花丸、前胡汤等。若太阳寒水时气过衰，可见发热头痛、咽干舌强、涕唾稠黏、胸痛痞满、烦冤足痿、面赤舌红等，病属温疫，治当寒补、苦补，可选用葳蕤汤、柴胡石膏散等。

（三）按时气郁滞化火致疫遣方

六气郁滞皆从火化，火热性烈，更易导致发热为主症的疫病流行。六郁为疫的治疗用方，出自马印麟《瘟疫发源》。马印麟运气五瘟丹，分别以甘草（或人中黄）作甲己土年君药，黄芩作乙庚金年君药，黄柏作丙辛水年君药，栀子作丁壬木年君药，黄连作戊癸火年君药，君药为二两，余为一两，加南香附、紫苏叶各一两，冬至日为末，锦纹大黄二两熬膏和为丸，每重三钱，朱砂、雄黄为衣，再贴真金，每服一丸，新汲凉水研化送下，小儿酌减。

若木郁化火为疫，可见实火胁痛、口苦耳聋、躁扰狂越、头晕目眩、胃胁痞塞、咽嗌不利等，治当木郁达之，选用龙胆泻肝汤，研化五瘟丹加羌活、防风。

若君火郁而化火为疫，可见表里俱热、狂躁烦心、口燥咽干、口糜舌疮、错语不眠、吐衄发斑、尿赤便结等，治当火郁发之，选用竹叶导赤散，研化五瘟丹。

若相火郁而化火为疫，可见相火上盛、中焦燥实、烦躁口渴、目赤头眩、目疮唇裂、吐血衄血、大小便秘、发斑发狂等，治当火郁发之，选用凉膈散，研化五瘟丹。

若土郁化火为疫，可见脾胃伏火、唇干烦渴、口燥口疮、口臭苔厚等，治当土郁夺之，选用泻黄散，研化五瘟丹。

若金郁化火为疫，可见肺火太盛、皮肤蒸热、洒淅寒热、日晡尤甚、咳嗽气急、烦热口渴、胸膈不利等，治当金郁泻之，选用泻白散，研化五瘟丹。

若水郁化火为疫，可见脾肾受损、面赤身黄、体重烦渴、口燥舌苔、头面肿大、咽喉不利、二便涩滞、发斑发疹等，治当水郁折之，选用连翘解毒饮，研化五瘟丹。

（四）按四时之气及日月初生之时位选用方

梁代医家陶弘景著的《辅行诀脏腑用药法要》中载有治外感天行的六合神方，以应春、夏、秋、冬及日月初生之时位，称为"六合之正精，升降阴阳，交互金木，既济水火，乃神明之剂"。其方所治为外感流行性疾病，强调"应天地四时之气化，调五脏气化之失常"。见表3-5。

表3-5　治外感天行的六合神方

六合方名	组成	特点	所应时位	所应五脏
小阳旦汤	同桂枝汤	阳旦者，升阳之方，以黄芪为主	立春，东北，阴尽阳出、日之初生	脾土
大阳旦汤	黄芪建中汤加黄芪			
小阴旦汤	黄芩汤加生姜	阴旦者，扶阴之方，以柴胡为主	立秋，西南，月之初生	
大阴旦汤	同小柴胡汤加芍药			
小青龙汤	同麻黄汤	青龙者，宣发之方，以麻黄为主	春，东方，升发	肝木
大青龙汤	同小青龙汤			
小白虎汤	同白虎汤	白虎者，收重之方，以石膏为主	秋，西方，敛降	肺金
大白虎汤	同竹叶石膏汤			
小朱鸟汤	同黄连阿胶鸡子黄汤	朱鸟者，清滋之方，以鸡子黄为主	夏，南方，火热	心火
大朱鸟汤	黄连阿胶鸡子黄汤加人参、干姜			
小玄武汤	同真武汤	玄武者，温渗之方，以附子为主	冬，北方，寒水	肾水
大玄武汤	真武汤去生姜加干姜、人参、炙甘草			

《辅行诀脏腑用药法要》还载有依五脏补泻法的治疗时恙方、依五脏各有大小补泻诸方，通过治疗以使五脏平和，祛除四时不正之气所致的疾病。如邪在肝，小泻肝汤（枳实、芍药、生姜）治肝实病，两胁下痛，痛引少腹，少腹迫急，或欲呕者；大泻肝汤（枳实、芍药、炙甘草、黄芩、大黄、生姜），治两目赤痛，心多恚怒，胁下支满而痛，连及少腹，迫急无奈。小补肝汤（桂枝、干姜、五味子、大枣），治心中恐疑不安，时多噩梦，气上冲心，汗出，头目眩晕。大补肝汤（桂心、干姜、五味子、旋覆花、代赭石、竹叶、大枣），治肝气虚，其人恐疑不安，气自少腹上冲咽，呃声不止，头目苦眩，不能坐起，汗出，心悸，干呕不能食，脉弱而结。

三、五运六气化裁方

（一）按岁运化裁君药

土主甲己，金主乙庚，水主丙辛，木主丁壬，火主戊癸，岁运不同，疾病侵袭的脏腑亦有差异，可通过药量的变化调整方剂的君药。《素问·至真要大论》云："主病之谓君，佐君之谓臣。"疫病主要表现随不同年份岁运而有所差异，制方依据岁运以确定君药，倍增药量以对应主病，在五瘟丹的配伍中得以充分体现。

如《韩氏医通·方诀无隐章》载韩懋（飞霞）自制五瘟丹，按岁运化裁君药。乙庚之年（金运）黄芩为君，丁壬之年（木运）黄山栀子为君，丙辛之年（水运）黄柏为君，戊癸之年（火运）黄连为君，甲己之年（土运）甘草为君，"此五味各随运气为君者，多用一倍也。余四味又与香附子、紫苏为臣者，减半"。冬至日修合，锦纹大黄三倍煎浓汤熬膏为丸，朱砂、雄黄为衣，贴金备用，用治天行瘟病，具解毒之功，"戊年楚春瘟，人不相吊，予（韩懋）以五瘟丹投泉水，率童子分给，日起数百人"。

后世运用五瘟丹，有依五运调配之法使组方略有变化者，如明代万全《万氏家传保命歌括·瘟疫》之五瘟丹，又名代天宣化丸，其甘草为立冬日封青竹筒中而浸厕缸至冬至前三日取出晒干用，实为人中黄，以其年岁运所属药为君，余四味为臣减半，佐以香附、苍术、紫苏、陈皮、雄黄、朱砂又减半，雪水或龙泉水杵丸。《万氏家传痘疹心法·古今经验诸方》的代天宣化丸，依《韩氏医通》五瘟丹修合，君臣同前，佐以连翘、山豆根、牛蒡子，雪水煮升麻汁面糊为丸，辰砂为衣，淡竹叶汤下。《松峰说疫·除瘟方》审定五瘟丹，甲己年君药制甘草亦为人中黄，臣以香附、苏叶、苍术、陈皮，佐以明雄黄、朱砂，于冬至日制雪水蜜丸，"初感瘟疫者用滚白水送，大热时冷水送，不大便时方用大黄水送"，多主张每冬预制本方以解疫毒，遇天行瘟病时布施以造福一方。

（二）依四时主气以化裁通治方

在临床上，依据主运、主气运行之常令，将经典方剂加减化裁治疗外感病也是五运六气遣方用药的特点之一。

如《三因极一病证方论》所列六气时行民病证治方均依六气的主时而加减化裁。子午之岁，少阴君火司天，阳明燥金在泉，若见关节禁固、腰痛等症，治用正阳汤（白薇、玄参、川芎、炙桑白皮、当归、芍药、旋覆花、炙甘草、生姜），自大寒至春分，加杏仁、升麻各半两；自春分至小满，加茯苓、车前子各半两；自小满至大暑，加杏仁、麻仁各一分；自大暑至秋分，加荆芥、茵陈蒿各一分；自秋分至小雪，依正方；自小雪至大寒，加紫苏子半两。

又如《太平惠民和剂局方》神仙百解散，主治"伤寒遍身疼痛，百节拘急，头目昏痛，肢体劳倦，壮热憎寒，神志不爽；感冒瘟疫瘴气"。组方：山茵陈、柴胡、前胡、人参、羌活、独活、甘草、苍术、干葛、白芍、升麻、防风、藁本、藿香、白术、姜半夏各一两。调剂成药依四时加减化裁："立春以后不加减。立夏以后加柴胡一分，赤茯苓、当归各半两。立秋以后减柴胡一分，不用当归、茯苓，只加炮干姜、肉桂各一分，麻黄半两。立冬以后无加减。"神仙百解散组方以调顺三焦、扶表救里为治，疏表发散之品较多，适用于冬春季邪气郁闭之证，至夏秋之时应适时加减变化。此法也提示，运用常用有效治疫方药时应因时令、随病证而灵活化裁。

此外，还有按脏腑气血盛衰或禀赋而化裁药引者，如《杂病源流犀烛·治瘟疫方》中，在人中黄丸方后注："气虚四君子汤下，血虚四物汤下，痰甚二陈汤下，热甚童便下，通用清热解毒汤下。"《保命歌括·瘟疫》载加味三黄丸解疫毒，也注："气虚者，四君子汤下；血虚者，四物汤下；痰多者，二陈汤下。"又有依病证、病情而化裁通治方药引者，如《惠直堂经验方·通治门》载乌金丸伤寒葱汤下、霍乱藿香汤下、痰火姜汤下、瘟疫凉水下、祛邪辟瘟砂仁汤下等。《太平惠民和剂局方》载对金饮子通治四时伤寒，常规加姜两片煎服；若瘟疫时气较重、头痛壮热，加连须葱白5枚、豆豉30粒同煎，药后取汗；若五劳七伤、手脚心热、烦躁不安、肢节酸疼，加柴胡同煎；若伤食，加高良姜同煎；若风疾，加荆芥穗同煎；若头风，加藁本同煎等。

第九节　司岁备物

司岁备物，是指根据不同年份主司气运的变化特点，采收、储备相应药物，以提高治病疗效。司岁备物语出《素问·至真要大论》，提出岁物享天地专精之气。唐代王冰率先注解经文，强调采药以备用，明代马莳，清代张隐庵、黄元御等重视治病以备药，对司气、主岁的理解也有各家之说，并由采药依六气之化，发展至炮制修合以助天地之气，促使司岁备物理论得以不断充实。

一、岁物则专精

岁物则专精，指药物的气味变化根据不同的五运六气变化而不同。《素问·至真要大论》记载："帝曰：其主病何如？岐伯曰：司岁备物，则无遗主矣。帝曰：先岁物何也？岐伯曰：天地之专精也。帝曰：司气者何如？岐伯曰：司气者主岁同，然有余不足也。帝曰：非司岁物何谓也？岐伯曰：散也，故质同而异等也，气味有薄厚，性用有躁静，治保有多少，力化有浅深。此之谓也。"

此段经文成为司岁备物的理论源头。岁物占天地专精之气，非司岁物则气散，两者质同而异等，药物的气味厚薄、性用躁静各不相同，这些观点成为后世医家的共识。然而，对于主病、司岁的具体理解，后世医家存在学术分歧，择其要列述于后，以供参考。

二、采药以备用

王冰注解司岁备物时，指出主病为"采药之岁也"，因"谨候司天地所生化者，则其味正当其岁也"，所以，"彼药工专司岁气，所收药物则一岁二岁其所主用无遗略也"。岁物得天地专精之气，为天地所生化，"药物肥浓"，又"当其正气味也"，气盈味正，药力充沛，适宜临证使用，一二年药用多无遗漏。若不当岁气主司，所获不是专精之气而是散气，药力驳杂而气味难得纯厚，即使药材形质相似，药力也有很大差异，药物品质有天壤之别，即"形质虽同，力用则异"。因此，王冰主张根据不同年份的主司岁气偏性选择性地采收药物，不提倡非司岁物的采收，此说获得后世较多认同。

三、治病以备药

明代马莳《黄帝内经素问注证发微·至真要大论》解释司岁备物时，指出"每岁各有所司，必因其司岁者以备药物，则病无遗主矣"，强调岁物"不可以不备也"，要求根据五运六气推演易发病证，提前准备相应的药物以备急用之需。明代张介宾在《类经·运气》中解释为："天地之气，每岁各有所司，因司气以备药物，则主病者无遗矣。"他不仅承袭了马莳的观点，而且以六气所司来具体说明，"如厥阴司岁则备酸物，少阴少阳司岁则备苦物，太阴司岁则备甘物，阳明司岁则备辛物，太阳司岁则备咸物"，备齐岁物则五味功用齐全。

清代张隐庵在《黄帝内经素问集注·至真要大论》中提出主病为"主治病之药物"，司岁备物是"先备司岁之物""从六气五运以备之"，强调药食所宜，"以五味六气，举抑补泻，以平治天地之不和"。清代黄元御在《素问悬解·至真要大论》中进一步说明：脏气与天地相通，"脏气不胜主岁之气，则脏气受害"，故"主岁害脏"，由五运六气可推知"主岁所临之脏位""主岁之所害为何脏"，某脏不胜则某脏生病，提倡"治法备诸司岁之物"，为主岁所主之病而提前预备相应的药物，临证遣方用药便有了可靠的保障。

四、司气与主岁

唐代王冰对司气的解释为"司运气也",又"五运主岁者有余不足,比之岁物恐有薄,有余之岁药专精也",提出五运太过之年岁物更为专精,五运不及之年岁物较为薄寡。明代张介宾认为,主岁的司气指司天、在泉之气,也指五运太过、不及之气,"运之与气,所主皆同",物性之禀有厚薄之分,故"物生之体质虽同,而性用之厚薄则异"。药物"得天地精专之化,气全力厚"为岁物,"备所当先",应优先采收、储备;非司岁物为非主岁之物,按六气主司排序,不司天地(司天、在泉)而司四间(间气),药物所禀而应者"亦当随气散见于四方"。

清代高士宗在《黄帝素问直解·至真要大论》中解释为:"司岁,五运五行主岁也;备物,随五行所主之运,备五行所属之物也。"先备其物,以候其用,司气必与主岁同称为"专精",而六气合五运,"司气者多不能尽与主岁同",或见有余,或见不足,六十甲子年中,"惟乙卯乙酉,丙辰丙戌,丁巳丁亥,戊子戊午,戊寅戊申,己丑己未十二年,司气与主岁同",更适合储备专精的药物。

清代黄元御对主岁、司气及岁物的解释独具匠心,提出"司天主前半岁,在泉主后半岁",所谓主岁;"司天又司三气,在泉又司终气",所谓司气。主岁者有余,司气者不足,因司气者即主岁之气,所生之物皆同,"然但秉一气之力,不得主岁全气,故大同之中则有余、不足之殊"。他还提出,王冰等"旧注以司气为主运,运有太过有不及,何得较之岁物概属不足,此最不通之论也"。

历代医家的解释见仁见智,对加深司岁备物的理解有所裨益,而观点的取舍还应参照五运六气医理,充分注意运与气、主与客相伴而行,难以割裂,此处的研究空间还很广阔。

五、采药分六气

古人强调依五运六气择时采药,得主岁之气相助则药物功力倍厚,故司岁以备专精的岁药,才能保证治病的疗效显著。古代文献中常以药味专精、药用必明六化、采药分六气岁物等立论,原则性、列举性论述较为常见,系统性的表述尚缺乏。

如元代罗天益《卫生宝鉴·药味专精》云:"凡药昆虫草木,生之有地,根叶花实,采之有时。失其地,性味少异。失其时,气味不全。又况新陈不同,精粗不等,倘不择用,用之不效,医之过也。"此段文字及所载失时药物影响疗效的个案报道常被后人引用,如见于徐春甫《古今医统大全·本草集要》、张骥《内经药瀹·五岁》等,成为采药必择时的有力支撑。而金元时期张元素《脏腑标本寒热虚实用药式》,元代王好古《汤液本草》的东垣先生用药心法、东垣先生药类法象等,以药物气味厚薄而补偏救弊,对应所主脏腑的补泻,使择时优选的药物与临证诊疗密切结合,使司岁备物的临床实用性、必要性大大提高。

以六气所化来判断药物的气味偏性,如厥阴司天为风化,在泉为酸化,清毒不生。少阴司天为热化,在泉为苦化,寒毒不生。太阴司天为湿化,在泉为甘化,燥毒不生。少阳司天为火化,在泉为苦化,寒毒不生。阳明司天为燥化,在泉为辛化,湿毒不生。太阳司天为寒化,在泉为咸化,热毒不生。徐彦纯《本草发挥·六化》归纳六气物化为:"厥阴司天为风化,在泉为酸化,木司地气,故物化从酸。少阴司天为热化,在泉为苦化,火司地气,故物化从苦。太阴司天为湿化,在泉为甘化,土司地气,故物化从甘。少阳司天为炎化,在泉为苦化,火司地气,故物化从苦。阳明司天为燥化,在泉为辛化,金司地气,故物化从辛。太阳司天为寒化,在泉为咸化,水司地气,故物化从咸。"

明代李时珍《本草纲目·采药分六气岁物》明确以六气司天在泉之所生为味正的岁物，择时采药，还指出"天气淫于下、地气淫于内者，皆以所胜平治之，如风胜湿、酸胜甘之类是也"，以五味相胜作为治疗的法则。清代张志聪《黄帝内经素问集注·至真要大论》列举六气司岁适宜采收的药物，主张治病保真之药食，或宜多用，或宜少用，在张志聪《侣山堂类辩·炮制辩》中所列更为详尽："如君、相二火司岁，则收取姜、桂、附子之热类。如太阳寒水司岁，则收取芩、连、大黄之寒类。如太阴土气司岁，则收取芪、术、参、苓、山药、黄精之土类。如厥阴风木司岁，则收取羌活、防风、天麻、独活之风类。如阳明燥金司岁，则收取苍术、桑皮、半夏之燥类。"此文在清代张志聪等的《本草崇原·黄连》中也有类似记载，并且为清代陈念祖所推崇，引用于《神农本草经读》中。

六、修合以助力

司岁备物不仅停留于择时采药的自然选择，学者还进一步提出了利用炮制、修合的手段人为改进药物的性味偏性，以提高疗效的思路。

元代罗天益《卫生宝鉴·药味专精》有"修合之际，宜加意焉"的提示。清代张志聪认为，后世不能效法上古的司岁以备物，才以炮制来辅助药力，替代天地之助，如他在《侣山堂类辩·炮制辩》中探讨："如制附子曰炮，制苍术、桑皮曰炒，盖以火助热、以炒助燥也。制白术以土拌，制黄连以水浸，皆所以助之也。近有制附子以水煮曰阴制，用芝麻炒苍术、以蜜拌桑皮曰润燥，以姜酒炒芩、连，以半夏作曲饼，此皆由狐疑，而无力量故也。"张志聪等在《本草崇原·黄连》中解释"黄连水浸，附子火炮，即助寒水、君火之义"。张志聪《黄帝内经素问集注·至真要大论》、陈念祖《神农本草经读·凡例》中也有类似描述。

总之，不同年份，主司气运或偏寒凉，或偏温热，各种植物药材的生长、发育、成熟也随之产生变化，因得司气主岁之气以助之而药力倍厚，择时预先采收、储备相应的专精岁物，以候其用，对保障、提高临床疗效作用巨大。

第十节　交接时日

五运六气理论的推演是以不同的时间周期为基础的，包括年周期、季节周期、六十甲子周期等，目前，对五运六气的时间周期讨论较多，对五运六气时间周期的交接时日（起算时刻）关注较少。现对五运六气交接时日概述如下。

一、历法及六气交接时日

（一）《内经》论历法

古人认识总结自然规律重视历法。《左传》云："先王之正时也，履端于始，举正于中，归余于终。履端于始，序则不愆。举正于中，民则不惑。归余于终，事则不悖。"《素问·六节藏象论》亦云："立端于始，表正于中，推余于终，而天度毕矣。"王冰对此注曰："端，首也。始，初也。表，彰示也。正，斗建也。中，月半也。推，退位也。言立首气于初节之日，表斗建于月半之辰，退余闰于根望之后，是以闰之前，则气不及月。闰之后，斯月不及气。故常月之制，建初立中；闰月之纪，无初无中。纵历有之，皆他节气也。故历无云某候闰某月节闰某月中也，推终之义断可知乎。故曰端于始，表正于中，推余于终也。由斯推日成闰，故能令天度毕焉。"因为我国的历法是阴阳合历，运用阴阳合历推算二十四节气岁首便显得十分重要，所以言"立端于始"。

《素问·六元正纪大论》云，"夫六气者，行有次，止有位，故常以正月朔日平旦视之，睹其位而知其所在矣"，指出了应在"正月朔日"观测六气变化规律。

（二）《内经》提出六气交接时刻

关于五运六气交接时刻的论述出自《内经》，如《素问·六微旨大论》云："甲子之岁，初之气，天数始于水下一刻，终于八十七刻半；二之气，始于八十七刻六分，终于七十五刻；三之气，始于七十六刻，终于六十二刻半；四之气，始于六十二刻六分，终于五十刻；五之气，始于五十一刻；终于三十七刻半；六之气，始于三十七刻六分，终于二十五刻。"指出了六气六步的运行及交接时刻，每一步六十日八十七刻半，六步共计三百六十五日二十五刻。

二、后世医家对交接时日的认识

（一）大寒起始说

1. 王冰大寒起始说　唐代王冰次注《内经》，并补入运气七篇大论，成为论述五运六气理论的文献源头。王冰注《素问·六微旨大论》云："天之六气也，初之气，起于立春前十五日，余二、三、四、五、终气次至，而分治六十日余八十七刻半。"注中"立春前十五日"，即大寒日。故王冰认为六气起始日应为大寒日。

2. 刘温舒大寒起始说　宋代刘温舒《素问入式运气论奥》删繁就简，被誉为第一部五运六气通俗读本而广泛传播。他在《素问入式运气论奥》中指出："自十二月中气大寒日，交木之初气。次至二月中气春分日，交君火之二气。次至四月中气小满日，交相火之三气。次至六月中气大暑日，交土之四气。次至八月中气秋分日，交金之五气。次至十月中气小雪日，交水之六气。"

3. 刘完素大寒起始说　金代医家刘完素认为初之气应起始于大寒，其在《素问玄机原病式》中明确提出"春分至小满，为二之气，乃君火之位。自大寒至春分七十三日，为初之气，乃风木之位"。又说："六部之主位者，自大寒至春分属木，故温和而多风也。春分至小满属君火，故暄暖也。小满至大暑属相火，故炎热也。大暑至秋分属土，故多湿阴云雨也。秋分至小雪属金，故凉而物燥也。小雪至大寒属水，故寒冷也。"其在《伤寒直格》中也论述道："初之气，自大寒日至春分，厥阴风木之阳用事而气微也，故曰冬至后日，甲子少阳主。然冬至甲子斯无常准，若以大约分之，一月如在冬后，即大寒交初气之分也。每一岁六周甲子，以应六气，下皆仿此。"

4. 虞抟大寒起始说　明代医家虞抟在《医学正传》中提出："在地理分布六方，在岁时分为六气。初气自丑至卯，始于大寒而终于春分，厥阴风木主之；二气自卯至巳，始于春分而终于小满，少阴君火主之；三气自巳至未，始于小满而终于大暑，少阳相火主之；四气自未至酉，始于大暑而终于秋分，太阴湿土主之；五气自酉至亥，始于秋分而终于小雪，阳明燥金主之；终气自亥至丑，始于小雪而终于大寒，太阳寒水主之。"

5. 张介宾大寒起始说　明代医家张介宾也在《类经》中指出："岁半之前，始于大寒，终于小暑也。岁半之后，始于大暑，终于小寒也。《至真要大论》曰：初气终三气天气主之，四气尽终气地气主之。"其在《类经图翼》中提出："四时六气节有常期，温、暑、凉、寒岁有常令，运气全书云：阴阳相遘分六位而日月推移，寒暑弛张，运四时而气令更变。故凡一岁之气，始于大寒日，交风木之初气。"

6. 汪机大寒起始说　明代医家汪机在《运气易览》中指出："主运者，每年皆以木运从大寒日始，以次相生，至水而终。每运各主七十三日，年年如是者。客运，假如甲年即以土起，运亦从大寒日始，以次相生而终，亦每运各主七十三日，逐年更替者。"

此外，明代程林、清代吴仪洛、清代刘奎等医家均认为五运六气的起始时日为大寒日。

（二）立春起始说

1. 张隐庵尊经正月朔日说　张隐庵在《黄帝内经素问集注》中，对部分经文的解释补充了王冰之未言，以正月朔日为交接时日。如《素问·六微旨大论》论六节气位，《黄帝内经素问集注》解释为："此论六节应地而主时也……气位，六气所主之步位也。显明者，寅正，立春节候，乃初之气也；显明之右，乃少阴君火之位，主二之气也。"又甲子之岁初之气，始于寅正朔日子初之水下一刻，以应天之数。《素问·六元正纪大论》论自得其位，《黄帝内经素问集注》解释为："自得其位者，四时之六气，各自司其本位，此时化之常也。厥阴位于正月二月，少阴位于三月四月，各命其位而方之月，则可知六气之所在矣。"

2. 高士宗从阴阳环转说立春起始　清代高士宗《黄帝内经素问直解·六微旨大论》释地理六节时指出："六气主时，以正月朔日平旦为始，一气主六十日，初之气，厥阴风木……"高士宗还从一年阴阳环转之理进一步解释了立春起始说，指出："（六气）其气当以立春为始，大寒为终，此三阴三阳之气，从阴而阳，由一而三，环转运行，天气如是，人气亦如是。前人图式，讹以地理相应之位为六气主时之位，又扯大寒之气为六气之首，未免节气有乖，三气少阳，四气太阴，不无阴阳倒置。且于《五常政》《至真要大论》诸篇次序不合，前人因讹传讹，亟当改正。"

3. 陆懋修对立春说的阐释　清代陆懋修《世补斋医书·客气加临主气年表》云："向之言初、终六气者，每以大寒为始，从二分、二至前后析之。惟是疏解《内经》之义，当即证以《内经》之文。考《六元正纪》本篇，帝问六气主时，客气加临之应，而岐伯对以'行有次，止有位，故常以正月朔日平旦视之，睹其位而知其所在'，则客主之气皆当以正月之朔为始，而以一年十二月分之为最合。钱塘高士宗世栻尝言之，是可从也。或以为司天之交替与六气之初终，即以二十四气论之，亦当始于立春，必不始于大寒，则揆诸《六节藏象》篇所云'及其至也，皆归始春'之旨，说亦可从。至有谓当从历元，始于冬至子之半者，则其言似太迂矣。"

三、交接时日的研究要点

目前，有关交接时日的研究主要涉及传统的理论梳理、现代的数据分析两大研究路径。

传统的理论梳理法主要通过对历法原理、五运六气原理的讨论给出各自的观点，且历法原理、五运六气原理两者常相兼讨论，难以截然分开。

以历法原理论年首。五运六气具有医用历法的特征，对时间点的描述具有时空一体的特色，而传统历法对年首时间点的选择各有考虑侧重。有学者认为："颛顼历年首于立春，以气候为主旨。夏历年首始于雨水，万物始生，以物候为主旨。商历年首始于大寒，是以地气阴极一阳生为主旨。周历年首以冬至为始，是以天气阴极一阳生为主旨。"还有学者提出日、月、五星周年运动存在五、六、十、十二、三十、六十年轮回周期，以大寒为年首着眼于天时预测气象，以立春为年首着眼于预测物候生化、民病，认为立春说、大寒说并不矛盾。

对五运六气时间周期交接时日的现代研究，有学者从 60 年气象资料、疾病资料的数据分析等角度出发，认为应以立春为交接时日；也有学者从多地区、多年份气象资料变异系数研究及根据多年份气象数据资料，建立大寒与立春两组气象数据模型研究等角度出发，认为以大寒为交接时日更为合理。

第十一节 大司天理论

五运六气阐释天地造化之玄机，至法无内无外，引发医家、学者不断探讨扩大或缩小的甲子时间周期中的生命时序变化规律。在《内经》以年为单元、60 年为周期的五运六气格局之外，后世还演化出以日为单元、60 日为周期的小运气格局，以 60 年为单元、3600 年为周期的大运气格局，促进了五运六气理论的成熟与发展。其中，学术影响较大的是六气大司天理论。

一、大司天理论内涵

（一）时间周期

大司天理论以 60 年为时间单元，前 30 年为司天之气所主，后 30 年为在泉之气所主，类似一年的上下半年分别为司天之气、在泉之气所主。

大司天理论以 360 年或 3600 年为时间周期，也类似一年的司天、在泉之客气按十二地支的推演。司天、在泉之气两两相应，每 3 个时间周期，不论司天、在泉，六客气各有一行，故为上、中、下三元；每 6 个时间周期，十二地支轮替一周，六客气各行司天、在泉之气一周，故以 360 年为一小周期（一大运）；又地支与天干相配的话，类似六十甲子年的轮替，故以 3600 年为一大周期（一大周）。

（二）起算时刻

按陆懋修《六气大司天》推算，黄帝八年起第一甲子下元，厥阴风木，少阳相火。以此推算：1924 年为七十八甲子中元，太阳寒水，太阴湿土；1984 年为七十九甲子下元，厥阴风木，少阳相火；2044 年为八十甲子上元，少阴君火，阳明燥金。以农历年起始计算。

自清末以来，对黄帝纪年元年的推算存在不同学术见解，各有所据，如《辞海》（1999 年版普及本）所载："刘师培《黄帝纪年论》以 1903 年为'黄帝降生 4614 年'，宋教仁推定 1904 年为黄帝纪元 4602 年，孙中山就任中华民国临时大总统电文以 1912 年 1 月 1 日为黄帝纪元 4609 年 11 月 13 日。一般按下式计算：黄帝纪年 = 公元纪年 +2697 年。"

（三）轮替顺序

大司天按客气的三阴三阳顺序轮替，且司天、在泉之气两两对应，六气含义类同年周期的变化规律。

大司天按客气的三阴三阳轮替的顺序为：厥阴风木司天，少阳相火在泉，为风火之气；少阴君火司天，阳明燥金在泉，为火燥之气；太阴湿土司天，太阳寒水在泉，为湿寒之气；少阳相火司天，厥阴风木在泉，为火风之气；阳明燥金司天，少阴君火在泉，为燥火之气；太阳寒水司天，太阴湿土在泉，为寒湿之气。

二、大司天理论的学术源流

大司天理论源于《内经》。"六气司天"原本是五运六气理论中阐释一年客气规律变化的名词之一，《素问·六元正纪大论》云："岁半之前，天气主之。岁半之后，地气主之。"王冰注："岁半，谓立秋之日也。"又立秋日为上下半年的分界，上半年以天气为主，司天之气主之，又主三之气，为六气推步的三之客气；下半年以地气为主，地泉之气（司地）主之，又主终之气，为六气推步的六之客气。

"大司天"，援引司天、在泉之意，而冠以"大"者，是指自然与生命的六十甲子年为一个小单元，存在着类似司天、在泉之气逐年更替的时间规律，以客气的司天、在泉各主30年，按客气顺序依时间轮转更替。又称：凡30岁为一纪，60岁为一周（一大气），360年为一大运，满3600年为一大周。

北宋邵雍《皇极经世》把甲子周期逐级放大，以360^2即12.96万年为一元，一元12会，一会30运，一运12世，一世30年，以6.9万年前为子之初。明代薛方山、汪机、韩懋、王肯堂等均就此有所探讨，以探究五运六气的时间周期本源。

明代汪机《运气易览·论五天五运之气》按"一元十二会，一会三十运，一运十二世，一世三十年"（北宋邵雍《皇极经世》），认为："一说自开辟来，五气秉承元会运世，自有气数，天地万物所不能逃。近世当是土运，是以人无疾而亦疾，此与胜国时多热不同矣。如俗称杨梅疮，自南行北，人物雷同，土湿生霉，当曰霉疮，读医书五运六气、南北二政，何以独止于一年一时，而顿忘世运元会之统耶？"明代韩懋《韩氏医通·绪论章》所引与汪机相同。

明代王肯堂《医学穷源集》称见《内经》五运六气之说"始得拨云雾而见青天"，"得元会运世及三元运气之说"而后恍然大悟，以为"圣经运气之说为审证之捷法，疗病之秘钥"。

清代陆懋修在外曾祖王朴庄30岁为一纪、60岁为一周、360年为一大运、3600年为一大周的认识基础上，于《世补斋医书》中作《六气大司天》（上下篇）专论，并附《大司天三元甲子考》一篇，提出了"六气大司天"之名，指明上、中、下三元的起止时限与轮替规律，并以此解释历代百家争鸣的寒热、补泻等不同学术流派或学术倾向的分歧根源，强调"古人用寒、用温各随其所值大司天为治"，使"六气大司天"之说以较为完善的形象示于世人。

三、大司天理论的学术意义

以60年为单元的大司天理论，为阐释历代迥异的医家学术见解与用药特色提供了新颖的思路。大司天整体气候趋势及其所导致的疾病性质，是各时期学术学派形成的气候背景和理论基础，此为天人相应的中医整体观提供了新的证据支撑。

诸多历代名医颇具特色的学术主张或用药特点，与医家所处时代的六气大司天特点相契合。如刘完素、张元素所处时代接近，均强调火热病机、主张治用寒凉，因所值大司天为燥火用事。李杲为易水张元素之徒弟，著成《脾胃论》，认为寒湿流行、损伤脾胃真元，主张补脾胃、升阳气，因时值大司天为寒湿用事。朱震亨为元末人，强调"阳常有余，阴常不足"，治善滋阴，因时值大司天为火燥用事。张介宾为明万历时人，专重温补，所值大司天为寒湿用事。吴又可论温疫、周禹载论温热暑疫，所值大司天为风火用事。陆懋修在《世补斋医书》中认为，"欲明前人治法之非偏，必先明六气司天之为病"，六气大司天理论有助于理解历代名医的学术主张与用药特色，"明乎此，而知古圣昔贤，著书立说，都是补偏救弊之人"。若医家所处时代大司天已变迁，疾病特点随之改变，医家的治疗法则也必随之而灵活变化，不能固守偏执于一法而重蹈覆辙。

我国气候环境存在着寒温的变化规律，如竺可桢《中国近五千年来气候变迁的初步研究》所提出的，中国近五千年来气候呈现出寒暖交替的变化规律，包括四个温暖期、四个寒冷期，而重要中医学术流派的"寒温"倾向变迁与气候环境的寒温变化规律存在一定的契合。如伤寒学派

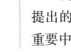

之张仲景，生活于第二个气候寒冷期（公元初年至600年），偏于寒邪伤阳；刘完素、张元素处于第四个温暖期，强调火热之害；明清处第四个寒冷期（1400～1900年），温补学派应时而生，其间出现两个相对温暖期（1550～1600年，1720～1830年），此时的温病大家强调温热致疫。中医经典的伤寒、河间、易水、攻邪、丹溪、温补、温病七大医学流派，其寒、温倾向表现出一定的时空变迁规律，并与"寒温之辨"的学术争鸣相互呼应，除社会生态学时空变化规律外，还暗合于六气大司天规律。

六气大司天理论可以用来解释医家在学术见解与用药特点上的差异。如朱震亨曾从罗知悌学，授以刘完素、张元素、李东垣之书，而悟运气已变，提出与三家完全不同的"阳常有余，阴常不足"之论，皆因"顺阴阳四时，各随五运六气之故"，与六气大司天变化相契合。清代乾嘉年间名医王丙撰《伤寒论注》，用药以温散、温补见长，因其所值为湿寒之气。其外孙陆懋修承其学，为清同治朝名医，却善用辛凉、苦寒，清而取效，因所值为燥火之气，在清代同治二年上海霍乱流行、症见"手足厥逆"时，独以石膏、芩连清而煎之，或以凉水调胆矾吐之而取得显著疗效，实践了"病随司天而变，治亦随之而变"的理念。

在不同历史时代，某些历代经典效方存在较为明显的临证疗效差异，其原因很难用"医家辨证失准"来解释。陆懋修《世补斋医书》尝试分析治疫名方"圣散子方"，认为北宋苏东坡盛誉的治疫神方"圣散子方"（偏于辛温香燥），至明末用之"杀人如麻"的原因，在于气运变化的缘故。苏东坡所值大司天为湿土寒水，明末属风火之气当值，"天之大运加临于地者，变化难测，地之大气感受于人者，切近易明"。

宋人强调"不读五运六气，检遍方书何济"，张元素主张"运气不齐，古今异轨，古方新病不相能也"，暗示后人体悟经典效方的运用时，除审证清楚之外，还需考虑医方相应的大司天背景，以便"师其法而不拘于方""寒温补泻，各随其运"。

大司天理论可以用来剖析同一病证的证治变迁。例如明代医家汪机《运气易览·论五天五运之气》、清代医家陆懋修《世补斋医书》皆以小儿痘症的证治为例，剖析小儿痘症在不同大司天背景下的证治变迁。小儿痘症，陈文仲善用木香散、异功散等温热之药治疗，多因寒水司天，阴寒郁遏，故用辛热之剂发之。嘉靖九年，痘灾盛行，"其治皆主于凉"，为燥火所值；明嘉靖末年，下逮隆庆、万历，"苦寒之弊层见叠出，故万密斋、聂久吾辈首重保元，莫不以温补为事"，或以"茸、附治验"。费建中《救偏琐言》专主寒凉，其说盛行于清康熙、雍正年间，至清乾隆九年交湿寒之运则沿袭者相反，"切戒寒凉"而全活无算。清嘉庆九年，火风用事，又不可以温燥取效。清同治三年燥火司天，"每于痘主清热解毒，痉主泻火坠痰"。总之，继承前人制方用药经验宜"和其运，调其化，不失其宜"，为中医临证诊疗水平的提高开辟了新的思路。

四、对大司天理论的探讨与思考

近年来，多以气象资料、疾病资料、疫病资料、名医经验、学术流派、病证证治变迁等作为研究素材，运用举例验证的研究方法探讨大司天理论的合理性，为大司天理论的推广作出了积极贡献。同时，这些研究大多注意到选用资料的不全面、枚举法的局限性，通常主张以更全面的研究资料弥补研究方法的不足，思考百家争鸣的中医学术发展中存在的一致性的理论思维内核。还有报道直接就枚举法的偏颇进行质疑，反对以偏概全的研究方式，但未能提供可行的研究思路。枚举法的研究应用，反映了对超长周期规律研究的难度，挑战着研究者在收集更全面资料、完善研究方法等方面的智慧，也为今后的长周期五运六气研究提供了宽广的探索空间。

对大周期规律的探索主要有理论外延和理论架构两方面。理论外延的探索，大司天理论按客气阴阳次第推算，而按照五运六气格局所示，客气司天、在泉为四时异常规律，以医理推断，大司天理论应与历代异常气候及其引发的病证证治情况更为契合，与气候正常变化及相应的病证证治情况应存在一定偏差，应在未来的研究中加以区别。理论架构的探索，大司天理论考虑到客气影响，然而，按照五运六气所示造化原理，存在着四时之正气、非时行之气与伏气的不同，还存在着运与气、主与客的呼应与加临，这些都未在大司天理论中得以体现，因此，更合理的超长周期时间规律还应在大司天的基础上进行理论架构的完善。还有人提出以宇宙大爆炸（137.98 亿年前）为子之初，47.0008 亿年前为午之正，按大会、大运等重新划分宇宙历史，推演出新的超长时间周期。也有人就五运六气的周期思想进行探讨，主张研究五运六气多周期叠加现象，开拓五运六气周期的验证性研究。

总之，研究五运六气应泛观博览，深入考察，"博学之，审问之，慎思之，明辨之，笃行之"（《中庸》），以细致观测、潜心考证、缜密思考为基础，实事求是地探讨自然、生命、疾病的客观规律。

第四章
五运六气的临床运用

扫一扫，查阅本章数字资源，含PPT、音视频、图片等

人作为自然界的生灵，生存于天地之间，必应天地之气而生，即《灵枢·阴阳二十五人》所云："天地之间，六合之内，不离于五，人亦应之。"《素问·宝命全形论》亦云："天复地载，万物悉备，莫贵于人，人以天地之气生，四时之法成。"因而，人体的各种活动，均与日月星辰、阴晴晦明、寒暑温凉等自然因素息息相关，《素问·八正神明论》云："是故天温日明，则人血淖液而卫气浮，故血易泻，气易行；天寒日阴，则人血凝泣而卫气沉。月始生，则血气始精，卫气始行；月郭满，则血气实，肌肉坚；月郭空，则肌肉减，经络虚，卫气去，形独居。是以因天时而调血气也。"文中指出日月的运行，不仅带来气温的寒热变化，而且也对人体的气血运行、经络的盈虚、肌肉的强弱等均可产生影响。自然界各种因素的变化，过与不及则为灾，《素问·五常政大论》亦云："故乘危而行，不速而至，暴虐无德，灾反及之。"说明太过、不及所带来自然气化的偏胜偏衰，作用于人体则可导致人体生命活动失调而为病。故《灵枢·百病始生》云："夫百病之始生也，皆生于风雨寒暑……其中于虚邪也，因于天时，与其身形，参以虚实，大病乃成。"虚邪者，即指反常的气候变化。因此，根据五运六气理论对气象运动变化规律进行研究，了解气候对人体生命活动的影响、测知疾病的发生，以及指导疾病的预防和治疗都具有重要的临床意义。正如《素问·脏气法时论》所云："合人形以法四时五行而治。"

五运六气理论在预测气候变化、推测疾病发生、探索病机演变、指导治疗预防等方面均有广泛应用，学习和运用五运六气理论，有助于理解中华文化中人与自然相统一的认识观。

第一节　岁运太过与辨治

岁运统主一年的气化，用以说明全年天时民病的特点。岁运太过之年，本运的气化有余，相应时令气化来得早，即《素问·六元正纪大论》所谓："运有余，其至先。"若致民病，则多发病较急暴，故《素问·六元正纪大论》言："太过者暴……暴者为病甚。"针对岁运太过之年气化偏盛的特点，调治原则当以抑制其太过为要。

一、气化特征

五运太过之纪，气化有余。《素问·五常政大论》对五运太过之纪的气化特征有明确记载，云："帝曰：太过何谓？岐伯曰：木曰发生，火曰赫曦，土曰敦阜，金曰坚成，水曰流衍。"并对太过之岁的气候、物候变化规律进行了详细描述。例如，"发生之纪，是谓启㪜①，土疏泄，苍气

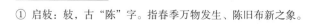

① 启㪜：㪜，古"陈"字。指春季万物发生、陈旧布新之象。

达，阳和布化，阴气乃随，生气淳化，万物以荣"，即木运太过发生之年，其特点是启发陈旧，称为启敤，木气条达，生发之气和调敷化，故万物繁荣。"赫曦之纪，是谓蕃茂，阴气内化，阳气外荣，炎暑施化，物得以昌"，即火运太过赫曦之年，其特点是万物繁华茂盛，称为蕃茂，因为阳气荣于外，火热炎暑之气施行布化，故万物得以昌盛。"敦阜之纪，是谓广化，厚德清静，顺长以盈，至阴内实，物化充成，烟埃朦郁^②，见于厚土，大雨时行，湿气乃用"，即土运太过敦阜之年，其特点是万物广受土气之化，土气内充则物化得以成实，土气太过则易见烟雾尘埃笼罩，时有大雨降下，故湿气易盛。"坚成之纪，是谓收引，天气洁，地气明，阳气随，阴治化，燥行其政，物以司成，收气繁布，化洽不终"，即金运太过坚成之年，其特点是阳气收敛、阴气为用，称为收引，燥气为政，万物得以成熟。"流衍之纪，是谓封藏，寒司物化，天地严凝，藏政以布，长令不扬"，即水运太过流衍之年，其特点是天气封蛰、地气闭藏，称为封藏，天地之气严寒阴凝，以致火气之长令不得发扬。

　　《素问·气交变大论》也指出岁运太过之年，本运之气偏盛，气候的一般特点是岁运本气的气化易于流行。《素问·气交变大论》云："岁木太过，风气流行……生气独治^③，云物飞动，草木不宁，甚而摇落。"文中指出岁运为逢壬所纪的木运太过的六年，相对风气偏盛；木之生气独盛，则云飞物动，草木不宁，甚则摇动折落。"岁火太过，炎暑流行……长气独明，雨水霜寒……上临少阴少阳，火燔焫，水泉涸，物焦槁"。即岁运为逢戊所纪的火运太过的六年，相对气候偏热，暑热易于偏亢；而火之长气独行，盛极必衰，衰则寒水之气来乘，亦可变生雨雪冰霜之灾；若再遇司天之气为少阴（戊子、戊午年）、少阳（戊寅、戊申年）的年份，则火气燔灼，水涸物焦。"岁土太过，雨湿流行……化气独治之，泉涌河衍，涸泽生鱼，风雨大至"。即岁运为逢甲所纪的土运太过的六年，相对降雨偏多，气化多易湿邪偏盛；土之化气独盛，则风雨大至，水泉喷涌，河水泛溢。"岁金太过，燥气流行……收气峻，生气下，草木敛，苍干雕陨"。即岁运为逢庚所纪的金运太过的六年，相对雨水较少，气化偏于干燥；金之收敛之气太过，木之生气受伐，则可造成草木凋零。"岁水太过，寒气流行……寒气早至……上临太阳，则雨冰雪霜不时降"。岁运为逢丙所纪的水运太过的六年，相对气温偏低，寒邪易于先时早至而为害；若再遇司天之气为太阳寒水之年（丙辰、丙戌年），则雨雪冰霜尤多。

二、易发病变

　　岁运太过之年，本气偏盛，易于影响人体相应脏腑发生病变，且发病较急暴，如《素问·六元正纪大论》所云："太过者暴……暴者为病甚。"其发病规律是本气相应之脏偏盛而病，所胜之脏受损而病。按《素问·气交变大论》所载，各岁运太过年份的疾病流行规律如下。

　　"岁木太过，风气流行，脾土受邪。民病飧泄食减，体重烦冤，肠鸣腹支满……甚则忽忽善怒，眩冒巅疾……反胁痛而吐甚"。木运太过之年易致肝木本身及其所胜之脏脾土的病变：肝木之气太过，则见情志失常、烦闷、喜怒、头晕目眩、巅疾、胁痛等；木胜乘土，则见飧泄、食欲减退、肢体困重、肠鸣、腹部胀满等。

　　"岁火太过，炎暑流行，肺金受邪。民病疟，少气咳喘，血溢血泄注下，嗌燥耳聋，中热肩背热……甚则胸中痛，胁支满胁痛，膺背肩胛间痛，两臂内痛，身热骨痛而为浸淫……病反谵妄狂越，咳喘息鸣，下甚血溢泄不已"。火运太过之年易致心本脏病变及其所胜之脏肺金的病变：心病则胸中痛、胸胁胀满疼痛、膺背肩胛间及两臂内痛；心火之气偏盛则易见身热肤痛而为浸淫

---

② 烟埃朦郁：指土湿之气偏盛，烟雨苍茫的自然景象。
③ 生气独治：生气，指木气。岁木太过，自然界木盛土衰，化气不能行令，木气独治。

疮、谵语妄言、狂躁等；火胜乘金而肺金受邪，则易病疟、少气咳喘、血溢血泄、泻下、咽燥耳聋、胸中及肩背热等。

"岁土太过，雨湿流行，肾水受邪。民病腹痛，清厥意不乐，体重烦冤……甚则肌肉萎，足痿不收，行善瘛，脚下痛，饮发中满食减，四肢不举……病腹满溏泄肠鸣"。土运太过之年易致脾本脏病变及其所胜之脏肾水的病变：脾土为病则腹痛、肌肉萎、肢体痿软弛缓不收、行走时易瘛疭抽搐、脚下疼痛；湿盛困脾则水饮内停、腹满食减、溏泄肠鸣；土胜乘水而肾水受邪，则病四肢清冷厥逆、肢体沉重、意不乐、烦闷等。

"岁金太过，燥气流行，肝木受邪。民病两胁下少腹痛，目赤痛眦疡，耳无所闻……则体重烦冤，胸痛引背，两胁满且痛引少腹……甚则喘咳逆气，肩背痛，尻阴股膝髀腨胻足皆病……病反暴痛，胠胁不可反侧，咳逆甚而血溢"。金运太过之年易致肺本脏病变及其所胜之脏肝木的病变：肺金之气偏盛为病则喘咳逆气、咳逆甚而血溢、胸痛、肩背疼痛等；金胜乘木而肝木受邪，则病情志不畅烦闷，胁胀满转侧不利，两胁下及少腹痛、尻阴股膝髀腨胻足等处皆生病痛，目赤疼痛，目眦疮疡，耳无所闻等。

"岁水太过，寒气流行，邪害心火。民病身热烦心躁悸，阴厥上下中寒，谵妄心痛……甚则腹大胫肿，喘咳，寝汗出憎风……病反腹满肠鸣，溏泄食不化，渴而妄冒"。水运太过之年易致肾本脏病变及其所胜之脏心火的病变：肾水受病则肢冷厥逆、腹部肿大、胫肿、喘促咳嗽、寝汗出、恶风、腹胀、肠鸣溏泄、食谷不化等；水胜乘火而邪害心火，则病身热烦躁心悸、谵语妄言、心痛、口渴、头目昏瞀，言行失常妄为等。见表4-1。

表4-1　岁运太过与人体发病关系表

岁运	易受病脏	常见病证
木运太过	肝、脾	胁痛，烦闷，喜怒，眩晕，巅疾；飧泄，食欲减退，肢体困重，肠鸣腹满
火运太过	心、肺	胸中痛，胸胁胀满疼痛，膺背肩胛间痛，两臂内痛，身热肤痛，浸淫疮，谵语妄言，狂躁；疟疾，少气，咳喘，血溢、血泄、泻下，咽燥耳聋，中热，肩背热
土运太过	脾、肾	腹痛，腹满，食减，溏泄肠鸣，饮发，肌肉萎，肢体痿软弛缓不收，四肢不举，瘛疭抽搐，脚下痛；四肢清冷厥逆，肢体沉重，意不乐，烦闷
金运太过	肺、肝	喘咳逆气，甚则咳血，胸痛引背，肩背痛；情志不畅烦闷，胁胀满转侧不利，两胁下及少腹痛，尻阴股膝髀腨胻足痛，目赤疼痛，眦疡，耳无所闻
水运太过	肾、心	肢冷厥逆，腹大胫肿，喘咳，寝汗出，憎风，腹胀肠鸣，溏泄，食谷不化；身热，烦躁心悸，谵语妄言，心痛，口渴，头目昏瞀，言行失常妄为

三、论治理法

《素问·气交变大论》指出："夫五运之政，犹权衡也，高者抑之，下者举之。"说明对于五运六气变化的调节应像权和衡的关系，高者当加以抑制，低者应给予增益。因此，气化太过之年总的调治原则是要抑制其太过，根据具体情况采用散之、清之、燥之、润之、温之等治法，泻其太过之胜气。木运太过之年，"风气流行"，故宜疏散风邪；火运太过之年，"炎暑流行"，故宜清泄暑热；土运太过之年，"雨湿流行"，故宜燥以祛湿；金运太过之年，"燥气流行"，故宜润燥；水运太过之年，"寒气流行"，故宜温热散寒。

《素问·六元正纪大论》还进一步明确提出不同岁运太过的年份，由于其司天、在泉之气不同，气化不尽一致，故所宜的药食性味亦当各有差别。

土运太过之年，"其化上咸寒，中苦热，下酸热"，即甲子、甲午年，司天为少阴君火故宜用咸寒，中运太宫湿土故宜用苦热，在泉为阳明燥金故宜用酸热；"其化上苦热，中苦温，下苦温"，即甲戌、甲辰年，司天为太阳寒水故宜用苦热，中运太宫湿土故宜用苦温，在泉为太阴湿土故宜用苦温；"其化上咸寒，中咸和，下辛凉"，即甲申、甲寅年，司天为少阳相火故宜用咸寒，中运太宫湿土故宜用咸和，在泉为厥阴风木故宜用辛凉。

水运太过之年，"其化上咸寒，中咸热，下酸温"，即丙子、丙午年，司天为少阴君火故宜用咸寒，中运太羽寒水故宜用咸热，在泉为阳明燥金故宜用酸温；"其化上苦热，中咸温，下甘热"，即丙戌、丙辰年，司天为太阳寒水故宜用苦热，中运太羽寒水故宜用咸温，在泉为太阴湿土故宜用甘热；"其化上咸寒，中咸温，下辛温"，即丙寅、丙申年，司天为少阳相火故宜用咸寒，中运太羽寒水故宜用咸温，在泉为厥阴风木故宜用辛温。

火运太过之年，"其化上咸寒，中甘寒，下酸温"，即戊子、戊午年，司天为少阴君火故宜用咸寒，中运太徵炎火故宜用甘寒，在泉为阳明燥金故宜用酸温；"其化上苦温，中甘和，下甘温"，即戊辰、戊戌年，司天为太阳寒水故宜用苦温，中运太徵炎火故宜用甘和，在泉为太阴湿土故宜用甘温；"其化上咸寒，中甘和，下辛凉"，即戊寅、戊申年，司天为少阳相火故宜用咸寒，中运太徵炎火故宜用甘和，在泉为厥阴风木故宜用辛凉。

金运太过之年，"其化上咸寒，中辛温，下酸温"，即庚子、庚午年，司天为少阴君火故宜用咸寒，中运太商燥金故宜用辛温，在泉为阳明燥金故宜用酸温；"其化上苦热，中辛温，下甘热"，即庚辰、庚戌年，司天为太阳寒水故宜用苦热，中运太商燥金故宜用辛温，在泉为太阴湿土故宜用甘热；"其化上咸寒，中辛温，下辛凉"，即庚寅、庚申年，司天为少阳相火故宜用咸寒，中运太商燥金故宜用辛温，在泉为厥阴风木故宜用辛凉。

木运太过之年，"其化上咸寒，中酸凉，下酸温"，即壬子、壬午年，司天为少阴君火故宜用咸寒，中运太角风木故宜用酸凉，在泉为阳明燥金故宜用酸温；"其化上苦温，中酸和，下甘温"，即壬辰、壬戌年，司天为太阳寒水故宜用苦温，中运太角风木故宜用酸和，在泉为太阴湿土故宜用甘温；"其化上咸寒，中酸和，下辛凉"，即壬申、壬寅年，司天为少阳相火故宜用咸寒，中运太角风木故宜用酸和，在泉为厥阴风木故宜用辛凉。

后世医家对于岁运太过导致所胜之脏受邪为病多有阐发。例如，宋代医家陈无择在《三因极一病证方论·五运时气民病证治》中指出：凡遇六壬年……岁木太过，风气流行，脾土受邪，以苓术汤［白茯苓、厚朴、白术、青皮、干姜（炮）、半夏、草果、炙甘草各等份］"治脾胃感风，飧泄注下，肠鸣腹满，四肢重滞，忽忽善怒，眩冒颠晕，或左胁偏疼"。凡遇六戊年……岁火太过，炎暑流行，肺金受邪，以麦门冬汤（麦冬、白芷、半夏、竹叶、炙甘草、钟乳粉、桑白皮、紫菀、人参各等份）"治肺经受邪，上气咳喘，咯血痰壅，嗌干耳聋，泄泻，胸胁满，痛连肩背，两臂膊疼，息高"。凡遇六甲年……岁土太过，雨湿流行，肾水受邪，以附子山茱萸汤（附子、山茱萸各一两，木瓜干、乌梅各半两，半夏、肉豆蔻各三分，丁香、藿香各一分）"治肾经受湿，腹痛寒厥，足痿不收，腰痛，行步艰难，甚则中满，食不下，或肠鸣溏泄"。凡遇六庚年……岁金太过，燥气流行，肝木受邪，以牛膝木瓜汤（牛膝、木瓜各一两，芍药、杜仲、枸杞子、黄松节、菟丝子、天麻各三分，炙甘草半两）"治肝虚遇岁气，燥湿更胜，胁连小腹拘急疼痛，耳聋目赤，咳逆，肩背连尻、阴、股、膝、髀、腨、胻皆痛"。凡遇六丙年……岁水太过，寒气流行，邪害心火，以川连茯苓汤（黄连、茯苓各一两，麦冬、车前子、通草、远志各半两，半夏、黄芩、炙甘草各一钱）"治心虚为寒冷所中，身热心躁，手足反寒，心腹肿痛，喘咳自汗，甚则大肠便血"。

四、病案举例

病案一

至元丙寅六月，时雨霖霢，人多病湿瘟。真定韩君祥，因劳役过度，渴饮凉茶，及食冷物，遂病头痛，肢节亦疼，身体沉重，胸满不食。自以为外感内伤，用通圣散二服，添身体困甚。医以百解散发其汗（汗）。越四日，以小柴胡汤二服，复加烦热躁渴。又六日，以三承气汤下之（下），躁渴尤甚。又投白虎加人参、柴胡饮子之类（清），病愈增。又易医，用黄连解毒汤、朱砂膏、至宝丹之类，至十七日后，病势转增，传变身目俱黄，肢体沉重，背恶寒，皮肤冷，心下痞硬，按之则痛（心下痛，按之硬，手少阳受寒，足少阴血滞，执按之而痛为实，则误），眼涩（眼涩湿毒），不欲开，目睛不了了，懒言语，自汗，小便利，大便了而不了（此痞痛，按之痛为阴证，故小便利，大便了而未了，理中汤佳），罗诊其脉紧细（寒），按之空虚（下焦无阳也），两寸脉短，不及本位。此证得之因时热而多饮冷，加以寒凉寒药过度，助水乘心，反来侮土，先因其母，后薄其子。《经》曰：薄所不胜，乘所胜也。时值霖雨，乃寒湿相合，此为阴证发黄明也（身无汗，齐颈而还，小便不利，则发黄。今身自汗，小便利而发黄，明属寒湿）。罗以茵陈附子干姜汤主之（茵陈附子干姜汤：附子、干姜、半夏、草豆蔻、白术、陈皮、泽泻、枳实、茵陈、生姜）。《内经》云：寒淫于内，治以甘热，佐以苦辛，以咸泻之，以辛润之，以苦坚之。湿淫所胜，平以苦热，估以酸辛以苦燥之，以炎泄之。附子、干姜辛甘大热，散其中寒，故以为主，半夏、草豆蔻辛热，白术、陈皮苦甘温，健脾燥湿，故以为臣，生姜辛温以散之，泽泻甘平以渗之，枳实苦微寒，泄其痞满，茵陈苦微寒，其气轻浮，佐以姜、附，能去肤腠间寒湿而退其黄，故为佐使也。煎服一副，前症减半，再服悉去。又与理中汤服之，数日，气得平复。或者难曰：发黄皆以为热，今暑隆盛之时，又以热药，治之而愈，何也？（此辨不可少）罗曰：主乎理耳。成无己云：阴证有二，一者始外伤寒邪，阴经受之，或因食冷物，伤太阴经也。一者始得阳证，以寒治之，寒凉过度，变阳为阴也。今君祥因天令暑热，冷物伤脾，过服寒凉，阴气太胜，阳气欲绝，加以阴成寒湿相合发而为黄也。仲景所谓当于寒湿中求之。李思顺云：解之而寒凉过剂，泻之而逐寇伤君。正以此耳。圣贤之制，岂敢越哉？或曰：洁古之学，有自来矣。（江瓘《名医类案》）

【按语】本案患者病发于六月多湿瘟之际，故前医每多以寒凉之剂清下之。殊不知是年丙寅，丙为太羽阳水，属中运水运太过之年，寒气偏盛；寅化少阳相火司天，上半年火气主事。患者虽因热而多饮冷，但丙寅岁水运太过，寒气偏盛，易于邪害心火；又时值六月霖雨，湿淫氤氲；再加以寒凉用药过度，助水乘心，反来侮土，乃寒湿相合，湿困脾胃，发为阴黄，所以"传变身目俱黄，肢体沉重，背恶寒，皮肤冷，心下痞硬"，罗以其"明属寒湿"，投茵陈附子干姜汤，以姜附之热散其寒，以半夏、草豆蔻、白术、陈皮等燥其湿，正合《内经》"寒淫于内，治以甘热，佐以苦辛，以咸泻之，以辛润之，以苦坚之。湿淫所胜，平以苦热，佐以酸辛，以苦燥之，以淡泄之"。故"煎服一副，前症减半，再服悉去"，最后尚不忘与理中汤温运中阳，使所伤之太阴脾阳得复，以善其后。

病案二

张意田治一人，戊寅二月间，发热胸闷不食，大便不通，小便不利，身重汗少，心悸而惊。予疏散消食药，症不减，更加谵语叫喊。诊其脉弦缓，乃时行外感，值少阳司天之令，少阳证虽少，其机显然，脉弦发热者，少阳本象也。胸闷不食者，逆于少阳之枢分也。少阳三焦内合心包，不解则烦而惊，甚则阳明胃气不和而谵语，少阳循身之侧，枢机不利则身重而不能转侧，三焦失职则小便不利，津液不下则大便不通。此证宜以伤寒例，八九日下之，胸满烦惊，小便不利，谵语，一身尽重，不可转侧者，柴胡加龙骨牡蛎汤主之。如法治之，服后果愈。（魏之琇《续名医类案》）

【按语】戊寅之年，火运太过，本年热气偏盛，寅年为少阳相火司天，上半年火气主事，下半年厥阴风木在泉，风气主事。五运六气结合，则可知火气和风气为全年气候特点。患者外感，值少阳司天之令，少阳三焦内合心包，不解则烦而惊，甚则阳明胃气不和而谵语，少阳循身之侧，枢机不利则身重而不能转侧，三焦失职则小便不利，津液不下则大便不通。治以柴胡加龙骨牡蛎汤，服后而愈。

病案三

李民范目常赤，戊子年火运，君火司天，其年病目者，往往暴盲，火运灾烈故也。李是年目大发，张以瓜蒂散涌之，赤立消。不数日又大发，其病之来也，先以左目内眦赤发牵睛，状如铺麻，左之右次锐眦发赤，左之右赤贯瞳子，再涌之，又退。凡五次，亦五次皆涌之。又刺其手中出血，及头上鼻中皆出血，上下中外皆夺，方能战退。然不敢观书及见日。张云：当候秋凉再攻则愈。火方旺而在皮肤，虽攻其里无益也。秋凉则热渐入里，方可擒也。惟宜暗处闭目，以养其神水，暗与静属水，明与动属火。所以不宜见日也。盖李因初愈后，曾冒暑出门，故痛连发不愈如此。涌泄之后，不可常攻。使服鼠黏子以退翳。方在别集中。（魏之琇《续名医类案》）

【按语】戊子之年，火运太过，《素问·气交变大论》云："岁火太过，炎暑流行。"《素问·五运行大论》又云："子午之上，少阴主之。"即戊子年中运与司天之气同化，是年气化易火热偏亢为害，且三之气客气少阴君火加临主气少阳相火，故民易受热为病。患者李某平素"目常赤"，遇戊子之年气运暑热盛，故目锐眦发赤贯瞳仁，胬肉攀睛，目眦者火轮属心。病在上者，"因而越之"，是医以瓜蒂散涌之立效。然患者初愈即冒暑出门，故赤痛连发不愈。虽凡五次涌吐，又刺出血泄热皆效，但泻实亦易伤正，故"不可常攻"，须待秋后君、相之火退位，方可再攻退翳则愈。

病案四

乾隆戊子年，吾邑疫疹流行，一人得病，传染一家，轻者十生八九，重者十存一二，合境之内，大率如斯。初起之时，先恶寒而后发热，头痛如劈，腰如被杖，腹如搅肠，呕泻兼作。大小同病，万人一辙。有作三阳治者，有作两感治者，有作霍乱治者。迫至两日，恶候蜂起，种种危症，难以枚举。如此而死者，不可胜计。此天时之疠气，人竟无可避者也。原夫至此之由，总不外乎气运。人身一小天地，天地有道如是之疠气，人即有如是之疠疾。缘戊子岁少阴君火司天，大运主之，五六月间，又少阴君火，加以少阳相火，小运主之，二之气与三之气合行其令，人身中只有一岁，焉能胜烈火之亢哉？一者不按运气，固执古方，百无一效，或有疑而商之者，彼即朗诵陈言，援以自正。要之执伤寒之法以治疫，焉有不死者乎？是人之死，不死于病而死于药，不死于药而竟死于执古方之药也。予因运气，而悟疫症乃胃受外来之淫热，非石膏不足以取效耳！且医者意也，石膏者寒水也，以寒胜热，以水克火，每每投入百发百中。五月间余亦染疫，凡邀治者，不能亲身诊视，叩其症状，录受其方，互相传送，活人甚众。（余师愚《疫疹一得·论疫疹因乎气运》）

【按语】戊子之岁，岁运为戊火太徵，火运太过，子年化少阴君火司天，运气同化属"太过而同天化"之天符年，全年的气候特点为火热偏盛且变化剧烈，为病则"其病速而危"。是年五六月间该邑疫疹流行，时值小满至大暑的三之气司令时段，主气本为少阳相火当令，再得客气少阴君火用事，二火"合行其令"，热胜愈烈。疫疹证候表现虽似错综，但余氏根据值年、当令五运六气综合分析，认为与彼时烈火之亢密切相关，断此疫疹为胃受外来之淫热所致，非石膏不足以清其热。石膏，味辛性大寒，对肺胃热盛、气血两燔所发斑疹者，余氏每每重用之，多获良效。因其"以寒胜热，以水克火"，故能百发百中。

第二节　岁运不及与辨治

岁运不及是指主岁之运气衰少不及，时节已到，而气候还不到仍表现为上一年岁运之气的气候变化。《素问·六元正纪大论》云："运不及，其至后。"即"至而未至"。若致民病，则多发病较徐缓而持续，故《素问·六元正纪大论》云："不及者徐……徐者为病持。"针对岁运不及之年气化不及的特点，调治原则当补其不足抑其有余。

一、气化特征

五运不及之纪，气化不足。全年气候多表现为本气不足、所不胜之气偏胜的特征，还可能会出现制约胜气的复气气候特征。

《素问·五常政大论》云："帝曰：其不及奈何？岐伯曰：木曰委和，火曰伏明，土曰卑监，金曰从革，水曰涸流。"并对这些特征所代表的气候、物候变化规律进行了详细描述。

"委和之纪，是谓胜生，生气不政，化气乃扬"，即委和木运不及之年，受金气制约而木之生气不得施用，土不受制而化气得以发扬，木之子火的长气自能保持平静，木之所不胜金的收气提前来临，凉雨时时降下，风云并起，草木繁荣较晚，易于干枯凋落。

"伏明之纪，是谓胜长，长气不宣，藏气反布，收气自政，化令乃衡，寒清数举，暑令乃薄"，即伏明火运不及之年，火之长气被水气所胜，火不及则长气不得宣发，水之藏气反而布施，金的收气维持政令，土之化气趋于平稳。金气自行其令，所以频频出现寒冷凉爽的气候。

"卑监之纪，是谓减化，化气不令，生政独彰，长气整，雨乃愆，收气平，风寒并兴，草木荣美，秀而不实，成而秕也"，卑监土运不及之年，土主的化气被木气抑制而减弱，化气不能行令，木之生气反而独旺，火之长气不受影响而平稳，湿气不得施化，雨水至期不降，金之收气不受影响而自平，木水之气俱旺，故风寒并起，草木虽然华美，因化气不足，故不能成实，成熟如秕秕。

"从革之纪，是谓折收，收气乃后，生气乃扬，长化合德，火政乃宣，庶类以蕃"，从革金运不及之年，收气被火气克制，金运不及，其收气晚至，木之生气得以发扬，火气与土气相合为用，火气之政得以宣发，万物繁茂。

"涸流之纪，是谓反阳，藏令不举，化气乃昌，长气宣布，蛰虫不藏，土润水泉减，草木条茂，荣秀满盛"，涸流水运不及之年，水之藏气不行，阳气反得施行，藏气不得发挥，土之化气昌盛，火气不畏其制则长气得以宣布，蛰虫在外不藏，土层湿润，水泉减少，草木条达茂盛，万物繁华秀美。

《素问·气交变大论》也指出："岁木不及，燥乃大行，生气失应，草木晚荣，肃杀而甚，则刚木辟著，柔萎苍干……复则炎暑流火。"即木运不及之年（逢丁所纪六年），易出现其所不胜之气燥气的流行变化，因此，木运不及之年的气候主要表现为风气不及、燥气偏胜，还会出现暑热的气候变化。"岁火不及，寒乃大行，长政不用，物荣而下，凝惨而甚，则阳气不化，乃折荣美……复则埃郁，大雨且至"。即火运不及之年（逢癸所纪六年），其所不胜之气寒气易于流行，因此，火运不及之年的气候主要表现为火热之气不及、寒气偏胜，还会出现雨湿的气候变化。"岁土不及，风乃大行，化气不令，草木茂荣，飘扬而甚，秀而不实……复则收政严峻，名木苍雕"。土运不及之年（逢己所纪六年），容易导致所不胜之气风气流行，因此，土运不及之年的气候主要表现为湿气不及、风气偏胜，还会出现燥气的气候变化。"岁金不及，炎火乃行，生气乃用，长气专胜，庶物以茂，燥烁以行……复则寒雨暴至，乃零冰雹霜雪杀物"。金运不及之年（逢乙所纪六年），其所不胜之气火气常易流行，因此，金运不及之年的气候主要表现为燥气不及、火气偏胜，还会受到寒气的影响。"岁水不及，湿乃大行，长气反用，其化乃速，暑雨数至……复则大风暴发，草偃木零，生长不鲜"。水运不及之年（逢辛所纪六年），常易出现其所不胜之气湿气流行，因此，水运不及之年的气候主要表现为寒气不及、湿气偏胜，还会受到风气的影响。

二、易发病变

岁运不及之年，其发病规律是本气相应之脏表现不及而病，所不胜之脏偏盛而病，还可因复气出现而产生相应的病证。根据《素问·气交变大论》所载，各岁运不及之年的天时民病状况如下。

岁木不及之年，"民病中清，胠胁痛，少腹痛，肠鸣溏泄……复则炎暑流火……病寒热疮疡痱胗痈痤……上胜肺金，白气乃屈，其谷不成，咳而鼽"。即木运不及之年，人体发病的规律是本运相应之肝脏、所不胜之气相应之肺脏和复气相应之心脏发生病变。肝木不及则见腹中清冷、胠胁痛、少腹痛、肠鸣溏泄等症；木运不及，"己所不胜侮而乘之"，则胜运之肺气偏盛，可见寒热、咳而鼽等症；木运不及，金气胜木，木郁生火，火能克金，故木气受制时，其子气来复，故心火之气亢盛可见疮疡、痱胗、痈痤等暑热病证。

火运不及之年，"岁火不及，寒乃大行……阳气不化……民病胸中痛，胁支满"。故火运不及之年人体发病规律是本运心脏、所不胜之肾脏、复气之脾脏发生病变。火运不及之年，由于阴寒凝积，阳气不化，寒水之气大行，则易患胸中痛，胁下胀满疼痛，膺、背、肩胛间及两臂内侧疼痛，抑郁眩冒，心痛，突然失音，胸腹部肿大，胁下与腰背部相互牵引而痛，甚则肢体蜷屈不能伸，髋部髀部好似分离不相联结等；若火被水抑，土气来复，则脾失健运，出现便溏腹满，食饮不下，腹中寒冷肠鸣，腹泻腹痛，四肢拘挛、痿软、麻痹，两足难以支持身体等。

土运不及之年，"岁土不及，风乃大行……民病飧泄霍乱，体重腹痛"。故土运不及之年发病规律是本脏脾脏、所不胜之肝脏、复气之肺脏发生病变。脾土气衰，风乃大行，木乘湿土则易患飧泄霍乱、体重腹痛、筋骨繇复、肌肉𤸷酸、善怒等；土为木克，金气来复，则见胸胁暴痛、下引少腹、善太息。

金运不及之年，"岁金不及，炎火乃行，生气乃用……民病肩背瞀重，鼽嚏，血便注下"。故金运不及之年发病规律是本运肺脏、所不胜之心脏、复气之肾脏发生病变。火气流行，金衰不能制木，木气旺盛，则容易患肩背瞀重、鼽嚏血便注下等病证；金气被制，水气来复，寒气偏胜，阴气厥逆而格拒，则易致头痛，并延及囟顶，并可出现发热、口疮，甚则心痛等病证。

水运不及之年，"岁水不及，湿乃大行……民病腹满身重，濡泄"。故水运不及之年发病规律是本运肾脏、所不胜之脾脏、复气之肝脏发生病变。湿土之气大行，多见腹满身重，濡泄，阴寒疮疡，腰股疼痛，腘、腨、股、膝活动不便，两足痿软清厥，脚下痛，甚则足肿；水不制火也可见火气旺盛，可见心中烦闷；若逢太阴司天，寒水在泉，则患下部寒疾，甚则腹满浮肿；水被土抑，木气来复，肝木克土，则易见筋骨拘挛、肌肉𤸷瘛、两眼视物昏花、肌肤发疹、痛于心腹等。五运不及与人体发病情况见表4-2。

表 4-2　岁运不及与人体发病关系

岁运	发病脏腑	发病的主要症状表现
木运不及	肝肺心	中清，胠胁痛，少腹痛，肠鸣，溏泄，寒热，疮疡，痈胕，痛痉，咳而衄
火运不及	心肾脾	胸中痛，胁支满，两胁痛，膺背肩胛间及两臂内痛，郁冒蒙昧，心痛暴喑，胸腹大，胁下与腰背相引而痛，髀腘如别，鹜溏腹满，食饮不下，寒中肠鸣，泄注腹痛，暴挛痿痹，足不任身
土运不及	脾肝肺	飧泄霍乱，体重腹痛，筋骨繇复，肌肉瞤酸，善怒，胸胁暴痛，下引少腹，善太息
金运不及	肺心肾	肩背瞀重，鼽嚏血便注下，阴厥且格阳反上行头，脑户痛，囟顶发热，口疮，心痛
水运不及	肾脾肝	腹满身重，濡泄寒疡流水，腰股痛发，腘腨股膝不便，烦冤，足痿，清厥，脚下痛，跗肿，寒疾于下，腹满浮肿，筋骨并辟，肌肉瞤瘛，目视䀮䀮，肌肉胗发，气并膈中，痛于心腹

　　五运太过和不及，由于均有本气、胜气、复气的关系，其发病往往涉及多个脏腑，临床表现亦较复杂。一般而言，病变除影响到本脏外，根据五行生克制化的关系，又常影响到所胜和所不胜的脏腑，例如木运不及之年，除可见本脏肝病外，还常见脾胃和肺病。《素问·五运行大论》谓"气有余，则制己所胜而侮所不胜，其不及，则己所不胜侮而乘之，己所胜轻而侮之"，甚至还可波及其所生的脏腑，因此，发病脏腑和疾病症状也各不相同。

三、论治理法

　　五运六气盛衰与虚实病机有密切关系，《素问·至真要大论》强调"虚者责之，盛者责之"。五运六气的盛衰取决于运气的太过与不及，《素问·天元正纪大论》云："有余而往，不足随之，不足而往，有余从之。"太过者有余则气盛，不及者气不足则气衰，故受胜气之邪则病实，受衰气之邪则病虚。其中，五运不及则本气为衰气，所不胜之气即成为胜气，与之相应所不胜之脏则病变为实证，受邪之脏则往往病变为虚证。如木运不及，燥气成为胜气，肺受邪则病变为实，肝受邪则病变为虚。《素问·气交变大论》亦云："夫五运之政，犹权衡也，高者抑之，下者举之。"言五运之气的变化犹如权衡一样可以调整，不及者当要扶持。气化不及之年总的调治原则是要补其不足并抑其所不胜。如木运不及之年，"燥乃大行"，故宜补肝泻肺；火运不及之年，"寒乃大行"，故宜温热散寒；土运不及之年，"风乃大行"，故宜疏肝健脾；金运不及之年，"炎火乃行"，故宜补肺泻火；水运不及之年，"湿乃大行"，故宜补肾健脾利湿。

　　宋代陈无择在《三因极一病证方论·五运时气民病证治》中对不及提出了各自的治疗方法与相应的方药。陈无择指出"六丁、六癸、六己、六乙、六辛岁，乃木火土金水不及，为五运后天，民病所感，治之各以五味所胜，调和以平为期"的治疗原则与方法，并针对五运不及提出了相应的治疗方药。凡遇六丁年，委和之纪，岁木不及，燥乃盛行，用苁蓉牛膝汤[肉苁蓉（酒浸）、牛膝（酒浸）、木瓜干、白芍药、熟地黄、当归、炙甘草各等份]治疗肝虚为燥热所伤病证，肝体阴而用阳，阴不足则阳无以生，故病中清，且肝阴不足，故症见胁并小腹痛、肠鸣溏泄，或发热、遍体疮疡、咳嗽支满、鼻衄。凡遇六癸年，伏明之纪，岁火不及，寒乃盛行，方用黄芪茯神汤（黄芪、茯神、远志、紫河车、炒酸枣仁各等份）治心虚夹寒，心血不足濡养失职且寒主凝滞，故症见心胸中痛、两胁连肩背支满噎塞、郁冒蒙昧、髀腘挛痛、不能屈伸；或下利溏泄、饮食不进、腹痛、手足痿痹、不能任身。凡遇六己年，卑监之纪，岁土不及，风气盛行，方用白术厚朴汤[白术、厚朴（姜炒）、半夏（汤洗）、桂心、藿香、青皮各三两，干姜（炮）、炙甘草各半两]治脾虚风冷所伤，脾气衰弱，木乘湿土，脾虚肝木乘之，肝气升发太过，故症见心腹胀满疼痛、四肢筋骨重弱、肌肉瞤动酸痹、善怒、霍乱吐泻；或胸胁暴痛、下引小腹、善太息、食少失味。凡遇六乙年，从革之纪，岁金不及，炎火盛行，方用紫菀汤［紫菀茸、白芷、人参、炙甘草、地骨皮、杏仁（去皮尖）、炙桑白皮各等份］治肺虚感热，肺虚有热，且肺合大肠，则炎火下移，故症见咳嗽喘满、自汗衄血、肩背瞀重、血便注下；热扰于上则脑户连囟顶痛、发热口疮、心痛。凡遇六辛年，涸流之纪，岁水不及，湿乃盛行，方用五味子汤［五味子、附子（炮，去皮脐）、巴戟天（去心）、鹿茸（燎去毛，酥炙）、山茱萸、熟地黄、制炒杜仲各等份］治肾虚坐卧湿地，肾虚湿胜，肾阳不足且寒主凝滞，故症见腰膝重着疼痛、腹胀满、濡泄无度、行步艰难、足痿清厥甚则浮肿、面色不常，或筋骨并辟、目视𬆐𬆐、膈中咽痛等。

《素问·六元正纪大论》同样提出不同岁运不及的年份，由于其司天、在泉之气不同，气化不同，所宜的药食性味亦各有差别。分述如下。

土运不及之年，"其化上辛凉，中甘和，下咸寒，所谓药食宜也"。即己巳、己亥年，司天为厥阴风木宜辛凉，中运湿化宜甘和，在泉为少阳相火宜咸寒。"其化上苦小温，中甘和，下咸寒，药食宜也"。即己卯、己酉岁，司天为阳明燥金宜苦小温，中运少宫土运不及宜甘和，在泉为少阴君火宜咸寒。"其化上苦热，中甘和，下甘热，药食宜也"。即己丑、己未岁，司天为太阴湿土宜苦热，中为少宫土运不及宜甘和，在泉为太阳寒水宜甘热。

水运不及之年，"其化上苦热，中苦和，下苦热，所谓药食宜也"。即辛未、辛丑岁，司天为太阴湿土宜苦热，中运寒化致病宜苦和，在泉为太阳寒水宜苦热。"其化上辛凉，中苦和，下咸寒，药食宜也"。即辛巳、辛亥岁，司天为厥阴风木宜辛凉，中为少羽水运不及宜苦和，在泉为少阳相火宜咸寒。"其化上苦小温，中苦和，下咸寒，药食宜也"。即辛卯、辛酉岁，司天为阳明燥金宜苦小温，中为少羽水运不及宜苦和，在泉为少阴君火宜咸寒。

金运不及之年，"其化上苦热，中酸和，下甘热，所谓药食宜也"。即乙丑、乙未岁，司天为太阴湿土宜苦热，中运清化致病宜酸和，在泉为太阳寒水宜甘热。"其化上辛凉，中酸和，下咸寒，药食宜也"。即乙亥、乙巳岁，司天为厥阴风木宜辛凉，中运清化致病宜酸和，在泉为少阳相火宜咸寒。"其化上苦小温，中苦和，下咸寒，药食宜也"。即乙酉、乙卯岁，司天为阳明燥金宜苦小温，中为少商金运不及宜苦和，在泉为少阴君火宜咸寒。

火运不及之年，"其化上苦小温，中咸温，下咸寒，所谓药食宜也"。即癸酉、癸卯岁，司天为阳明燥金宜苦小温，中为少徵火运不及宜咸温，在泉为少阴君火宜咸寒。"其化上苦温，中咸温，下甘热，药食宜也"。即癸未、癸丑岁，司天为太阴湿土宜苦温，中为少徵火运不及宜咸温，在泉为太阳寒水宜甘热。"其化上辛凉，中咸和，下咸寒，药食宜也"。即癸巳、癸亥岁，司天为厥阴风木宜辛凉，中为少徵火运不及宜咸和，在泉为少阳相火宜咸寒。

木运不及之年，"其化上苦小温，中辛和，下咸寒，所谓药食宜也"。即丁卯、丁酉岁，司天为阳明燥金宜苦小温，中为少角木运不及宜辛和，在泉为少阴君火宜咸寒。"其化上苦温，中辛温，下甘热，药食宜也"。即丁丑、丁未岁，司天为太阴湿土宜苦温，中运风化致病宜辛温，在泉为太阳寒水宜甘热。"其化上辛凉，中辛和，下咸寒，药食宜也"。即丁亥、丁巳岁，司天为厥阴风木宜辛凉，中为少角木运不及宜辛和，在泉为少阳相火宜咸寒。

四、病案举例

病案一

罗谦甫治参政商公，年六旬余。原有胃虚之症，至元己巳夏上都住，时值六月，霖雨大作，连日不止，因公务劳役过度，致饮食失节，每旦则脐腹作痛，肠鸣自利，须去一二行，乃少定，不喜饮食，懒于言语，身体倦困。罗诊其脉，沉缓而弦，参政以年高气弱，脾胃素有虚寒之证，加之霖雨及劳役饮食失节，重虚中气。《难经》云：饮食劳倦则伤脾，不足而往，有余随之。若岁火不及，寒乃大行，民病鹜溏。今脾胃正气不足，肾水必夹木势，反来侮土，乃薄所不胜，乘所胜也。此疾非甘辛大热之剂，则不能泻水补土（舍时从症）。虽夏暑之时，有用热远热之戒。又云：有假者反之，是从权而治其急也。《内经》云：寒淫于内，治以甘热。干姜、附子，辛甘大热，以泻寒水，用以为君，脾不足者，以甘补之，人参、白术、甘草、陈皮，苦甘温，以补脾土，胃寒则不欲食，以生姜、草豆蔻辛温，治客寒犯胃，厚朴辛温，厚肠胃，白茯苓甘平，助姜附以导寒湿，白芍药酸微寒，补金泻木，以防热伤肺气为佐也，不数服良愈。（江瓘《名医类案》）

【按语】己巳之岁，己为阴土，中运少宫土运不及，风木之气偏盛，同时司天为厥阴风木，主运土气受风木克制，在泉为少阳相火，火气主事。患者本有胃虚之症，时值六月，上半年厥阴风木盛行，克伤脾胃。因公务劳役过度，致饮食失节，适逢霖雨大作，连日不止，脾阳被湿邪阻遏，导致脾胃更加虚弱。故治疗当健脾和胃，温阳化湿，用附子、干姜辛甘大热以温阳化湿，生姜、草豆蔻辛温，温补脾胃，用甘味人参、白术补益脾胃之气，数剂即获良效。

病案二

易思兰治宗室毅斋，年五十二，素乐酒色。九月初，忽倒地，昏不知人，若中风状，目闭气粗，手足厥冷，身体强硬，牙关紧闭。有以为中风者，有以为中气中痰者，用乌药顺气散等药俱不效，又有作阴治者，用附子理中汤，愈加痰响。五日后召易，诊六脉沉细紧滑，愈按愈有力，问曰：此何病？曰：寒湿相搏痉病也。痉属膀胱，当用羌活胜湿汤主之。先用稀涎散一匕，吐痰一二碗，昏愦即醒，随进胜湿汤六剂痉愈。以八味丸调理一月，精神复常。其兄宏道问曰：病无掉眩，知非中风，然与中气中痰夹阴，似亦无异，何以独以痉名之？夫痉缘寒湿而成，吾宗室之家，过于厚暖有之，寒湿何由而得？《易》曰：运气所为，体虚者得之。本年癸酉，戊癸化火，癸乃不及之火也。《经》曰：岁火不及，寒水侮之，至季夏土气太旺，土为火子，子为母复仇，土来制水。七月八月土气是湿，客气是水，又从寒水之气，水方得令，不服土制，是以寒湿相搏，太阳气郁而不行。其症主脊背项强，卒难回顾，腰似折，项似拔，乃膀胱经痉病也。宏道曰：痉缘寒湿而成，乌药顺气等药，行气导痰祛湿者也，附子理中祛寒者也，何以不效？用胜湿汤何以速效？易曰：识病之要，贵在认得脉体形症。用药之法，全在理会经络运气，脉症相应，药有引经，毋伐天和，必先岁气，何虑不速效耶？夫脉之六部俱沉细紧滑，沉属里，细为湿（此句可疑，《脉诀》以濡为湿，并无以细为湿之说），紧为寒中，又有力而滑，此寒湿有余而相搏也。若虚脉之症，但紧细而不滑。诸医以为中风，风脉当浮，今不浮而沉，且无眩掉等症，岂是中风。以为中气、中痰，痰气之脉不紧，今脉紧而体强直，亦非中气、中痰，故断为痉病。前用乌药、附子理中汤，祛寒不能祛湿，祛湿不能祛寒，又不用引经药，何以取效？胜湿汤：藁本、羌活，乃太阳之主药，通利一身百节，防风、蔓荆能胜上下之湿，独活散少阴肾经之寒，寒湿既散，病有不瘳者乎？（魏之琇《续名医类案》）

【按语】癸酉之岁，中为少徵火运不及，全年寒气偏盛，岁火不及，寒水之气大行。初夏为土气主令，火被水抑，土气来复，故不能为害。七、八月为长夏，湿主气令，客气为太阳寒水，当此水旺之时，土气不能制寒水，故寒湿相搏，太阳经气郁而不行而为痉。故以羌活胜湿汤散寒祛湿，又以引经之药引散寒祛湿之品入太阳经而取效。

病案三

沈明生治沈翰臣妇咳嗽发热，或认为不足，遽用六味地黄汤，以滋阴分，既而咳进更剧。诊之脉浮且数，风热干乎肺家，宜用疏表之剂。服下遍身发出红疹，二剂咳差缓，而仍未透。更用辛凉等味，以清表热，仍嗽，复作泻不已。咸归咎寒凉。沈笑曰：非也。肺受风邪，邪变为热，《经》云：邪并于阳，则阳热而阴虚。始则疹在欲出之际，火上炎于手太阴而作嗽。今则疹在欲收未收之时，热下移于手阳明而作泻，是属斑疹家常候，何足怪乎？行且止矣。果越两日，而嗽宁泻止，身凉疹退。按：斑疹之候虽异，斑疹之治略同。是岁丁未湿土司天，而春夏之交，燥旱殊甚，盖犹袭乎昨岁燥金在泉之余气耳。是以初当凉解，而不利乎温散，次当寒润，而不利于温补。六味地黄丸之属虽若相宜，然质浊味厚，不惟不能达表，抑且锢蔽外邪，施诸疹退而余热未清之时，稍为近理。今初热始嗽，辄为用之，是非滋阴，乃滋害也。况以丸为汤，已非古人本意，而专投泛用，尤乘病变之机，自来善用六味者，无过薛立斋。假使九原可作，视近日之汤法盛行，能无掩口葫芦哉。（魏之琇《续名医类案》）

【按语】丁未之岁，中为少角木运不及，全年燥气偏盛，未年为太阴湿土司天，故上半年湿气主事，太阳寒水在泉，故下半年寒气主事。春夏之交，燥旱尤甚，承袭昨岁燥金在泉之余气，故初当凉解，而不宜温散，六味地黄丸恋邪，诸疹退而余热未清。故沈曰：肺受风邪，邪变为热，要以疏散风热为主，而嗽宁泻止、身凉疹退。

病案四

顺治辛卯岁，予年四十有二，八月中，生一胃脘痈，在鸠尾斜下右寸许，微肿不红，按之不痛，隐隐然如一鸡卵在内。姚继元先生视之曰：此胃脘痈也，一名捧心痈，速宜解散，否则有性命之忧。与一大膏药，上加末药二三钱，午间烘贴，至暮手足苏软，渐至身不能转侧，仰卧于书斋，心烦意乱，屏其家人。至初更时，痈上起一毒气，从左乳下，至肋，下胁，入于左肾，入时如烧锥刺入，眼中一阵火光，大如车轮，神气昏晕，痛楚难言，火光渐摇漾而散，神昏始苏。过半时许，其气复起，其行如旧，痛楚如前，如此者三四次。予思之，此戊与癸合也，然腑邪入脏，自分必死，妄想此毒气不从胁下入肾，得从中而入于肠胃则生矣。如此静而行之，初次不从，二次即随想而仍从左乳下入于肠中，腹中大鸣，无从前之痛楚矣。随起随想，因悟修养之道，气随想而运用者也（运气法大能起鼓膈之证，劳怯咳嗽亦妙）。至天明，大泄数次，胸膈宽疏。继元先生复视之曰：毒已解散，无妨事矣。予因问曰：膏药乃毒药耶？曰：非也。上撒之末药，名曰端午药，纯用砒霜、巴豆，于端午日配制，无此毒药，焉能透入皮肉之内？予曰：何不早言，昨晚以为必死于毒，今早始悟膏药中必有毒药。而得生于毒矣。毒药攻疾，有如此之妙也。

至次年中秋复发，仍用膏药、末药，毫无前番之状，而肿亦不消。予因想运气之妙，经行坐卧，以手按摩，意想此毒气仍归肠胃而出，如此十余日而散。

至次年中秋又发，予对继元先生曰：去岁膏药不应，今须另法治之。姚曰：部院刘公之夫人生此毒，曾另置末药，比前药更毒，贴之要起大疱，此药用去，无有不应。粘贴数日，并不起疱，肿亦不消，予想此证已顽，不受毒药之制（膏药尚且不应，而况平和汤之治久病乎）。即揭去膏药，用大艾圆，迎头灸九壮，其毒随火气四散，嗣后永不发矣。

予想阳明之毒，准在中秋金旺之时而发，初从毒攻而解，次随气运而散，后因胜制而消，因悟气运制化之道，有如此之妙用，五行合化之理，人与天地相参，即以此理推治百病，奇妙异常。王绍隆先生曰：业医人须病病经过，始得之矣。（张立平《运气辨证实录》）

【按语】辛卯之岁，中为少羽水运不及，全年湿气偏盛，上半年阳明燥金司天，又逢八月燥金主气之时，张志聪患胃脘痛，是属阳明之毒，在金旺之时而发。得姚继元以配于端午阳盛之日的砒霜、巴豆等大辛大热有毒之品制成的膏药敷贴，以毒攻毒而愈。次年壬辰秋复发，以前法痛肿不消，加以五运六气导引按摩之法，使毒气归肠胃而出。然而，至次年癸巳中秋，其疾又复发。姚继元另置更毒末药，敷贴数日而没有疗效。连续三年胃脘痈都在中秋之时发作，张志聪悟得与气运关系密切，是阳明燥金之毒为害，姚氏之治于法无误，只是其证经年累犯，以趋于顽固。逢戊癸化火之年，取随火运以大艾圆灸法，取火制金的气运制化之道，使毒因胜制而消。以辨证分析，其痈肿而不红，可知其证为阴证，当取火热灸法以解散其久郁之毒。此与五运六气制化之法不谋而合，所谓"亢则害，承乃制"。

第三节　六气司天与辨治

六气司天，指厥阴风木、少阴君火、太阴湿土、少阳相火、阳明燥金、太阳寒水，此六气为客气依据年支轮值司天所致的异常气候。六气司天所致的气候与外感病及人体脏腑疾病密切相关。客气，亦是主时之气，指一年六个时段的异常气候变化规律。

各年影响气候、物候变化的因素与客气有关，客气虽然分为六步并影响不同时段的气候，但司天和在泉之气更影响整年的气候和疾病。六气往复运动于自然界之中，施化于万物。当六气运行于上方时，当天之位，故为司天之气。司天象征在上，主上半年的气候变化，也称岁气，故《素问·六元正纪大论》云："岁半之前，天气主之。""天气"，即指司天之气，主上半年气化，始于上年十二月的大寒节气，至当年六月的大暑节气。不同年份司天，气化特点和易发疾病不同，因而临床辨治也有差别。

一、气化特征

巳亥之年，厥阴风木司天。《素问·至真要大论》云："厥阴司天，风淫所胜，则太虚埃昏，云物以扰，寒生春气，流水不冰。"其气候特点是天空昏暗，尘埃四起，春气早至，寒冷季节出现春令变化；物候特点是云行风吹，物以扰动，流水不结冰。《素问·五常政大论》也载"厥阴司天，风气下临……而土且隆，黄起水乃眚……风行太虚，云物摇动……蛰虫数见，流水不冰"。说明厥阴风木司天之年，气候变化复杂，影响因素较多：一为本气流行，风气偏胜，相对多风；二是木胜乘土，湿土之气为郁气，郁而后发，可见土气偏胜的湿胜气候；三是下半年少阳相火在泉，冬季当冷而反热。

子午之年，少阴君火司天。《素问·至真要大论》云："少阴司天，热淫所胜，怫热至，火行其政……大雨且至。"意为少阴君火司天之年，上半年热邪淫其所胜之金气，气候、物候特点为热气怫郁，气候炎热，热极生阴，大雨时有所至。《素问·五常政大论》云："少阴司天，热气下临……白起金用，草木眚。"说明少阴司天之年，热气降临大地，肺金应之，金之燥气为用，草木生长受到影响。

丑未之年，太阴湿土司天。《素问·至真要大论》云："太阴司天，湿淫所胜，则沉阴且布，雨变枯槁。"意为太阴湿土司天之年，上半年湿邪淫其所胜之水气，气候特点为天空阴云密布，雨水连绵；物候特点为雨湿浸渍，草木枯萎。《素问·五常政大论》也指出："太阴司天，湿气下临……黑起水变，埃冒云雨。"表现为气候潮湿、雨水偏多的气化特点。

寅申之年，少阳相火司天。《素问·至真要大论》云："少阳司天，火淫所胜。则温气流行，金政不平。"意为少阳相火司天之年，上半年火邪淫其所胜金气，气候特点是火热之气偏胜，火淫燥金。《素问·五常政大论》也认为"少阳司天，火气下临……白起金用，草木眚，火见燔焫……大暑以行……风行于地，尘沙飞扬"。表现为火热如烧灼，暑热流行，热燥气候明显，会出现草木受灾的物候变化。下半年厥阴在泉，故可见风气流行于地，沙尘飞扬。

卯酉之年，阳明燥金司天。《素问·至真要大论》云："阳明司天，燥淫所胜，则木乃晚荣，草乃晚生……名木敛，生菀于下，草焦上首。"意为阳明燥金司天之年，上半年燥邪淫其所胜之木气，树木繁荣较晚，草类生长延迟；木气收敛，郁于下而不生发，草类易于上部焦枯。《素问·五常政大论》也总结了阳明燥金司天的气候特点：一是"阳明司天，燥气下临"，金气用事，气候偏凉偏燥；二是金胜乘木，木郁而后发，风木之气起而用事，故脾土必受灾害，凄沧清冷之气常见，草木被克伐而枯萎，故云："苍起木用而立，土乃眚，凄沧数至，木伐草萎。"又因少阴君火在泉，"暴热至，土乃暑，阳气郁发……火行于槁，流水不冰，蛰虫乃见"。下半年可见暴热至，地气变为暑热蒸腾，且火气流行于冬令草木枯槁之时，故可见气候不寒而流水不得结冰，蛰虫反外见而不藏之象。

辰戌之年，太阳寒水司天。《素问·至真要大论》云："太阳司天，寒淫所胜，则寒气反至，水且冰。"意为太阳寒水司天之年，上半年寒邪淫其所胜之火气，不当寒时寒气反至，气候寒冷，水易结冰。《素问·五常政大论》云："太阳司天，寒气下临……而火且明，丹起金乃眚，寒清时举，胜则水冰，火气高明……热气妄行，寒乃复，霜不时降……土乃润，水丰衍，寒客至，沉阴化，湿气变物。"也指出了太阳寒水司天的气化特点：一是本气流行，"寒气下临"，气候偏冷，流水易冻结成冰；二是水胜乘火，火受制而郁发，时有暴热；三是下半年太阴湿土在泉，水湿相合而从阴化，故气候寒湿。

二、易发病变

疾病的发生与五运有关，但"其岁有不病，而脏气不应不用者何也"。《素问·五常政大论》认为是"天气制之，气有所从也"，可见客气与疾病的发生也有密切的关系。特别是司天、在泉之气，由于各自所在年份不同，导致疾病的发生部位及病候规律有所差异。

《素问·至真要大论》云："厥阴司天，其化以风；少阴司天，其化以热；太阴司天，其化以湿；少阳司天，其化以火；阳明司天，其化以燥；太阳司天，其化以寒。以所临脏位，命其病者也。"指出根据六气司天所通应的脏腑经络部位，确定所患疾病的名称。因为厥阴司天，气从风化；太阳司天，气从寒化。六气之化不同，合于人形亦各有其位，所以司天之气不同，发病部位有别。同时，形体脏腑每随六气变化而变应，或受六淫而为病，故有风伤肝、寒伤肾的病变特点。张介宾所说的"肝木位东，心火位南，脾土位中及四维，肺金位西，肾水位北，所临之气，与脏相得则和，不相得则病"即是此意。因而六气司天不同，病变证候也有一定的差异。鉴于此，《素问·五常证大论》《素问·至真要大论》分别列出了六气司天在泉的各种气候、物候及人体疾病特点，作为分析岁运时的参考。

已亥之年，厥阴风木司天，《素问·至真要大论》云："民病胃脘当心而痛，上支两胁，膈咽不通，饮食不下，舌本强，食则呕，冷泄腹胀，溏泄瘕水闭，蛰虫不去，病本于脾。"可见厥阴风木司天的发病规律是木胜乘土，应之人体则肝气乘脾而生病。其症状多见胃脘当心处疼痛，胸部两胁支满，咽膈阻塞不通，饮食不下，舌根强硬，食后呕吐，腹胀泄泻，水闭不通，腹中瘕块。《素问·五常政大论》载："厥阴司天……体重肌肉萎，食减口爽……目转耳鸣……大热消烁，赤沃下。"也是对脾失健运、脾虚清阳不升等证候的阐释。

子午之年，少阴君火司天，《素问·至真要大论》云："民病胸中烦热，嗌干，右胠满，皮肤痛，寒热咳喘，大雨且至，唾血血泄，鼽衄嚏呕，溺色变，甚则疮疡胕肿，肩背臂臑及缺盆中痛，心痛肺䐜，腹大满，膨膨而喘咳，病本于肺。"说明少阴君火司天之年的发病规律为火胜乘金，人应之则肺受其病，肺失宣降，多见胸中烦热，咽干，右胸胁胀满，皮肤疼痛，寒热时作，咳嗽喘息，吐血便血，鼻涕鼻衄，喷嚏呕吐，小便色变，甚者皮肤疮疡，足部水肿，肩背、上肢缺盆部位疼痛，心痛肺胀，腹部胀大痞满，肺部膨膨郁闭胀闷而咳喘。《素问·五常证大论》也有类似的论述："少阴司天……喘呕寒热，嚏呕衄鼻窒，大暑流行，甚则疮疡燔灼……胁痛，善太息。"

丑未之年，太阴湿土司天，《素问·至真要大论》云："胕肿骨痛阴痹，阴痹者按之不得，腰脊头项痛，时眩，大便难，阴气不用，饥不欲食，咳唾则有血，心如悬，病本于肾。"指出太阴湿土司天之年，湿土易于伤肾为病，多见浮肿、骨痛、阴痹等病候。阴痹者，腰脊、头项疼痛，时时头目晕眩，大便难，阴精之气不用，阳痿不举，饥不欲食，咳嗽唾血，心中空虚如悬不宁。《素问·五常政大论》也指出太阴湿土司天的发病规律是土胜乘水，应之人体则肾气上从，可见胸腹胀满不适和肾气大损而致阳痿等病证，故有"太阴司天……胸中不利，阴痿气大衰而不起不用。当其时反腰脽痛，动转不便也，厥逆"。

寅申之年，少阳相火司天，《素问·至真要大论》云："民病头痛，发热恶寒而疟，热上皮肤痛，色变黄赤，传而为水，身面胕肿，腹满仰息，泄注赤白，疮疡，咳唾血，烦心胸中热，甚则鼽衄，病本于肺。"指出少阳相火司天之年，病本于火邪伤肺，多见头痛，发热恶寒如疟，热多发于上部，皮肤痛，肤色呈现黄赤色，病情传变发展为水病，见身面浮肿，腹部胀满，仰面喘息，泄下赤白如注，皮肤疮疡，咳嗽唾血，心胸烦热，甚者鼻塞流涕、鼻衄。《素问·五常政大论》则指出少阳相火司天之年，气候变化燥热，影响人体心肺两脏，出现咳嚏、鼻窒、疮疡、寒热胕肿等心肺两脏的病变，故有"咳，嚏，鼽衄鼻窒，曰疡，寒热胕肿……心痛胃脘痛，厥逆膈不通"。

卯酉之年，阳明燥金司天，《素问·至真要大论》云："民病左胠胁痛，寒清于中，感而疟，大凉革候，咳，腹中鸣，注泄鹜溏……心胁暴痛，不可反侧，嗌干面尘腰痛，丈夫癫疝，妇人少腹痛，目昧眦疡，疮痤痈，蛰虫来见，病本于肝。"指出阳明燥金司天之年，发病规律是金胜乘木，人应之则肝受邪，症状多见筋骨病变，左胸胁疼痛，清凉之气伤于内而发疟疾，寒凉肃杀之气导致气候的改变，则易致咳嗽、肠鸣、泻泄鹜溏。或见心胁急剧疼痛，不能转侧，咽干，面色如尘，腰痛，男子易患疝气，妇女每多少腹痛，两目昏昧不清，眼眦疮疡，痤疮痈疡。《素问·五常政大论》也载"阳明司天……胁痛目赤，掉振鼓栗，筋痿不能久立"。

辰戌之年，太阳寒水司天，《素问·至真要大论》云："血变于中，发为痈疡，民病厥心痛，呕血血泄鼽衄，善悲时眩仆。运火炎烈，雨暴乃雹，胸腹满，手热肘挛掖肿，心澹澹大动，胸胁胃脘不安，面赤目黄，善噫嗌干，甚则色炲，渴而欲饮，病本于心。"指出太阳寒水司天之年，寒水易伤心而为病，证候多见血脉变化于内，易发痈疮，厥心痛，吐血，便血，鼻塞衄血，易悲伤，时时晕眩而仆倒。若遇岁运火热炎烈，易出现暴雨与冰雹俱下的天气，易发生胸腹胀满，手热，肘部拘紧，腋下肿痛，心胸动悸不宁，胸胁胃脘不舒，面红，目黄，常常嗳气，咽干，甚至面色灰黑，渴欲饮水的病候。《素问·五常政大论》也指出太阳寒水司天之年的发病规律：一是气候寒冷，伤及心阳，故云"太阳司天，寒气下临，心气上从"；二是"火郁而发"，故"心热烦，嗌干善渴，鼽嚏，喜悲数欠"；三是下半年湿土在泉，脾失健运，"热气妄行，寒乃复，霜不时降，善忘，甚则心痛……水饮内蓄，中满不食，皮痛肉苛，筋脉不利，甚则胕肿身后痈"。

三、论治理法

司天之气不同，气候和物候变化各异，发病及病候有区别，治则用药方面也有差异。《素问·至真要大论》云："司天之气，风淫所胜，平以辛凉，佐以苦甘，以甘缓之，以酸泻之。热淫所胜，平以咸寒，佐以苦甘，以酸收之。湿淫所胜，平以苦热，佐以酸辛，以苦燥之，以淡泄之。湿上甚而热，治以苦温，佐以甘辛，以汗为故而止。火淫所胜，平以酸冷，佐以苦甘，以酸收之，以苦发之，以酸复之，热淫同。燥淫所胜，平以苦湿，佐以酸辛，以苦下之。寒淫所胜，平以辛热，佐以甘苦，以咸泻之。"文中指出了风、热、火、湿、燥、寒司天所主之时的组方原则和五味调治法则。

厥阴风木司天，风邪淫胜致病，治疗时宜用味辛性凉的药物，使邪气从表而解，或从内清。风木盛，肝气偏旺易乘脾土，故佐以苦味泄热，甘味和中。甘味既可缓和风木对脾胃的乘袭，也能缓和风药，防止疏散太过。酸能收敛，可防止辛味药疏散太过。所以临床对肝病属于风热者，无论司天还是在泉之风气偏盛，都应治以辛凉，如肝气过亢，还当配合白芍、五味子等酸味药物收敛肝气。

少阴君火司天，热淫所胜致病，"热者寒之"，表热可用桑叶、连翘、金银花，里热可用黄连、大黄等性寒之品。而咸属水，水克火，能助水除热。热甚伤津，借"酸甘化阴"之力，佐以甘寒之品及酸味药，能救其所伤之阴液。

太阴湿土司天，湿邪淫胜致病，治疗寒湿用苍术、法半夏等味苦性温之品；湿热用黄柏、白头翁等味苦性寒之品。佐以酸味及辛味药物，因为酸属木，木胜土，酸可胜湿。辛能散，如临床常用羌活、独活等辛味药发汗祛湿。"湿上甚而热，治以苦温，佐以甘辛，以汗为故而止"。强调上半身感受湿邪的用药法度，用苦温燥湿，佐以辛甘发散之品发汗。后世张仲景《金匮要略》提出的水肿治疗大法"诸有水者，腰以下肿，当利小便，腰以上肿，当发汗乃愈"即据此旨而立。

少阳相火司天，火邪淫胜致病，治疗原则与"少阴君火司天"基本相同。用酸冷之品清热泻火。暑性开泄，使人汗出伤津耗气，佐以酸味药物敛阴，苦味药泻火。火郁而伏留者，"以苦发之"，必伤气阴，故"以酸复之"。

阳明燥金司天，燥气淫胜致病。燥为次寒，虽有温燥致病，凉燥为多，针对凉燥而言，药用苦温之品。辛能发散，利于燥邪所致肺之宣发失常的恢复，味酸之品，既防辛散太过，又能敛阴，治疗燥胜所致津伤，故"佐以酸辛"。苦寒清热，可除"温燥"，应"以苦下之"。

太阳寒水司天，寒邪淫胜致病，可用辛热之药治疗，辛能发散，热可胜寒，佐以甘苦当为"甘热"，能够温中散寒。"诸寒收引，皆属于肾"，咸入肾，可助肾阳祛除寒邪，因而还可配伍咸味药物。

《素问·六元正纪大论》进一步提出由于司天在泉之气不同，气化有别，所宜药食性味也各有差别。

太阳司天之年，"岁宜苦以燥之温之"。上半年疾病性质偏寒凉，下半年疾病性质偏湿热。偏寒凉者，宜用温热药，温可散之。偏湿者，宜分寒湿与湿热，偏寒湿用温热燥湿药，偏湿热用苦寒清热燥湿药。

阳明司天之年，"岁宜以咸以苦以辛，汗之清之散之"。上半年气候偏凉，下半年偏热，人体疾病在性质上亦以偏凉、偏热为特点。偏凉者治疗选用辛味药物，起到发汗、散寒的作用；偏湿治疗选用咸味、苦味药物，起到清热的作用。

少阳司天之年，"岁宜咸辛宜酸，渗之泄之，渍之发之"。全年气候偏温热，外感温热之邪致病，选用咸寒或酸收药物清热敛阴；通利二便药物清里泄热，辛散药物或渍形发汗使热从外解。该理论为后世温病学派对温热病的治疗以辛凉解表、咸寒清里、苦寒通便、淡渗利湿、酸敛保精为主奠定了理论基础。

太阴司天之年，"岁宜以苦燥之温之，甚者发之泄之"；全年气候以寒湿为主，疾病也以寒湿为主，如为表寒里湿，可发汗、利小便；寒湿交搏，可温寒、燥湿；表寒里热，可发汗、清热；湿热交蒸，则辛开苦降、寒热平调、发汗、利小便等多种方法合用。这些论述为后世湿病的治疗提供了理论依据。

少阴司天之年，"岁宜咸以软之，而调其上，甚则以苦发之；以酸收之，而安其下，甚则以苦泄之"。上半年气候偏热，容易感受热邪而发生热病，可用味咸性寒药物清热，如内热太甚，则须苦寒泄下，使过甚之热邪有出路。下半年气候偏凉，容易感受凉邪而使热郁于内而发生"余火内格""热冲于上"的疾病，可选酸味药物清热敛阴；如内热太甚，当以苦寒泄下，使邪有出路。这些论述为后世热病的治疗使用甘寒、咸寒、苦寒药物清热泻火提供了理论基础。

厥阴司天之年，"岁宜以辛调上，以咸调下，畏火之气，无妄犯之"。上半年风气偏盛，可选用味辛性温的药物或食物调理肝脏。下半年少阳相火在泉，气候偏热，热通应于心火，则选用味咸性寒药物对心进行调理。同时提出了治疗过程中的注意事项，即慎用清火之法，因为气候偏热，阳气偏亢，阳盛伤阴，如果一味清火，更伤阴液，所以当中病即止为宜。

《内经》中司天之气所致病证的诊治法则，为后世医家所继承并进一步发挥，宋代陈无择《三因极一病证方论·六气时行民病证治》在《内经》气味组方原则基础上针对司天、在泉六气时行民病提出了具体的方药。辰戌之岁，太阳司天，太阴在泉，治宜"甘温以平水，酸苦以补火，抑其运气，扶其不胜"。方用静顺汤加减：白茯苓、木瓜各一两，附子（炮，去皮脐）、牛膝（酒浸）各二分，防风、诃子（炮，去核）、甘草（炙）、干姜（炮）各半两。

卯酉之岁，阳明司天，少阴在泉，治宜"咸寒以抑火，辛甘以助金，汗之，清之，散之，安其运气"。立审平汤主之：远志（去心，姜制炒）、紫檀香各一两，天冬（去心）、山茱萸各三分，白术、白芍药、甘草（炙）、生姜各半两。

寅申之岁，少阳相火司天，厥阴风木在泉，治宜"咸寒平其上，辛温治其内，宜酸渗之，泄之，渍之，发之"。以升明汤加减：紫檀香、车前子（炒）、青皮、半夏（汤洗）、酸枣仁、蔷薇、生姜、甘草（炙）各半两。

丑未之岁，太阴湿土司天，太阳寒水在泉，治宜"酸以平其上，甘温治其下，以苦燥之，温之，甚则发之，泄之，赞其阳火，令御其寒"。以备化汤加减：木瓜干、茯神（去木）各一两，牛膝（酒浸）、附子（炮去皮脐）各三分，熟地黄、覆盆子各半两，甘草一分，生姜三分。

子午之岁，少阴君火司天，阳明燥金在泉，治宜"咸以平其上，苦热以治其内，咸以软之，苦以发之，酸以收之"。以正阳汤加减：白薇、玄参、川芎、桑白皮（炙）、当归、芍药、旋覆花、甘草（炙）、生姜各半两。

巳亥之岁，厥阴风木司天，少阳相火在泉，治宜"辛凉平其上，咸寒调其下，畏火之气，无妄犯之。"以敷和汤加减：半夏（汤洗）、枣子、五味子、枳实（麸炒）、茯苓、诃子（炮，去核）、干姜（炮）、橘皮、甘草（炙）各半两。

四、病案举例

病案一

某男，风木司天之年，又当风木司令之候，风木内含相火，时有痘疹。无论但受风温，身热而不发痘，或因风温而竟发痘，或发斑疹，皆忌辛温表药，惟与辛凉解肌透络为稳。此时医所不知，盖风淫所胜，平以辛凉，佐以苦甘，此《内经》正法也。银花三钱、苦桔梗三钱、薄荷八分（汗多不用）、连翘三钱、牛蒡子一钱五分、桑叶三钱、芥穗一钱、鲜芦根五钱、甘草一钱，二帖。（《吴鞠通医案》）

【按语】该病发于厥阴风木司天之年，风为阳邪，风木内含相火，易致风胜为病，表现为风热为患。"风淫所胜，平以辛凉，佐以苦甘"，选用薄荷、金银花、桑叶、连翘等味辛性凉之品，佐以苦味之桔梗、甘味之甘草等进行治疗，提供了临床上运用五运六气理论指导处方用药的范例。

病案二

颜，三六。厥阴风木加临，太阴阳明不及，遂为䐜胀。小便不利，两跗皆肿，大便涩滞，治在腑阳，用分消汤：生於术、茯苓、泽泻、猪苓、厚朴、椒目、海金沙、煎汤。吴，金岁厥阴司天加临，惊蛰节病腹满喘促，肢肿面浮，寒热汗出，皆木乘土位，清阳不得舒展，浊气痞塞僭踞，故泄气少宽，姑拟通腑以泄浊。生於术、茯苓、椒目、紫厚朴、泽泻、淡姜渣。（《临证指南医案》）

【按语】前例风木加临，风胜肝木易乘脾土，致脾失健运，胃失和降；后例金岁阳明燥金司天，惊蛰之际，主气厥阴风木，客气太阴湿土，客主加临，不相得，主气制胜客气，客气作用受到抑制，木乘土位，清阳不得舒展，浊气痞塞。两病例虽然症状有差别，但叶氏根据五运六气理论辨析其病机皆为木乘土位，太阴脾失运化，阳明腑气不通，而致湿浊积聚，故同样治以分消通利之法而奏效。

病案三

丙寅季夏相火主之而暑最盛，文学陈云飓母，年六旬余矣，以体肥畏暑喜迎风坐。忽扑地，扶起而病下血者两旬日。医皆作痢治，无验。延予至已不省人事，面色黧悴，痰声如雷。诊得脉沉浮如线，予谓此属相火之气，为风邪拂郁，并于肠胃，故下血耳。先贤有云：凡病人日数虽多，但见脉浮者，其邪尚在表，犹当取汗。然夏令表剂莫妙于香薷饮者，疏原方与之一剂而已知人事，再服而诸疾脱然矣，脉之不爽也如此。（《运气商》）

【按语】寅年的司天之气为少阳相火，患者发病时间为暑热最盛之季夏，正值客气三之气少阳相火之时。又该患体素肥怕热，少阳相火当令之时，感受风邪，少阳相火之气被风邪所引。胖人多痰湿，风火痰交结，故昏仆、痰声如雷。湿热火毒并于肠胃，故下血。观其脉象浮，说明邪尚在表，当取汗解表。香薷饮解表而祛暑湿，疏原方清热化痰、活血排脓，药证相应故可一剂而效。

第四节　六气在泉与辨治

司天在泉，同司岁气，在泉之气主管下半年。《素问·六元正纪大论》云："岁半之后，地气主之。"此"地气"，指在泉之气，即在泉之气主下半年的气化特征。

一、气化特征

各岁在泉之气不同，气化特征各异。

巳亥之年，少阳相火在泉。《素问·至真要大论》云："岁少阳在泉，火淫所胜，则焰明郊野。"即少阳相火在泉，下半年火邪淫其所胜之金气，其气候、物候特点是气候炎热，荒郊野外易燃而火焰光明，寒冷与炎热交替更至。

子午之年，阳明燥金在泉。《素问·至真要大论》云："岁阳明在泉，燥淫所胜，则霜雾清瞑。"即阳明燥金在泉，下半年燥邪淫其所胜之木气，其气候、物候特点是雾气清冷阴暗。

丑未之年，太阳寒水在泉。《素问·至真要大论》云："岁太阳在泉，寒淫所胜，则凝肃惨栗。"太阳寒水在泉，下半年寒邪淫其所胜之火气，其气候、物候特点是天气阴冷，寒凝肃杀，凄惨栗冽。

寅申之年，厥阴风木在泉。《素问·至真要大论》云："岁厥阴在泉，风淫所胜，则地气不明，平野昧，草乃早秀。"即厥阴风木在泉，下半年风邪淫其所胜之土气，其气候特点是地气昏暗不明，尘土飞扬，平原旷野昏昧不清；物候特点是草木提前发芽，过早结实。

卯酉之年，少阴君火在泉。《素问·至真要大论》云："岁少阴在泉，热淫所胜，则焰浮川泽，阴处反明。"即少阴君火在泉，则下半年热邪淫其所胜之金气，其气候、物候特点是山川泽地炎热之气浮现，阴暗之处反而明亮。

辰戌之年，太阴湿土在泉。《素问·至真要大论》云："岁太阴在泉，草乃早荣，湿淫所胜，则埃昏岩谷，黄反见黑，至阴之交。"即太阴湿土在泉，下半年湿邪淫其所胜之水气，气候、物候特点是草木提早发芽开花，山岩河谷之中尘埃昏暗，黄色反而出现在北方黑色之地，这是至阴土气与水气交互作用的结果。

《素问·五常政大论》还根据"六气五类，有相胜制也，同者盛之，异者衰之"的自然界普遍规律讨论了六气司天在泉与五虫的孕育情况，进一步说明因司天在泉之气不同，动物的繁育情况也有差异。

二、易发病变

《素问·至真要大论》记载了在泉之气对疾病流行的影响。

巳亥之年，少阳相火在泉。"民病注泄赤白，少腹痛溺赤，甚则血便"。即少阳相火在泉，下半年火邪淫其所胜之金气，其病候为人们易患腹泻如注，下痢赤白，少腹疼痛，小便赤，甚至便血。

子午之年，阳明燥金在泉。"民病喜呕，呕有苦，善太息，心胁痛不能反侧，甚则嗌干面尘，身无膏泽，足外反热"。即阳明燥金在泉，下半年燥邪淫其所胜之木气，其病候是人们易患呕吐，吐苦水，善太息，心与胁部疼痛牵扯，不能转侧，甚者咽干，面色如尘，肌肤干枯而不润泽，足部外侧发热。

丑未之年，太阳寒水在泉。"民病少腹控睾，引腰脊，上冲心痛，血见，嗌痛颔肿"。即太阳寒水在泉，下半年寒邪淫其所胜之火气，其病候是人们易患少腹连及睾丸疼痛，痛引腰脊部，上冲心胸，出血，咽喉及颔下肿痛。

寅申之年，厥阴风木在泉。"民病洒洒振寒，善伸数欠，心痛支满，两胁里急，饮食不下，膈咽不通，食则呕，腹胀善噫，得后与气，则快然如衰，身体皆重"。即厥阴风木在泉，下半年风邪淫其所胜之土气，其症状是洒洒然恶寒战栗，频繁伸展呵欠，心痛，胸部撑胀，两胁肋部拘急不舒，饮食不下，咽部及胸膈阻塞不通，饮食后呕吐、腹胀，容易嗳气，大便与矢气后症状减轻，身体沉重。

卯酉之年，少阴君火在泉。"民病腹中常鸣，气上冲胸，喘不能久立，寒热皮肤痛，目瞑齿痛颇肿，恶寒发热如疟，少腹中痛，腹大"。即少阴君火在泉，下半年热邪淫其所胜之金气，病候是人们易患腹中肠鸣，气上冲胸，喘息不能久立，时发寒热，皮肤疼痛，两目畏光，牙齿疼痛，眼下肿，恶寒发热如同疟疾，少腹疼痛，腹部胀大。

辰戌之年，太阴湿土在泉。"民病饮积，心痛，耳聋浑浑焞焞，嗌肿喉痹，阴病血见，少腹痛肿，不得小便，病冲头痛，目似脱，项似拔，腰似折，髀不可以回，腘如结，腨如别"。即太阴湿土在泉，下半年湿邪淫其所胜之水气，其病候是人们易患水饮，积聚，心痛，耳聋，咽肿喉痹，两阴出血，少腹痛肿，小便不利，气逆上冲而头痛，目肿胀痛如脱，颈部疼痛如拔，腰痛如折，腿髀活动伸屈不能，膝关节活动不灵，小腿肚转筋、疼痛欲裂。

三、论治理法

《内经》五运六气理论根据各年在泉之气的气候物候变化，指出了所用药食气味。《素问·五常政大论》云："少阳在泉，寒毒不生，其味辛，其治苦酸，其谷苍丹。阳明在泉，湿毒不生，其味酸，其气湿，其治辛苦甘，其谷丹素。太阳在泉，热毒不生，其味苦，其治淡咸，其谷黅秬。厥阴在泉，清毒不生，其味甘，其治酸苦，其谷苍赤，其气专，其味正。少阴在泉，寒毒不生，其味辛，其治辛苦甘，其谷白丹。太阴在泉，燥毒不生，其味咸，其气热，其治甘咸，其谷黅秬。"说明各个年份的在泉之气与该年份谷物（药食）质量有关，气候炎热，性味偏于温热的谷物或药物就容易生长，质量也相对较好；气候寒冷，性味偏于寒凉的谷物或药物就容易生长，质量也相对较好。反之则不生长或生长不好，或虽然生长，但质量不佳。同时所患疾病与在泉之气的属性相关，治疗时应该根据寒热温凉属性，协调阴阳，达到"以平为期"的目的。如少阳在泉之年，下半年偏热，所生成的药物或食物，如姜、葱、辣椒、桂枝等，味多辛辣，性偏温热。而由于当年气候偏热，发生的疾病以温热为主，治疗时就要选用寒凉药物，如黄连、大黄、芍药等，这些具有寒凉性质的药物，多为苦味或酸味。其他在泉之气不同年份，也有相应的药食治疗原则。

《素问·至真要大论》根据在泉之气所主之时气候特征，指出了气味用药法则。如"诸气在泉，风淫于内，治以辛凉，佐以苦，以甘缓之，以辛散之。热淫于内，治以咸寒，佐以甘苦，以酸收之，以苦发之。湿淫于内，治以苦热，佐以酸淡，以苦燥之，以淡泄之。火淫于内，治以咸冷，佐以苦辛，以酸收之，以苦发之。燥淫于内，治以苦温，佐以甘辛，以苦下之。寒淫于内，治以甘热，佐以苦辛，以咸泻之，以辛润之，以苦坚之"。

厥阴风木在泉，下半年风气流行，人体可出现风病证候，治疗时选用味辛性凉的药物，可使邪从外解或内清。佐以苦味药物，性多寒凉，既能清热，也可监制辛味药物。而甘味药物补虚缓中，与苦味药一样也能缓和疏风药物的不良反应，使之不至于疏散太过。

少阴君火在泉，下半年可出现热病证候，火热病证治疗原则为清热降火，选择味咸性寒的药物，味咸降火，性寒清热，故"热淫于内，治以咸寒"。辅佐以苦味药清热降火，甘味药补虚缓中。热邪致病，易伤阴液，导致气阴两虚，"酸甘化阴"，故佐以甘润药物增加正气，酸味药物收敛其阳以补甘润药物之不足，同时也能补阴液不足。

太阴湿土在泉，下半年容易出现湿病证候，可用味苦性温的药物如法半夏、苍术等治疗，味苦性寒药物如黄柏、黄连等均有燥湿作用；有一些气味芳香的药物如藿香、佩兰、砂仁等，味虽不苦，但性属温热，也有化湿作用。所以"湿淫于内"治疗时首先考虑苦热或苦温药物。淡味药物多能淡渗利湿、通利小便，使湿有出路。一燥一渗，为湿病的治疗大法。"湿淫于内"，如果是由于肝胜乘脾导致的，治疗时除了苦寒燥湿外还要配合既能收敛，又能缓肝泻肝的酸味药物，如治痢疾除使用苦寒之黄芩、黄连外，还要配伍芍药等酸味药物。

少阳相火在泉，下半年容易出现火热病证候，热者寒之，用药宜味咸性寒，同时辅佐以苦辛药物、酸味药物。火与热同类，但火为热之极，热病治疗辅佐以甘苦，两者佐之稍有不同，一甘一辛，是因为"火淫于内"时，体内火热炽盛，须尽快使火邪得到遏制，而在肌表不利，开阖失常时，在清泄里热的同时辅佐以辛味药物发汗解表，使邪有出路，表里双解。

阳明燥金在泉，下半年容易出现燥病证候，寒、热均可导致燥病的发生，治疗也当分别对待。因寒者，治以温热，配以辛温和辛热药物；因热者，治以苦寒，因苦寒药有清泄作用，可以化燥，但亦伤阴，所以对因热致燥者，在治疗时除了苦寒清热外，还要配以甘寒和甘润药物。

太阳寒水在泉，下半年容易出现寒病证候，治寒以热，治疗首先选用甘热药物，辅佐以苦味性温及辛味、咸味药物。因为寒与肾、与水液代谢有关，肾阳不足，气化失司，容易导致水湿泛滥，"诸寒收引，皆属于肾""诸病水液，澄彻清冷，皆属于寒"，所以配合苦味药物燥湿、辛味药物散寒，湿邪除则肾的闭藏作用自然恢复。"咸入肾"，用甘热药物配合咸味药物，可增强温肾利水作用。

《内经》五运六气理论中司天之气及在泉之气的诊治规律及气味组方原则为历代医家所宗法，如叶天士《临证指南医案》中即常以此作为处方遣药的依据。

四、病案举例

病案一

刘云密曰：丁酉腊，人病头痛恶风，鼻出清涕，兼以咳嗽痰甚，一时多患此。用冬时伤风之剂而愈者固多，然殊治者亦不少。盖是年君火在泉，终之气，乃君火，客气为主气寒水所胜。《经》曰：主胜客者逆。夫火乃气之主，虽不同于伤寒之邪入经，然寒气已逆而上行，反居火位，火气不得达矣。所以虽同于风，投以风剂如羌活辈则反剧，盖耗气而火愈虚也。至于桂枝汤之有白芍，固不得当，即桂枝仅泄表实，而不能如麻黄能透水中之真阳以出也。故愚先治其标，用干姜理中汤佐五苓散，退寒痰寒水之上逆，乃治其本，用麻黄汤去杏仁，佐以干姜、人参、川芎、半夏，微微取汗。守此方因病进退而稍加减之，皆未脱麻黄，但有补剂，不取汗矣。病者乃得霍然。（魏之琇《续名医类案》）

【按语】丁酉年，中运为木运不及，全年燥气偏盛，酉年为阳明燥金司天，上半年燥气偏盛；下半年少阴君火在泉，火气偏盛。运气结合，则可知燥气和火气为全年气候特点。本年主气少阳相火，客气阳明燥金，火克金，主克客，上半年为阳明燥金司天，此金可助客气之金，客气之金盛便可与主气少阳相火相争。而秋冬五气，主气阳明燥金，客气厥阴风木，金克木，主克客，下半年为少阴君火在泉，此火可克制主气金，主气受制则无力克制客气木。终气，主气太阳寒水，客气少阴君火，水克火，主克客，为不相得中之逆。患者在丁酉年腊月，感受寒邪，头痛恶风，鼻出清涕，兼以咳嗽痰甚，再加主气太阳寒水，所以用风剂和桂枝不足以祛邪，而以干姜理中汤佐五苓散，退寒痰寒水之上逆。用麻黄汤去杏仁，佐以干姜、人参、川芎、半夏，微微取汗，治其本。

病案二

雍正癸丑，疫气流行，抚吴使者嘱叶天士制方救之。叶曰：时毒疬气，必应司天。癸丑湿土气化运行，后天太阳寒水，湿寒合德，夹中运之火流行，气交阳光不治，疫气大行。故凡人之脾胃虚者，乃应其疬气，邪从口鼻皮毛而入，病从湿化者，发热目黄，胸满丹疹泄泻，当察其舌色，或淡白，或舌心干焦者，湿邪犹在气分，甘露消毒丹治之。若壮热旬日不解，神昏谵语斑疹，当察其舌绛干光圆硬，津涸液枯，是寒从火化，邪已入营矣，用神犀丹治之。甘露消毒丹方：飞滑石十五两，淡黄芩十两，茵陈十一两，藿香四两，连翘四两，石菖蒲六两，白蔻仁四两，薄荷四两，木通五两，射干四两，川贝母五两，生晒研末，每服三钱，开水调下，或神曲糊丸如弹子大，开水化服亦可。神犀丹方：犀角尖六两，生地一斤熬膏，香豆豉八两熬膏，连翘十两，黄芩六两，板蓝根九两，银花一斤，金汁十两，元参七两，花粉四两，石菖蒲六两，紫草四两，即用生地、香豉、金汁捣丸，每丸三钱重，开水磨服，二方活人甚众，时比之普济消毒饮云。（魏之琇《续明医类案》）

【按语】癸丑年太阴湿土司天，太阳寒水在泉，中运为少徵火运不及。是年火运不及，全年寒水之气偏盛；太阴湿土司天，上半年湿气主事；太阳寒水在泉，下半年寒气主事。叶氏谓该年五运六气为寒湿合德，夹中运之火流行，气交阳光不治，因而疫气大行，邪从口鼻皮毛而入，发病特点为病从湿化；若寒从火化而为湿热伤阴，邪已入营分，则神昏、谵语、发斑疹。故以甘露消毒丹宣疏解毒、除湿化浊，治邪在气分；或以神犀丹辟秽化浊、凉血解毒，治邪在营血分。

病案三

刘宗厚治赵显宗病伤寒，至六七日，因服下药太过，致发黄。其脉沉细迟无力，皮肤凉，发躁（阴极发躁），欲于泥中卧，喘呕，小便赤涩。先投茵陈橘皮汤（次第用药之法）。喘呕止。次服小茵陈汤半剂，脉微出（脉微出者生）。不欲于泥中卧。次日，又服茵陈附子汤半剂，四肢发热，小便二三升（用附子而小便长）。当日中，大汗而愈。似此治愈者，不一一录。凡伤寒病黄，每遇太阳，或太阴司天岁，若下之太过，往往变成阴黄。盖辰戌，太阳寒水司天，水来犯土。丑未，太阴湿土司天，土气不足，即脾胃虚弱，亦水来侵犯，多变此证也。（江瓘《名医类案》）

【按语】辰戌，太阳寒水司天，下半年太阴湿土在泉，水来犯土。丑未，太阴湿土司天，下半年，太阳寒水在泉，寒气主事，土气不足，即脾胃虚弱，亦水来侵犯。所以伤寒病黄，遇太阳或太阴司天之岁，寒湿主事，脾胃容易受损。若治疗不当，下之太过，更伤脾胃，脾虚失运，水湿内停，阳气受损，往往转变为阴黄。刘宗厚先投茵陈橘皮汤，治其喘呕，继服小茵陈汤，消除烦躁，后服茵陈附子汤，温中健脾、化湿退黄，就是根据五运六气特点，先治其标，后治其本，温化寒湿，达到治疗效果。

第五节　六气胜复与辨治

六气的胜复现象是自然气候变化中的正常规律，也是气候变化过程中大自然的自稳调节作用和现象。六气之胜是指风、热、火、湿、燥、寒六气偏胜而言；六气之复，指六气偏胜之时，其所不胜之气来复。六气有所胜便有所复，复气是制约胜气的，复气与胜气的五行关系是相克关系，有一分胜气，便有一分复气，复气的多少及轻重是由胜气决定的。如《素问·五常政大论》云："微者复微，甚者复甚，气之常也。"一般情况下，各年度的司天和在泉之气都是胜气。如《素问·至真要大论》所述，"岁厥阴在泉，风淫所胜""厥阴司天，风淫所胜"，但在特殊情况下不受司天、在泉之气的影响而出现与其不相应的偏胜之气，所谓"邪气反胜"，如"风司于地，清反胜之""火司于地，寒反胜之"等。《素问·至真要大论》详述了各年司天、在泉所胜及"邪气反胜""六气之胜""六气之复"等六气胜复现象，但在内容上多有重复，因此，本节以"六气之胜""六气之复"为例，探讨六气胜复的气化特征、易发病变及论治理法。

一、气化特征

六气之胜的气化特征，以风、热、火、湿、燥、寒六气偏胜为主，如厥阴之气胜则风气偏胜、少阴之气胜则热气偏胜等，如此则影响自然万物的成长，并对人体脏腑也产生一定的影响。如厥阴之胜，则风气偏胜，在自然则多风，风气胜湿，影响"倮虫"的生长发育，如"大风数举，倮虫不滋"（《素问·至真要大论》）；少阴之胜时，气候相对炎热，树木及农作物因气候过热而枯萎。如"炎暑至，木乃津，草乃萎"（《素问·至真要大论》）；太阴之胜时，大雨时下，雨后呈现出湿气偏胜之象，如"雨数至"（《素问·至真要大论》）；少阳之胜，则暴热之气消灼万物，草木枯萎，水流干涸，介虫类受到危害而屈伏不出，如"暴热消烁，草萎水涸，介虫乃屈"（《素问·至真要大论》）；阳明之胜，大凉肃杀之气支配着气候，草木花叶改变颜色而枯萎，兽类遭受灾害，如"大凉肃杀，华英改容，毛虫乃殃"（《素问·至真要大论》）；太阳之胜，阴凝凛冽之气到来，河水提前结冰，羽虫类化育推迟，如"凝溧且至，非时水冰，羽乃后化"（《素问·至真要大论》）。

六气之复的气化特征，以风、热、火、湿、燥、寒六气偏胜之时与其相应的所不胜之气来复为主要表现。凡湿气偏胜之时，厥阴来复，即风气来复。如雨水多、潮湿甚时，则有风气来复，而雨止湿散，大风来袭则树木倒，尘沙飞扬，雨水减少，湿度降低，而影响"倮虫"的生长发育，如"偃木飞沙，倮虫不荣"（《素问·至真要大论》）；凉燥之气偏胜，则少阴来复，即热气来复，出现流水不结冰，炎热大规模流行，介虫类不能生化繁育，如"赤气后化，流水不冰，热气大行，介虫不复"（《素问·至真要大论》）；寒气偏胜之年，则太阴来复，例如气候太过寒冷则滴水成冰，有时气候将会自然转暖，本来冰天雪地，因气候转暖而见雨夹雪等，即湿气对寒气的来复，如此湿气太过而易引起灾害，大雨时常下降，河水猛涨，鱼类等鳞虫因为水位上涨，容易搁浅在陆地上，如"大雨时行，鳞见于陆"（《素问·至真要大论》）；凉燥之气偏胜之年，则少阳来复，炎热的气候到来，气温由凉转温，火气偏胜则万物灼热枯燥，介虫类受到损耗，如"大热将至，枯燥燔爇，介虫乃耗"（《素问·至真要大论》）；风气、温气偏胜之年，阳明来复，气候由温转凉，树木苍老干枯，毛虫类易发生传染性疾病而死亡，如"清气大举，森木苍干，毛虫乃厉"（《素问·至真要大论》）；热气、火气偏胜之年，太阳来复，气候由热转寒，寒气流行，水凝结成坚冰，地冻裂，冰坚而厚，羽虫类受到寒气所伤而死亡，如"厥气上行，水凝雨冰，羽虫乃死"（《素问·至真要大论》）。

二、易发病变

厥阴风木为胜气时，则风气偏胜，在人体则肝气偏胜，肝病居多。肝气胜则耳鸣、头晕、目眩；肝气乘犯脾胃则胃脘当心而痛，如胃中有物阻隔，甚则呕吐、膈咽不通；肝气郁积胁肋而化热，肝热移于大肠则肠鸣飧泄、少腹痛、注下赤白；肝热移于膀胱则小便黄赤。

少阴君火为胜气时，热气偏胜，在人体则心气偏胜，心病居多。心气偏胜则心下热、烦躁；心热移于胃则善饥、呕吐；移于膀胱则脐下悸动；移于脾则腹满痛、大便溏泄，移于大肠则便血，即"赤沃"。

太阴湿土为胜气时，湿气偏胜，疾病方面以湿病为主。湿气偏胜则湿郁化火，皮肤发生疮疡，火并于肝，病在胠胁，郁热伤心而见心痛，热邪上格而出现头痛、喉痹、项强等疾病，湿气独胜而内郁，寒迫下焦，迫于肾及膀胱则足下温、足胫胕肿、小便不利，水邪上犯则头重、浮肿于上、颠顶部及眉间疼痛等；寒湿中阻则"胃满""少腹满""内不便，善注泄"等。

少阳相火为胜气时，火气偏胜，气候炎热，疾病方面以火病、热病为主。热邪犯胃则欲呕、呕酸、善饥；热犯于心则心烦、心痛、谵妄；热犯于肝则目赤、耳痛、善惊；热犯于膀胱则尿赤。气候炎热之年，人易感染痢疾，出现腹痛、腹泻、里急后重、大便脓血等。

阳明燥金为胜气时，燥气偏胜，气候清凉而干燥，疾病方面以肺寒、肺燥等居多。肺寒、肺燥则易咳，易见胸中不便、咽部堵塞感；在肺病的基础上，肺肝失调，肺虚不能制肝则出现左胠胁痛、癞疝；肝盛乘脾则溏泄、吞咽困难、食入即吐。

太阳寒水为胜气时，寒气偏胜，气候寒冷，疾病方面以肾病、寒病居多。因气候偏寒，伤阳而体内阳虚里寒，则见寒厥；寒气入胃，气逆上冲则心痛、腹满食减；寒凝气滞，血脉凝涩，见皮肤颜色发青，或皮肤出现肿物，或出血，或筋脉拘急、疼痛；足厥阴肝经循阴股入毛中，过阴器，抵小腹，寒郁肝胆则阴部溃疡，阴部症状牵引大腿内侧，男子阳痿、遗精，女子月经不调，或小便不利；寒入下焦则濡泻；寒束于表，阳气郁而化热，易发痔、疟；寒郁化热，热反上行，头项部疼痛，甚则目如脱。据《素问·至真要大论》总结六气相胜与发病关系，见表4-3。

表4-3　六气相胜与发病

六气相胜	发病的主要症状表现
厥阴之胜	耳鸣，头眩，愦愦欲吐，胃膈如寒，胠胁气并，化而为热，小便黄赤，胃脘当心而痛，上支两胁，肠鸣飧泄，少腹痛，注下赤白，甚则呕吐，膈咽不通
少阴之胜	心下热，善饥，脐下反动，气游三焦，呕逆躁烦，腹满痛，溏泄，传为赤沃
太阴之胜	疡疡于中，病在胠胁，甚则心痛，热格，头痛，喉痹，项强，痛留顶，互引眉间，胃满，少腹满，腰脽重强，内不便，善注泄，足下温，头重，足胫胕肿，饮发于中，胕肿于上
少阳之胜	热客于胃，烦心，心痛，目赤，欲呕，呕酸，善饥，耳痛，溺赤，善惊，谵妄，少腹痛，下沃赤白
阳明之胜	清发于中，左胠胁痛，溏泄，内为嗌塞，外发癞疝，胸中不便，嗌塞而咳
太阳之胜	痔疟发，寒厥，入胃则内生心痛，阴中乃疡，隐曲不利，互引阴股，筋肉拘苛，血脉凝泣，络满色变，或为血泄，皮肤否肿，腹满食减，热反上行，头项囟顶脑户中痛，目如脱，寒入下焦，传为濡泻

厥阴来复，即风气来复，肝木偏胜而克伐脾土。肝气偏胜则少腹坚硬紧绷、拘急疼痛；肝气逆而见心痛彻背、背痛彻心、肢体抽动、眩晕、手足发凉、冷汗出的厥心痛；肝气犯胃则呕吐，饮食不入，入而复出，食痹而吐。

少阴来复，即热气来复，人体出现"燠热内作"的内热症状。火盛于中而炎上则烦躁、少腹绞痛；热盛伤阴而咽干、渴而欲饮；热气下逆而腹泻；热盛伤阴而小便短少、大便秘结；热盛伤血耗精，损伤肝肾，则少气、骨痿；水火相争，热极生寒则洒淅恶寒、振栗谵妄、寒已而热；热盛耗气伤阴，损伤心肺，而见咳、衄嚏、鼻渊、暴喑、皮肤痛、心痛、郁冒不知人；火热逆于血脉肉里，腐蚀血肉则病痱疹疮疡、痈疽痤痔；火热炽盛，内伤脾胃，则浮肿哕噫。

太阴来复，即湿气对寒气的制约，湿气偏胜而见新的灾变。湿气胜困乏脾胃则体重中满、食饮不化、呕吐而烦、唾吐清液；湿浊阻遏清窍，清窍不利则头顶痛重，而掉瘛尤甚；阴寒之气偏胜，饮发于中，水饮上逆犯肺，则胸中不便、咳喘伴痰鸣音及哮鸣音；脾湿过甚，下入于肾则窍泻无度。

少阳来复，炎热的气候到来，易发火热之证。火热扰心则心热烦躁；火气上逆而呕吐、口腔糜烂；血溢于上则呕血、鼻衄、咳血；血泄于下则便血、尿血、阴道出血；火盛刑金则咳而血泄；热邪上犯于面则面色如土、眼睑瞤动；热伤津液，则嗌络焦槁、渴引水浆、尿急尿频、尿色黄赤；热伤筋脉则震颤抽搐；热伤气，气虚水饮停留发为浮肿；热伤血脉，腐蚀血肉则胕肿；热盛发为疟疾则恶风、恶寒鼓栗、寒极反热。

阳明来复，气候由温转凉，金盛乘木而易发肝病。肺气失调则咳嗽、干呕、胸满闷、心前区疼痛、心中烦乱；金盛乘木，肝失条达则见病生胠胁、善太息、惊骇筋挛；肝失条达犯脾胃则痞满、腹胀而泄、呕吐苦水。

太阳来复，气候由热转冷，人体心肝脾肺肾五脏均可因寒气偏胜、阳气虚衰而表现出各种气虚之象。寒伤心脾，心脾气虚则胸腹痛及胸腹胀满等，食欲减退；寒邪上冲心胃则吐清水、干呕噫气、善忘；肺气虚则悲哀欲哭；肝气虚则头痛、眩晕猝倒；肾气虚则腰痛、屈伸不便、少腹疼痛牵及阴囊睾丸，并牵引腰脊部发生疼痛。据《素问·至真要大论》总结六气之复与发病关系，见表4-4。

表4-4　六气之复与发病

六气之复	发病的主要症状
厥阴之复	少腹坚满，里急暴痛，厥心痛，汗发，呕吐，饮食不入，入而复出，筋骨掉眩，清厥，甚则入脾，食痹而吐
少阴之复	燠热内作，烦躁鼽嚏，少腹绞痛，火见燔炳，嗌燥，分注时止，气动于左，上行于右，咳，皮肤痛，暴喑，心痛，郁冒不知人，乃洒淅恶寒，振栗，谵妄，寒已而热，渴而欲饮，少气，骨痿，膈肠不便，外为浮肿哕噫，病痱疹疮疡，痈疽痤痔，甚则入肺，咳而鼻渊
太阴之复	湿变乃举，体重中满，食饮不化，阴气上厥，胸中不便，饮发于中，咳喘有声，头顶痛重，掉瘛尤甚，呕而密默，唾吐清液，甚则入肾，窍泻无度
少阳之复	惊瘛咳衄，心热烦躁，便数，憎风，厥气上行，面如浮埃，目乃眴瘛，火气内发，上为口糜，呕逆，血溢，血泄，发而为疟，恶寒鼓栗，寒极反热，嗌络焦槁，渴引水浆，色变黄赤，少气，脉萎，化而为水，传为胕肿，甚则入肺，咳而血泄
阳明之复	病生胠胁，气归于左，善太息，甚则心痛否满，腹胀而泄，呕苦，咳哕，烦心，病在膈中，头痛，甚则入肝，惊骇，筋挛
太阳之复	心胃生寒，胸膈不利，心痛否满，头痛，善悲，时眩仆，食减，腰脽反痛，屈伸不便，少腹控睾，引腰脊，上冲心，唾出清水，及为哕噫，甚则入心，善忘，善悲

三、论治理法

六气胜复调治原则主要记载于《素问·至真要大论》，例如："微者随之，甚者制之。气之复也，和者平之，暴者夺之。皆随胜气，安其屈伏，无问其数，以平为期，此其道也。"即在自然界六气胜复变化过程中，胜气较微弱，可以随其自然，若胜气偏盛较甚，必须予以制伏；如复气较平和不甚，也可不予处理，复气甚则必须针对性地治疗，制约复气，疾病的轻重缓急并无定数，要以人体脏腑功能活动恢复正常为标准。

《素问·至真要大论》指出了六气胜复的调治原则。风气胜复的调治原则，如司天之气，风淫所胜则"平以辛凉，佐以苦甘，以甘缓之，以酸泻之"；诸气在泉，风淫于内则"治以辛凉，佐以苦，以甘缓之，以辛散之"；厥阴之胜则"治以甘清，佐以苦辛，以酸泻之"；厥阴之复则"治以酸寒，佐以甘辛，以酸泻之，以甘缓之"。总结原文所述，风气胜复的调治原则：以辛散，使风邪外解；以清凉或苦寒、甘寒，使风邪内清；以甘缓或酸收，使风邪自解。荆芥、防风、白芷、细辛等辛温，牛蒡子、蔓荆子等辛苦寒，蝉蜕甘寒，牛黄苦凉，天麻甘平，白芍酸寒，均为治疗风气胜复的常用中药。

热、火之气胜复的调治原则：《素问·至真要大论》指出司天之气，热淫所胜则"平以咸寒，佐以苦甘，以酸收之"，火淫所胜则"平以酸冷，佐以苦甘，以酸收之，以苦发之，以酸复之"；诸气在泉，热淫于内则"治以咸寒，佐以甘苦，以酸收之，以苦发之"，火淫于内则"治以咸冷，佐以苦辛，以酸收之，以苦发之"；少阴之胜则"治以辛寒，佐以苦咸，以甘泻之"，少阳之胜则"治以辛寒，佐以甘咸，以甘泻之"；少阴之复则"治以咸寒，佐以苦辛，以甘泻之，以酸收之，辛苦发之，以咸软之"，少阳之复则"治以咸冷，佐以苦辛，以咸软之，以酸收之，辛苦发之。

发不远热，无犯温凉，少阴同法"。热、火淫胜复的调治原则：以苦寒泄热，使火邪内清；以咸寒软坚，通便泄热；以酸甘化阴、养阴保津；以辛散，使火热外解。大黄、芒硝、番泻叶、芦荟、大青叶、板蓝根、贯众等苦寒之品，芒硝、鳖甲等咸寒之品，墨旱莲、桑椹等酸寒之品，石膏、寒水石、竹叶、夏枯草等辛寒之品，均是治疗热、火气胜复的常用中药。

湿气胜复的调治原则：《素问·至真要大论》指出司天之气，湿淫所胜则"平以苦热，佐以酸辛，以苦燥之，以淡泄之，湿上甚而热，治以苦温，佐以甘辛，以汗为故而止"；诸气在泉，湿淫于内则"治以苦热，佐以酸淡，以苦燥之，以淡泄之"；太阴之胜则"治以咸热，佐以辛甘，以苦泻之"，太阴之复则"治以苦热，佐以酸辛，以苦泻之，燥之，泄之"。湿气胜复的调治原则：以温热化湿，使湿从内化；以苦寒燥湿，使湿从内清；以辛温发汗，使湿从外解；以淡渗利湿，使湿从小便解。独活、桂枝、香薷、威灵仙、藿香、苍术、厚朴、砂仁、豆蔻、草豆蔻等辛温之品，豨莶草、雷公藤、穿山龙等苦寒之品，乌头、狗脊、千年健、雪莲花、鹿衔草等苦温之品，茯苓、薏苡仁、猪苓、滑石、通草、灯心草等淡渗利湿之品，均为治疗湿气胜复的常用中药。

燥气胜复的调治原则：《素问·至真要大论》指出司天之气，燥淫所胜则"平以苦湿，佐以酸辛，以苦下之"；诸气在泉，燥淫于内则"治以苦温，佐以甘辛，以苦下之"；阳明之胜则"治以酸温，佐以辛甘，以苦泄之"；阳明之复则"治以辛温，佐以苦甘，以苦泄之，以苦下之，以酸补之"。燥气胜复的调治原则：凉燥者，治以辛温散寒；燥热者，苦寒清热或酸甘养阴；燥结者，用苦寒或苦温，使燥从大便解。北沙参、麦冬、天冬、党参、桑叶等苦甘寒之品，玉竹、石斛等甘寒之品，五味子、乌梅酸甘养阴之品，松子仁等甘温之品，均为治疗燥气胜复的常用中药。

寒气胜复的调治原则：《素问·至真要大论》指出司天之气，寒淫所胜则"平以辛热，佐以甘苦，以咸泻之"；诸气在泉，寒淫于内则"治以甘热，佐以苦辛，以咸泻之，以辛润之，以苦坚之"；太阳之胜则"治以甘热，佐以辛酸，以咸泻之"；太阳之复则"治以咸热，佐以甘辛，以苦坚之"。寒气胜复的调治原则：表寒者，治宜辛温发散；里寒者，以甘热温中；表寒里热者，辛苦同用、表里双解。麻黄、桂枝、紫苏、生姜、香薷、荆芥、防风、羌活、白芷、细辛、藁本、苍耳子、辛夷、葱白、花椒、小茴香、丁香等辛温之品，附子、肉桂等辛甘热之品，干姜、高良姜、胡椒、荜茇、仙茅等辛热之品，鹿茸、紫河车等甘咸温之品，补骨脂、续断等苦辛温之品，均是治疗寒气胜复的常用中药。

《素问·至真要大论》指出六气胜复当视胜复之多少，四气五味配伍加以调治，但是不能拘泥于六气胜复的调治原则。临床运用时，应视具体情况灵活掌握。如"高者抑之，下者举之，有余折之，不足补之，佐以所利，和以所宜，必安其主客，适其寒温，同者逆之，异者从之"。即根据胜复之气症状的轻重、脏腑病位等灵活运用正治法及反治法，要以胜气为主，还要注意来犯的复气。总之，"治诸胜复，寒者热之，热者寒之，温者清之，清者温之，散者收之，抑者散之，燥者润之，急者缓之，坚者软之，脆者坚之，衰者补之，强者泻之，各安其气，必清必静，则病气衰去。归其所宗，此治之大体也"。

第六节　五运郁发与辨治

"郁发"，郁极而发，指五运被郁至极之际，会出现暴发现象，正如《素问·六元正纪大论》云："郁极乃发，待时而作也。"张介宾曰："五运被胜太甚，其郁必极，郁极者必复，其发各有时也。"例如水运太过之年，水气偏胜，水来乘火，火气被水气所郁不得发越，火郁至极，就会突破水气的约束而暴发。这种现象无论在自然界还是人体都会出现，叫做"郁发"，又叫"复气"。不过需要指出的是，郁发现象所产生的"复"，不同于第五节所讨论的"胜复"的"复"。郁发现象所产生的复气是被郁的一方自身的"复"，如水乘火，火郁至极而发。而前面所说的"胜复"是胜己者之所不胜来复，如火乘金，火气偏胜，水气来复。二者的共同点在于都是自稳调节现象，通过自稳调节恢复至正常，所以从某种意义上说，有"郁"必有"发"，这是自然界和人体维持自稳态的一种调节机制。

所谓"待时而作"，指运气郁发有一定时间规律。其郁发之时主要有三种情况：一是发于本气所主的节令。如土郁之发，在四之气，四之气为太阴主气，土气偏胜，同气相求，应时而发。金气被郁，发于阳明燥金主气的五之气，亦属此类。二是在其所胜之气主时的节令而发。水郁之发在"二火前后"即属此类，"二火"指少阴君火和少阳相火主事，既二之气和三之气。三是发无定时。主要指木郁之发没有一定的时间规律，它可发于一年之中的任何一个节令。张介宾注云："风气之至，动变不定，故其发也，亦无常期。"

一、气化特征

《内经》五运六气理论明确指出，运气郁发的气化特征分为郁发之兆和郁发之征两个阶段。

（一）郁发之兆

运气郁发是由相互制胜发展到"郁极乃发"，因此在复发之前往往出现前期征兆。根据《素问·六元正纪大论》所描述的先兆表现，主要与本运郁发之气的性质或所不胜之气的性质有关。具体分列如下。

木郁之发的先兆为"长川草偃，柔叶呈阴，松吟高山，虎啸岩岫"。木郁之时，风气被郁而应该表现为风少，当出现河边的草木倾伏，树叶被翻转，松枝发出鸣响，如同虎啸而生风，说明大风将至，乃木气发作之兆。

火郁之发的先兆为"华发水凝，山川冰雪，焰阳午泽"。火郁之时，寒气逼仄，本应鲜花盛开，却遭遇冰雪水凝的极端气候，当艳阳高照在南面的山泽，气候突然炎热之时，是火气发作之兆。

土郁之发的先兆为"云横天山，浮游生灭"。土郁之时，木气偏胜，大风萧萧，若远处的高山出现白云缭绕，时散时聚，是土气发作之兆。

金郁之发的先兆为"夜零白露，林莽声凄"。金郁之时，火气流行，气候炎热，若出现夜降霜露，林莽之中，秋风凄切，是金气发作之兆。

水郁之发的先兆为"太虚深玄，气犹麻散，微见而隐，色黑微黄"。本句指自然界气候的变化规律是复杂玄奥的，犹如乱麻，不好掌握，但只要细致观察一些细微的变化，还是可以总结其规律的。水郁之时，若出现天气阴暗，天色黑黄，是水气发作之兆。

（二）郁发之征

五郁之发的特点是本气偏胜。如《素问·六元正纪大论》所云："水发而雹雪，土发而飘骤，木发而毁折，金发而清明，火发而曛昧。"水郁之发表现为"雹雪"，即冰雹霜雪，指寒冷之象；土郁之发表现为"飘骤"，即狂风暴雨，指湿气偏胜；木郁之发表现为"毁折"，即风气偏胜而致树木倒折；金郁之发表现为"清明"，即天气凉肃，指燥气偏胜；火郁之发表现为"曛昧"，即炎热烦闷，指火气偏胜。五郁之发具体表现为各自气候和物候的自然特征。

木郁之发，当有天空昏暗，狂风大作，尘土飞扬，房屋毁坏，树木吹折，乌云密布，山雨欲来的景象。如《素问·六元正纪大论》所云："木郁之发，太虚埃昏，云物以扰，大风乃至，屋发折木，木有变……太虚苍埃，天山一色，或气浊色，黄黑郁若，横云不起雨，而乃发也，其气无常。"

火郁之发，当有天气炎热，雨量减少，山泽被烈日燔灼，树木被烤出汁液，高大的建筑物也如同火烧一样，平时能够纳凉的地方也炽热难耐，土地泛出白色的盐碱，水池和水井中的存水量锐减，人们心烦意乱，谣言四起。如《素问·六元正纪大论》所云："火郁之发，太虚肿翳，大明不彰，炎火行、大暑至，山泽燔燎，材木流津，广厦腾烟，土浮霜卤，止水乃减，蔓草焦黄，风行惑言，湿化乃后。"

土郁之发，当有雷电交加，震动山谷，天地骤暗，大雨击落地面泛起白色烟雾，山洪暴发，山中巨石冲决而下，河水泛滥，田地淹没，水退之后，唯余土石岿然，若群驹散牧于田野，因土郁而造成的干旱随之而解。如《素问·六元正纪大论》所云："土郁之发，岩谷震惊，雷殷气交，埃昏黄黑，化为白气，飘骤高深，击石飞空，洪水乃从，川流漫衍，田牧土驹。化气乃敷，善为时雨，始生始长，始化始成。"

金郁之发，当有天气清明，秋高气爽，气候由热转凉，秋风瑟瑟，草树之中，雾气弥漫，树叶干枯凋零，雾露在土地上凝结成白色的霜卤。如《素问·六元正纪大论》所云："金郁之发，天洁地明，风清气切，大凉乃举，草树浮烟，燥气以行，霜雾数起，杀气来至，草木苍干，金乃有声……山泽焦枯，土凝霜卤，怫乃发也，其气五。"

水郁之发，当有阳气闭阻，阴气骤升，气候突然转寒，江河湖泊冻结成冰，天降大雪，寒风凛冽，天气阴暗，瑞雪吉祥，水郁之象得解。如《素问·六元正纪大论》所云："水郁之发，阳气乃辟，阴气暴举，大寒乃至，川泽严凝，寒雾结为霜雪，甚则黄黑昏翳，流行气交，乃为霜杀，水乃见祥。"

二、易发病变

自然界五运郁极不仅可出现各种异常的自然现象，而且人体疾病的性质与郁发之气的性质也相一致。因此，"谨候其时，病可与期"，通过郁发表现的自然现象，就可以大体判断人体疾病发生的内在规律。

《素问·六元正纪大论》对五郁之发的易发疾病有明确阐述。木郁之发，主要表现为肝气失调，疏泄失职，易出现肝病与肝病及脾的病证，如胃脘痛、两胁疼痛、咽喉阻塞不通、不欲饮食，严重则出现眩晕耳鸣、视物不清，或突然发生晕厥、猝然昏倒不知人等。如《素问·六元正纪大论》云："木郁之发……故民病胃脘当心而痛，上支两胁，膈咽不通，食饮不下，甚则耳鸣眩转，目不识人，善暴僵仆。"正如张介宾注曰："此皆风木肝邪之为病。"

火郁之发，主要表现火热之邪亢盛，耗气伤阴，易出现少气懒言、疮疡痈肿、痱子、疖子等皮肤病，胸胁胀满，或拘急痉挛，骨节疼痛，腹部突然剧烈疼痛，后半夜会出现大汗淋漓、汗出不止，目赤，心烦，胸闷，或患痢疾、疟疾，或各种出血证。如《素问·六元正纪大论》云："火郁之发……故民病少气，疮疡痈肿，胁腹胸背，面首四肢，膜愤胪胀，疡痱呕逆，瘛疭骨痛，节乃有动，注下温疟，腹中暴痛，血溢流注，精液乃少，目赤心热，甚则瞀闷懊侬，善暴死。"

土郁之发，主要表现为脾胃运化失调，易出现心腹胀痛、两胁胀满、肠鸣泄泻、呕吐痢疾、霍乱水肿等病变。如《素问·六元正纪大论》云："土郁之发……故民病心腹胀，肠鸣而为数后，甚则心痛胁腹，呕吐霍乱，饮发注下，胕肿身重。"

金郁之发，主要表现为肺气失调，肺失宣降，易出现咳嗽上逆、心胸胀满连及少腹、咽喉干燥、面色晦暗如尘，或突然疼痛剧烈、不能转侧等。如《素问·六元正纪大论》云："金郁之发……故民病咳逆，心胁满引少腹，善暴痛，不可反侧，嗌干面尘色恶。"

水郁之发，主要表现为肾阳不足，寒邪偏胜，易出现心痛、腰椎痛、关节不利、四肢厥逆、腹部痞塞胀满等。如《素问·六元正纪大论》云："水郁之发……故民病寒客心痛，腰脽痛，大关节不利，屈伸不便，善厥逆，痞坚腹满。"

《内经》强调五运郁发应"有怫之应而后报也，皆观其极而乃发也，木发无时，水随火也。谨候其时，病可与期，失时反岁，五气不行，生化收藏，政无恒也"。说明五郁至极，复气才会产生，密切观察五郁发作的时间，可以预测疾病的发生。

三、论治理法

关于五郁的证治，《内经》主要从五运六气立论。《素问·六元正纪大论》云："郁之甚者治之奈何？岐伯曰：木郁达之，火郁发之，土郁夺之，金郁泄之，水郁折之。"在临床运用过程中，多以五运联系五脏，后世医家的注释，也大多涉及五脏功能。唐代王冰解释为木郁达之，谓吐之令其条达也；火郁发之，谓汗之令其疏散也；土郁夺之，谓下之令无壅碍；金郁泄之，谓渗泄之，解表利小便也；水郁折之，谓抑之，制其冲逆也。王冰虽未明言五脏，但其提出的具体治法已经与五脏对应了。元代王履据此认为"夫五法者，《经》虽为病由五运之郁所致而立，然扩而充之，则未尝不可也""凡病之起也，多由乎郁，郁者，滞而不通之义，或因所乘而为郁，或不因所乘而本气自郁……岂惟五运之变能使然哉"。王氏从五行传变规律，阐述脏腑功能失调致郁，而脏腑功能失调必然导致生克制化关系异常，即太过与不及，一脏受病，可波及他脏，亦可以由他脏受病传给本脏，乘而为郁。明代孙一奎指出"夫五脏一有不平则郁""木郁者，肝郁也……火郁者，心郁也……土郁者，脾郁也……金郁者，肺郁也……水郁者，肾郁也"。明代张介宾认为五运之郁与五脏之郁有密切的联系，其注曰："天地有五运之郁，人身有五脏之应，郁则结聚不行，乃致或郁于气，或郁于血，或郁于表，或郁于里，或因郁而生病，或因病而生郁。"医家的论断均体现了《内经》"人与天地相参"的经旨。

木郁达之，指肝气郁滞之候，治疗当用疏理肝气之法。王冰注云："达谓吐之，令其条达也。"王履认为王冰的注释过于局限，指出"虽然木郁固有吐之之理，今以吐字总赅达字，则是凡木郁皆当用吐矣，其可乎哉"（《医经溯洄集·五郁论》）。"达之"，即畅达之意，疏利肝胆、理气解郁是达法的主要含义。如张介宾注云："达，畅达也。凡木郁之病，风之属也，其脏应肝胆，其经在胁肋，其主在筋爪，其伤在脾胃、在血分。然木喜调畅，故在表者当疏其经，在里者当疏其脏，但使气得通行，皆谓之达。"肝气郁结，当疏肝理气，如柴胡疏肝散、四逆散，用柴胡、香附、枳壳、陈皮、广郁金等辛散之品；肝郁化火，当在理气解郁的基础上清肝泻火，如龙胆泻肝汤、丹栀逍遥丸等；肝郁克木，当抑木扶土，如四逆散（柴胡、枳实、白芍、甘草）、痛泻要方（陈皮、白芍、防风、白术）等；肝胆湿热，当疏利肝胆，如茵陈蒿汤等，药用茵陈蒿、大黄、山栀子、黄柏、连翘、郁金等。诸如张仲景用四逆散治气郁厥逆证，张介宾用柴胡疏肝散治肝气犯胃证，傅青主用解郁汤治胎气上逆证，陈士铎用救肝解郁汤治气塞不语证，以及《太平惠民和剂局方》用逍遥散治肝郁脾虚证等，皆属"木郁达之"之法。

火郁发之，指火盛郁闭，甚或火热扰神、迫血妄行之证，治疗当发越、发散火邪。如张介宾曰："发，发越也。凡火郁之病，为阳为热之属也，其脏应心主、小肠、三焦，其主在脉络，其伤在阴分。凡火所居，其有结聚敛伏者，不宜蔽遏，故当因其势而解之、散之、升之、扬之，如开其窗，如揭其被，皆谓之发。"诸如张仲景用栀子豉汤治心烦懊侬，用升麻鳖甲汤治阳毒面赤、咽痛唾脓血，钱乙用泻黄散治口疮，李东垣用普济消毒饮治头面赤肿、用升阳散火汤治齿腮肿痛等，皆属"火郁发之"之法。《丹溪心法》还指出："火盛者，不可骤用凉药，必兼温散。"泻火之中佐以发散，则有阴阳相济、升降相从的配伍之妙。《素问·热论》谓"暑当与汗皆出，勿止"，也寓"火郁发之"之义。后世认为火郁不专于心，五脏皆可有火郁之证，如孙一奎《医旨绪余》云："凡瞀闷目赤，少气疮疡，口渴溲黄，卒暴僵仆，呕哕吐酸，瘛疭狂乱，皆火郁症也。"后世多以气辛之品，升散、透达郁火。如大青龙汤治疗外寒里热，表里俱实，重用麻黄、桂枝、生姜发汗以散表寒内热；栀子豉汤治邪热郁于胸膈之上，用豆豉辛甘微苦微寒，其性升浮，故以清表宣热解郁；荆防败毒饮用于疮痈初起，兼有外感，用羌活、独活、柴胡、防风等解表取汗；银翘散用于温病初起之发热无汗，金银花、连翘辛凉透邪清热，荆芥穗、豆豉辛温升发以逐邪；安宫牛黄丸、至宝丹、紫雪丹治疗温热之邪内陷心包，用麝香、丁香、安息香等多种香窜品，芳香透达，吴鞠通言，"使邪火随诸香一起俱散也"；普济消毒饮用于风热疫毒上攻头面的"大头瘟"，在清热解毒之中，伍以升麻、柴胡；升麻葛根汤用于肺胃郁热、麻疹初起，用升麻、葛根升腠理以发汗；升阳散火汤治疗过食生冷，抑遏脾阳的发热，药用防风、升麻、葛根宣散升达；泻黄散治疗火热郁伏于脾胃之证，用防风、藿香升散脾胃伏火；另有治疗内伤发热的补中益气汤、升降散等。另外，水克火，水为寒性而主敛，火郁为病往往与寒收敛太过有关，正所谓"寒包火"，"发之"正是逆寒敛而散的治本之法。

土郁夺之，指湿气盛行，脾气壅滞之证，治疗当祛除湿邪、消导滞气。夺者，劫夺郁滞之湿邪。王冰以"夺"为"下"，实非下之一法。盖湿气郁闭，中土气滞，应当祛除湿邪、消导滞气。如张介宾曰："夺，直取之也。凡土郁之病，湿滞之属也。其脏应脾胃，其主在肌肉四肢，其伤在胸腹。土畏壅滞，凡滞在上者夺其上，吐之可也；滞在中者夺其中，伐之可也；滞在下者夺其下，泻之可也。凡此皆谓之夺。"《内经》十三方中的鸡矢醴，用治鼓胀，"消积下气，通利大小二便"，即是"土郁夺之"之法。陈士铎《石室秘录·夺治法》云："夺治者，乃土气壅塞而不行，不夺则愈加阻滞，故必夺门而出。"立夺治一法，用甘遂、牵牛子、大麦芒之类治疗水肿、腹胀、跗肿。这种解释令人明了。临床上用"土郁夺之"之法，如湿热郁阻中焦，以苦寒燥湿清热治之；寒湿郁滞中焦，用苦温化湿以治之；又如腹中窒塞，大满大实，以枳实导滞丸、木香槟榔丸、承气汤下而夺之等，皆属此。从五行关系而言，"亢则害，承乃制"，木制土，土则运而不滞；木疏泄无力，土则郁而为病。故"夺之"之法，不仅可以解决土郁本身，亦是顺木疏泄之性而补的治本之法。

金郁泄之，指燥气盛行，肺气郁闭不利之证，治疗当宣泄或降泄肺气。如张介宾曰："泄，疏利也。凡金郁之病，为敛为闭，为燥为塞之属也。其脏应肺与大肠，其主在皮毛声息，其伤在气分。故或解其表，或破其气，或通其便，凡在表在里、在上在下皆可谓之泄也。"诸如张仲景用麻杏石甘汤治热壅肺气之喘促、吴鞠通用桑菊饮治秋燥咳嗽，则是宣泄肺气之法；又如葶苈大枣泻肺汤治咳逆上气、喘鸣迫塞，宣白承气汤治喘促不宁、痰涎壅滞，则为降泄肺气之法，均属于"金郁泄之"之治。火克金，火性炎上主发散，火散不足，则金收敛太过而致金郁，故亦可用辛散之法以治金郁。《素问·脏气法时论》"急食辛以润之，开腠理，致津液，通气也"则是很好的治疗指南，临床用杏苏散（紫苏叶、半夏、茯苓、前胡、桔梗、枳壳、杏仁、生姜、橘皮等）、桑杏汤（桑叶、杏仁、豆豉、浙贝母、沙参、栀子皮、梨皮）治燥也正是其运用。

水郁折之，指水寒之气盛行，郁滞于内之证，治当温阳蠲寒、除湿利水。水郁之发，为水寒之气盛行，凌心则心痛，伤肾则腰椎痛，伤骨则关节不利。治法为"折之"，折者，折断、斩除之意。凡水寒之气盛者，必须蠲寒除水，即所谓"折之"。王冰曰："折谓抑之，制其冲逆也。"张介宾曰："折，调制也。凡水郁之病，为寒为水之属也。水之本在肾，水之标在肺，其伤在阳分，其反克在脾胃。水性善流，宜防泛溢。凡折之之法，如养气可以化水，治在肺也；实土可以制水，治在脾也；壮火可以胜水，治在命门也；自强可以帅水，治在肾也；分利可以泄水，治在膀胱也。"具体如张仲景治水饮奔豚证用苓桂甘枣汤，治阳虚水泛证用真武汤，或治疗寒痹骨痛证用乌头汤、白术附子汤，其或温阳化水，或温阳祛寒，均属"水郁折之"范畴。

四、病案举例

张意田乙酉岁治一人，忽患泄泻数次，僵仆不省，神昏目瞪，肉瞤口噤，状若中风。脉之，沉弦而缓，手足不冷，身强无汗，鼻色青，两颊红，此肝郁之复也。用童便慈葱热服，稍醒。继以羌活、防风、柴胡、钩藤、香附、栀子之属，次用天麻白术汤加归、芍、丹、栀而愈。或问肝郁之复，其故云何？曰：运气不和，则体虚人得之。本年阳明燥金司天，金运临西为不及，草木晚荣。因去冬晴阳无雪，冬不潜藏，初春乘其未藏，而草木反得早荣矣。燥金主肃杀，木虽达而金胜之，故近日梅未标而吐华，密霰凄风，交乱其侧，木气郁极，则必思复。经所谓偃木飞沙，筋骨掉眩，风热之气，陡然上逆，是为清厥。今其脉沉弦而缓，乃风木之热象。因审量天时，用童便、慈葱，使之速降浊阴，透转清阳，则神气自清；用羌、防等，以舒风木；香附、栀子，解汗而清郁火。再用天麻白术汤加归、芍、丹、栀，培土清火，畅肝木以成春。虽不能斡旋造化，亦庶几不背天时也已。（魏之琇《续名医类案》）

【按语】乙酉之岁，中为少商金运不及，则火气流行，酉年为阳明燥金司天，上半年燥气主事；下半年少阴君火在泉，火气主事。运气结合，可知全年气候特点以燥气和火气为主。金衰不能制木，木气旺盛，郁极生火，再加火气为全年主气，同气相求，加重了患者肝郁化火之势，故发生"僵仆不省，神昏目瞪，肉瞤口噤，状若中风"等症，治疗以疏肝解郁、清郁火、达郁气。

第五章
五运六气与温疫

扫一扫，查阅本章数字资源，含PPT、音视频、图片等

温疫，属中医学广义温病范畴，由天地暴戾疫毒之气所致。若温疫较严重，可以在短时间内造成大面积人群死亡。《内经》中已有温疫病名的记载，如"霍乱"、"大风"（麻风）、"温病"、"温厉"、"大厉"等。《素问·刺法论》中明确指出了温疫具有发病急、传播迅速、死亡率高的特点，云："五疫之至，皆相染易，无问大小，病状相似。"五疫，即木疫、火疫、土疫、金疫、水疫，又称为"五厉"。该篇又指出："疫之与厉，即是上下刚柔之名也，穷归一体也。"同时，认为若有"不相染者"，乃"正气存内，邪不可干"。在防护方面，指出"避其毒气"可预防传染，并创制小金丹以预防之。

古今中外，温疫始终是人类健康的最大天敌。西医学认为，温疫发生及传播的根本原因是各种病原微生物，诸如细菌、病毒等，然而，这些生物体在产生、繁殖、传播、侵入人体乃至温疫形成的整个过程中，决不仅是生物体的本身因素在起作用，有许多因素可以影响此过程，而气候、气化等就是其中重要影响因素之一。五运六气的核心理论是气化理论，而气化着重揭示宇宙太虚之气的运行规律、大自然天地阴阳气化规律及其与人体生命活动及变化的宏观整体关系。人与各种生物体均处在天地气化之中。五运六气理论认为不同年份、不同季节及不同的气候变化，可能会造成适合某种细菌或病毒生长繁殖的空间环境，从而使人体在某些时段、某些气候条件下被不同性质的邪气侵害而发生温疫。

《内经》阐述了五运六气变化与温疫的关系，论述了在五运六气60年运行规律中，随着岁运递迁、客主加临及胜复郁发，出现德化政令之变、气候常异、万物荣枯，形成疫病流行的时空环境。温疫可能出现的年份及时间段、温疫暴发流行的气候气象条件，即温疫发生的规律性、易发年份及具体五运六气时段，对于现今临床防治温疫类疾病具有重要启发。

第一节 五运六气变化与温疫

《内经》阐述了五运六气变化与温疫的关系，主要见于《素问·刺法论》《素问·本病论》及《素问·六元正纪大论》等篇。

一、三虚致疫

《内经》五运六气理论中对疫疬发生规律及其与气候、年份的相关性有系统阐述，尤其在《素问·本病论》《素问·刺法论》中提出了三虚相合易发疫疬的重要理论观点，其"正气存内，邪不可干"的整体医学思想对于预防温疫及外感流行性疾病有重要启发。

"三虚"一词，出自《素问·本病论》《素问·刺法论》，此两篇指出了三虚的含义及其在疫

疠发生过程中的相互关系，即人体五脏的某一脏之气不足，此乃一虚；又遇与该脏五行属性相同的司天之气所致的异常气候，此乃二虚；在人气与天气同虚基础之上，又加之情志过激，或饮食起居失节，或过劳，或外感等，此为三虚。三虚相合，即上述三种情况相遇，又逢与该脏五行属性相同的不及之岁运所致的异常气候，感受疫疠之邪气，影响相应之脏，致使该脏精气、神气失守，发生五疫，损及相应脏腑。

水疫：《素问·本病论》云："人忧愁思虑即伤心，又或遇少阴司天，天数不及，太阴作接间至，即谓天虚也，此即人气天气同虚也。又遇惊而夺精，汗出于心，因而三虚，神明失守，心为君主之官……却遇火不及之岁，有黑尸鬼见之，令人暴亡。"意为人忧愁思虑则导致心气不足，此为一虚；又遇到了少阴君火司天的异常气候，此为二虚；又猝惊汗出损伤心神与心液，此为三虚。在此三虚基础之上，又恰逢火运不及之年异常气候，心为君主之官，神明出焉，致使神明失守其位，精神不振作，则水疫之邪乘虚侵犯人体，容易令人暴亡。

木疫：《素问·本病论》指出："人饮食劳倦即伤脾，又或遇太阴司天，天数不及，即少阳作接间至，即谓之虚也，此即人气虚而天气虚也。又遇饮食饱甚，汗出于胃，醉饱行房，汗出于脾，因而三虚，脾神失守，脾为谏议之官，智周出焉。神既失守，神光失位而不聚也，却遇土不及之年，或己年或甲年失守，或太阴天虚，青尸鬼见之，令人卒亡。"意为饮食劳倦伤及脾，致使脾气不足，此为一虚；又遇太阴湿土司天导致的异常气候，此为二虚；此时又加之饮食过饱，或醉酒后行房事，此即三虚。脾胃被伤，脾神失藏，神失其位之际，又逢己年土运不及或甲年岁运失守所致土运不及的异常气候，则木疫之邪来犯，易令人猝然死亡。

土疫：《素问·本病论》指出："人久坐湿地，强力入水即伤肾，肾为作强之官，伎巧出焉，因而三虚，肾神失守，神志失位，神光不聚，却遇水不及之年，或辛不会符，或丙年失守，或太阳司天虚，有黄尸鬼至，见之令人暴亡。"意为若人久坐湿地或强力入水，又遇太阳寒水司天所导致的异常气候，致使肾神失守其位，又逢辛年水运不及或丙年岁运失守所致水运不及的异常气候，则土疫之邪来犯，易令人暴亡。

金疫：《素问·本病论》指出："人或恚怒，气逆上而不下，即伤肝也。又遇厥阴司天，天数不及，即少阴作接间至，是谓天虚也，此谓天虚人虚也。又遇疾走恐惧，汗出于肝，肝为将军之官，谋虑出焉，神位失守，神光不聚，又遇木不及年，或丁年不符，或壬年失守，或厥阴司天虚也，有白尸鬼见之，令人暴亡也。"意为若人恚怒愤嗔致使肝气上逆，此为一虚；又遇厥阴风木司天，此为二虚；在天虚人虚基础上，又疾走恐惧汗出，肝神失守其位，此为三虚。若再遇丁年木运不及或壬年岁运失守所致木运不及的异常气候，则金疫之邪来犯，易令人暴亡。

《素问·刺法论》也指出了木疫、火疫、土疫、金疫、水疫为三虚相合所致。篇中关于"三虚"的概念、五疫的发病过程及预后与《素问·本病论》的观点大体一致，认为五脏气虚，神移失守，此乃一虚；若遇司天之气失守其位，此乃二虚；再遇不及之岁运所致的异常气候，致使人体再虚，即"三虚"，三虚则疫邪干犯，发生疫疠。在五疫的发病与预后方面，也指出了五疫具有发病急骤、易令人暴亡的特点。在治疗方面指出，由于五疫之邪性质不同，侵犯之脏小异，故当针刺相应脏腑之经络腧穴。针刺脏腑之经络腧穴也具有一定规律，例如：心神失守，水疫之邪干犯，当针刺心俞；脾神失守，木疫之邪干犯，当先针刺足阳明胃经之所过，再刺脾俞；肺神失守，火疫之邪干犯，当先针刺手阳明大肠经之所过，再刺肺俞；肾神失守，土疫之邪干犯，当先针刺足太阳膀胱经之所过，再刺肾俞。正如《素问·刺法论》云："人病心虚，又遇君相二火司天失守，感而三虚，遇火不及，黑尸鬼犯之，令人暴亡，可刺手少阳之所过，复刺心俞。人脾病，又遇太阴司天失守，感而三虚，又遇土不及，青尸鬼邪犯之于人，令人暴亡，可刺足阳明之所过，复刺脾之俞。人肺病，遇阳明司天失守，感而三虚，又遇金不及，有赤尸鬼干人，令人暴亡，可刺手阳明之所过，复刺肺俞。人肾病，又遇太阳司天失守，感而三虚，又遇水运不及之年，有黄尸鬼干犯人正气，吸人神魂，致暴亡，可刺足太阳之所过，复刺肾俞。"该篇还指出了小金丹预防疫疠、意念调神振奋阳气、健身功法等预防疫疠之法。

正气存内，邪不可干。《素问·本病论》认为是否感受疫疠之邪，取决于人体正气盛衰，指出平素要调情志，节饮食，慎起居，勿劳伤太过，做到食饮有节、起居有常、不妄作劳，使五脏所藏的精与神内守，如此人体正气充足，具有抗邪能力，则不易感受疫邪。正如《素问·本病论》云："得守者生，失守者死。得神者昌，失神者亡。"强调了五脏藏精、藏神在疫疠发生过程中的重要性。如《素问·刺法论》所云："五疫之至，皆相染易，无问大小，病状相似，不施救疗，如何可得不相移易者？岐伯曰：不相染者，正气存内，邪不可干。"强调了人体正气在疫疠发病过程中的重要作用，同时，文中也指出了要及时躲避不正常的气候，避免温疫之邪干犯，即"避其毒气"。

天符之岁，易发疫疠。从《素问·刺法论》经文可知，若遇岁运太过和不及之年的五行属性与司天之气五行属性相同的年份要引起注意，这样的年份在《素问·六微旨大论》中被称作"天符"年。在天符年，由于岁运与司天之气的五行属性相同，同气化合，没有胜复，岁运与司天之气彼此之间失去制约，易造成一气偏胜独治的异常气候现象，这样的异常气候容易给人体及自然生物带来一定危害，正如《素问·六微旨大论》所云："天符为执法……中执法者，其病速而危。"被天符之年的邪气所伤，则发病迅速，病情严重。不同年份疫疠之邪的性质有一定规律。在岁运不及之年，疫疠之邪的性质是"克我者"，即所不胜之气。例如：木运不及之岁，易发生金疫；火运不及之岁，易发生水疫；土运不及之岁，易发生木疫；金运不及之岁，易发生火疫；水运不及之岁，易发生土疫。

五疫急暴，预后不良。温疫之邪所致的疾病具有起病急、传变迅速、死亡率高的特点，给人体生命与健康造成了严重危害。自古以来，医家在与疫疠做斗争的过程中积累了丰富的经验，这些宝贵经验记载在《内经》及其后的历代医家著作之中。

总之，疫疠的发生是多种因素所致的，人体正气不足及神气失守即人虚（一虚）是疫疠发生的内在因素；不正常的气候即天虚（二虚）是疫疠发生的外在条件；能否发病其关键取决于第三虚，即人为的因素，主要是在人虚天虚基础上，饮食不节、情志不遂、劳逸失常等导致人体正气更加不足，五脏精气与神气严重失守，这是疫疠发生的关键。重温经典、挖掘精华，对于重新认识温疫、防治温疫具有重要价值。

二、刚柔失守三年化疫

《素问·本病论》指出，疫疠的发生，不一定在气候失常的当年，也常在气候失常后的两至三年，容易发生疫疠，气候失常的原因是"刚柔失守"。如《素问·刺法论》云："刚柔二干，失守其位……天地迭移，三年化疫，是谓根之可见，必有逃门。"

刚，指司天之气；柔，指在泉之气。刚柔失守，指上一年司天之气太过，致使下一年的司天之气不能迁正，即不能迁升至司天之位，不能发挥作用，但是，下一年的在泉之气已经到位，这就造成了上下（司天与在泉）三阴三阳之气不相呼应，上下阴阳相错，此种在泉之气不能随着司天之气迁正，也称为刚柔上下失守，此后快则两年慢则三年，有可能造成疫疠流行，其所发之疫疠，根据年份及气候不同，又分为木疫、火疫、土疫、金疫和水疫，简称"五疫"。如《素问·本病论》云"甲己失守，后三年化成土疫，晚至丁卯，早至丙寅，土疫至也""丙辛失守其会，后三年化成水疫，晚至己巳，早至戊辰，甚即速，微即徐，水疫至也""乙庚失守，其后三年化成金疫也，速至壬午，徐至癸未，金疫至也""假令戊申阳年太过……后三年化疠，名曰火疠也"。

《素问·刺法论》也指出："假令庚辰，刚柔失守……三年变疠，名曰金疠。"意指庚辰年，司天之气失守，不能迁正，在泉之气与司天之气上下错位，即上下刚柔失守，致使天气变化失常，三年左右易发生金疠，气候变化轻微则疫疠发生也轻微，气候变化剧烈则疫疠发生也严重，因其气变化有强弱，故疫疠发生也有快有慢，快则在壬午年发生疫疠，慢则在癸未年发生疫疠，这种疫疠叫做金疫。因其邪伤于肺（金脏），累及于肝（木脏），治以"当先补肝俞，次三日，可刺肺之所行，刺毕，可静神七日，慎勿大怒，怒必真气却散之"（《素问·刺法论》），即用补法针刺位于足太阳膀胱经的肝俞穴，三日后再针刺肺经的经渠穴以泻金气，还需静神七日，慎勿大怒，怒则使人体真气耗散。

"三年化疫"的观点蕴含着自然规律，可以通过对历史上发生的重大疫情进行研究来说明此现象绝非偶然，应予以高度重视。

例如：李杲创立脾胃学说的背景是金元之交的大疫，时值壬辰年。据李杲《内外伤辨惑论·卷上》记载："向者壬辰改元，京师戒严，迨三月下旬，受敌者凡半月，解围之后，都人之不受病者，万无一二，既病而死者，继踵而不绝。都门十有二所，每日各门所送，多者二千，少者不下一千，似此者几三月。"此为一次历史上著名的温疫大流行。按时间推算，李氏所述的"壬辰"年是1232年，向前推3年即1229己丑年，按《素问·本病论》"甲己失守，后三年化成土疫"之论，若1229年运气失常，至1232年应发"土疫"，李杲见到的疫病是一种与脾胃关系密切的疫病，与平时常见火热之疫不同，故李杲未用刘完素所创的火热病机学说治疫，而是创立脾胃学说以治之，契合了当时的土疫疫情。

再如吴有性著《温疫论》亦有其气运及疾病背景。《温疫论·自叙》中说："崇祯辛巳，疫气流行，山东、浙省、南北两直（引者注：北直指河北一带，南直指江苏一带）感者尤多，至五六月益甚，或至阖门传染。"《吴江县志》记载当地"一巷百余家，无一家仅免，一门数十口，无一口仅存"，可见当时疫情之严重。崇祯辛巳是1641年，往前推3年是1638戊寅年，据清代马印麟《五运六气瘟疫发源》记载，崇祯十二年戊寅，"天运失时，其年大旱"。五运六气理论认为"戊癸化火"，戊年刚柔失守，三年后易化成"火疫"。吴有性所见疫病，"时师误以伤寒法治之，未尝见其不殆也"，而"间有进黄连而得效者"，提示该疫偏于火热，对于这种火热"戾气"导致的"火疫"，吴氏善用大黄苦寒攻下，仍符合火疫治则。

杨璿《伤寒温疫条辨》记载："乾隆九年甲子……寒水大运，证多阴寒，治多温补。自兹已后，而阳火之证渐渐多矣。"乾隆九年是1744年，往前推3年是1741辛酉年，若该年运气失常，三年变大疫，丙辛主化寒水，证多阴寒，治多温补。据上述史实，可以加深对五运与温疫关系的理解与认识。

三、四间气升降不前易发温疫

四间气，指司天之气和在泉之气的左间气与右间气，即四之气、二之气、五之气及初之气。升，指在泉的右间气，在下一年升为司天的左间气；降，指司天的右间气，在下一年降为在泉的左间气。升降失常，指四间气不能按时升降。《素问·刺法论》《素问·本病论》指出，四间气应升不升，应降不降，即地气不升，天气不降，其原因是天地五行之气偏胜，则抑制了在泉之气右间气的上升及司天之气右间气的下降，或新一年的岁运克制了欲升欲降之气，或新一年司天之气不能及时迁正影响了欲升之气，或上一年的司天之气或在泉之气不及时退位影响了欲降之气，致使天地气机异常，出现异常气候导致人体脏腑气机失调易引发温疫，可以根据气机升降失常的五行特点，预先针刺调理相应脏腑之气机，《素问·刺法论》云"升之不前，即有甚凶也""升降大道，皆可先治也"。

　　间气应升而不升，天地气机升降失常，导致气候异常，易引发温疫。应升不升，专指在泉之气的右间气（即五之气）在新的一年运行上升为司天之气的左间气（即四之气）。例如：辰戌岁，上一年卯酉岁在泉之气的右间气厥阴风木，在新的一年辰戌岁当运行上升为司天之气的左间气。但是，由于天之天柱星运行活跃明亮，致使天之燥金之气偏胜，因而抑制了新一年厥阴风木之气的运行上升，如果又恰逢新一年是庚戌岁，岁运金运太过未至而至，岁金之气先天时而至，也抑制了厥阴风木之气的运行上升，致使厥阴风木之气不能顺利按时运行升为司天的左间气，自然之木气被郁，并使相应之脏气机随之郁滞，当针刺足厥阴的井穴大敦穴以泻木郁。正如《素问·刺法论》云："木欲升而天柱窒抑之，木欲发郁亦须待时，当刺足厥阴之井。"《素问·本病论》亦云："是故辰戌之岁，木气升之，主逢天柱，胜而不前。又遇庚戌，金运先天，中运胜之，忽然不前。木运升天，金乃抑之，升而不前，即清生风少，肃杀于春，露霜复降，草木乃萎。民病温疫早发，咽嗌乃干，四肢满，肢节皆痛。久而化郁，即大风摧拉，折陨鸣紊。民病卒中偏痹，手足不仁。"原文中的天柱，是北斗九星（北斗七星、左辅星、右弼星）之第三颗星天玑的在天之名，五行属性属金。在《素问·刺法论》和《素问·本病论》当中，均用九星的在天之名及其五行属性来说明该岁在天之气的气候特征，例如：天柱代天玑（金），指燥金之气偏胜；天蓬代右弼（水），指寒水之气偏胜；天冲代摇光（木），指风木之气偏胜；天英代天枢（火），指火热之气偏胜；天芮代左辅（土），指湿土之气偏胜。

　　间气应降而不降，天地气机升降失常，导致气候异常，易引发温疫。应降不降，专指司天之气的右间气（即二之气）在新的一年运行下降为在泉之气的左间气（即初之气）。例如：寅申岁，上一年丑未岁司天之气的右间气少阴君火，在新一年当运行降为在泉之气的左间气。但是，由于五行星之水星地玄运行活跃明亮，地之寒水之气偏胜，抑制了少阴君火运行，使其当降不降，又如果遇到新一年是丙申丙寅岁，岁运水运太过，太过的水运先天时而至，也使少阴君火欲降而不得降，造成寒热交错的异常气候，引发疾病甚至温疫，可针刺足少阴经之井穴涌泉穴、足太阳膀胱经之合穴委中穴。正如《素问·本病论》云："火欲降而地玄窒抑之，降而不入，抑之郁发，散而可矣，当折其所胜，可散其郁，当刺足少阴之所出，刺足太阳之所入。"《素问·本病论》亦云："岁运主窒地玄，胜之不入。又或遇丙申丙寅，水运太过，先天而至。君火欲降，水运承之，降而不下，即彤云才见，黑气反生，暄暖如舒，寒常布雪，凛冽复作，天云惨凄。久而不降，伏之化郁，寒胜复热，赤风化疫，民病面赤心烦、头痛目眩也，赤气彰而温病欲作也。"原文中的地玄，是五行星中水星的在地之名，其五行属性亦属水。在《素问·刺法论》和《素问·本病论》当中，五行星在地之名，均代指五行星，说明该岁相应的五行星运行活跃且明亮，与欲降的间气构成五行相克的制约关系，故而抑制了间气之降。原文用地苍代岁星（木），用地彤代荧惑星（火），用地阜代镇星（土），用地晶代太白星（金），用地玄代辰星（水）。

　　《素问·刺法论》《素问·本病论》中记载行星运行活跃且明亮，则影响自然界气候发生异常变化，导致相应物候及病候甚至温疫，这一人与自然一体观贯穿于运气篇章始终，两遗篇文中行星变化与气候物候病候关系的观点，与《素问·气交变大论》相一致。

四、不迁正、不退位易发温疫

不迁正，是指上一年的司天之气的左间气，在下一年应当上升为司天之气，但是由于上一年司天之气太过，天数有余，因此，其气仍然布政行令，致使气候变化仍然具有上一年司天之气的特点，致使新一年司天之气不能发挥作用，天地气机运行不畅，气候异常导致物候物化随之失常，易出现疫邪，若人体相应脏腑气机郁滞，正气不足，易致疾病，甚至发生疫疠。《素问·刺法论》指出新一年司天之气不能迁正之时，当提前运用泻法针刺被郁之气相应之脏经脉的荥穴，及时调理脏腑气机，预防疾病与疫疠。

例如：寅申之岁，应为少阳相火司天，可是，上一年（丑未之岁）太阴湿土之气有余，故在下一年仍然显示太阴湿土行令的气候表现，少阳相火之气不能迁升为司天之位而行令，自然物化也随之失常，与正常时令不相符，"少阳不迁正，即炎灼弗令，苗莠不荣，酷暑于秋，肃杀晚至，霜露不时"（《素问·本病论》），异常气候变化影响相应脏腑气机，易发疾病甚至疫疠，出现"民病疥疟骨热，心悸惊骇，甚时血溢"（《素问·本病论》）。《素问·刺法论》指出"少阳不迁正……当刺手少阳之所流"。即针刺手少阳三焦经的荥穴（所溜）液门穴，以调治脏腑气机，防治疾病及疫疠。

不退位，是指上一年的司天之气太过，在下一年仍然司布政令。司天之气不退位，在泉之气也不能退居到在泉右间。新一年的司天之气不能发挥作用，故在气候表现上，仍然是上一年司天之气行令的表现，影响相应脏腑气机，易发生疾病甚至疫疠，预防方法是针刺被郁之脏经脉的合穴。

例如：巳亥之岁，为厥阴风木司天，可是，上一年的司天之气太阳寒水不退位，气候表现仍然是寒气流行，"辰戌之岁，天数有余，故太阳不退位也，寒行于上凛水化布天"（《素问·刺法论》），物化异常，与正常时令不相符合，"春寒夏作，冷雹乃降，二之气寒犹不去"（《素问·本病论》），异常气候影响人体，易致"痹痿，阴痿，失溺，腰膝皆痛，温疠晚发"（《素问·本病论》）。《素问·刺法论》指出寒水之气过胜，当针刺"足少阴之所入"，即足少阴肾经之合穴（所入）阴谷穴，以调治肾脏之气机，预防疾病与疫疠。《素问·刺法论》进一步指出"故天地气逆，化成民病，以法刺之，预可平疴"，以此为针刺大法，可以预防疾病。

五、二火相逢易发温疫

二火，指君火与相火。五运六气理论认为，在一个甲子周的六十年中，各年六气客主加临时，是否能发生温疫，一是要看主气二之气位置的少阴君火与客气少阴君火、少阳相火的关系，来判断顺逆。君火比喻为君，相火比喻为臣，若君位臣则顺，臣位君则逆。逆则其病近，其害速；顺则其病远，其害微。主客加临时，在主气二之气少阴君火所主的时段里，如果恰逢该年二之气的客气是少阴君火或少阳相火，此种情况均称为二火相逢。例如：年支是丑或未的年份，二之气位置的客气为少阴君火，称为二火相逢，此种情况所致的异常气候易导致温疫；年支是卯或酉之年，二之气位置的客气为少阳相火，也称为二火相逢，此种情况所致的异常气候也易导致温疫。正如《素问·六元正纪大论》云，丑未之岁，"二之气，大火正……其病温厉大行，远近咸若"；卯酉之岁，"二之气……厉大至，民善暴死"。由此可知，君相二火在二之气时段相逢，所致的异常气候易导致温疫。二是要看主气三之气位置的少阳相火与客气少阴君火、少阳相火的关系。当客气少阴君火加临主气少阳相火或客气少阳相火加临主气少阳相火时，此二火相逢所致的异常气候，易发温疫。例如：年支是子或午的年份，三之气位置的客气为少阴君火，此为二火相逢，此时段气候异常也易发生温疫；年支是寅或申的年份，三之气位置的客气为少阳相火，此亦为二火相逢，此时段气候异常也易发生温疫。

六、易发温疫的六气时段

《素问·六元正纪大论》对易发温疫的六气时段予以详细阐述。例如，辰戌之纪，即年支是十二地支中的辰年和戌年，如丙戌年、壬辰年，为太阳寒水司天，"凡此太阳司天之政，气化运行先天……初之气，地气迁，气乃大温，草乃早荣，民乃厉，温病乃作，身热头痛呕吐，肌腠疮疡"。即太阳寒水司天的年份，气化运行早于正常天时，初之气（始于大寒日，约1月21日；终于春分日，约3月21日），客气少阳相火加临主气厥阴风木，非其时而有其气，气候较温暖，百草繁盛得较早，易发温疫，该温疫症状特点为发热、头痛、呕吐、肌肤疮疡等。

卯酉之纪，即年支是十二地支中的卯年和酉年，如乙酉年、辛卯年，为阳明燥金司天，"凡此阳明司天之政，气化运行后天……二之气，阳乃布，民乃舒，物乃生荣。厉大至，民善暴死"。"终之气，阳气布，候反温，蛰虫来见，流水不冰，民乃康平，其病温"。大意是阳明司天的年份，气化运行迟于正常天时，二之气（始于春分日，约3月21日；终于小满日，约5月21日），客气少阳相火加临主气少阴君火，阳气太过，万物生长繁荣，此种气候容易造成温疫流行，患者发病急，易突然死亡。终之气（始于小雪日，约11月23日；终于大寒日，约1月21日），阳气四布，气候反而温暖，应该蛰伏的虫类仍然活动于外，流水不能结冰，虽气候温暖感到舒服，但是冬行夏令，气候应寒而反温，易患温疫。

寅申之纪，即年支是十二地支中的寅年和申年，如甲申年、庚寅年，为少阳相火司天，"凡此少阳司天之政，气化运行先天……初之气，地气迁，风胜乃摇，寒乃去，候乃大温，草木早荣。寒来不杀，温病乃起，其病气怫于上，血溢目赤，咳逆头痛，血崩胁满，肤腠中疮"。大意是少阳相火司天的年份，气化运行早于正常天时，初之气（始于大寒日，约1月21日；终于春分日，约3月21日），客气少阴君火加临主气厥阴风木，地气迁移，风气亢盛，太阳寒水退位，气候偏热，草木繁荣早，虽有寒气侵袭，但易发温疫。如果发生温疫，其病气多怫郁于人体上部，出现口鼻出血、眼发红、咳嗽气逆、头痛、血崩、胁肋胀满、肌肤生疮等。

丑未之纪，即年支是十二地支中的丑年和未年，如癸未年、己丑年，为太阴湿土司天，"凡此太阴司天之政，气化运行后天……二之气，大火正，物承化，民乃和，其病温厉大行，远近咸若，湿蒸相薄，雨乃时降"。太阴湿土司天年份的二之气（始于春分日，约3月21日；终于小满日，约5月21日），客气少阴君火加临主气少阴君火，气候炎热，人们感觉很舒服。但是，由于火热之气太过，所以容易造成温疫大流行，远近各地都会表现为同样的证候。此时湿气上蒸，与热气互相搏结，雨水就会较多。

子午之纪，即年支是十二地支中的子年和午年，如壬午年、戊子年，为少阴君火司天，"凡此少阴司天之政，气化运行先天……五之气，畏火临，暑反至，阳乃化，万物乃生乃长荣，民乃康，其病温"。少阴君火司天年份的五之气（始于秋分日，约9月23日；终于小雪日，约11月23日），客气少阳相火加临主气阳明燥金，气候反而暑热，阳气运化，万物于是生长繁荣，人们感觉非常舒服。但是，由于气候应凉反热，故易发温疫。

巳亥之纪，即年支是十二地支中的巳年和亥年，如辛巳年、丁亥年，为厥阴风木司天，"凡此厥阴司天之政，气化运行后天……终之气，畏火司令，阳乃大化，蛰虫出见，流水不冰，地气大发，草乃生，人乃舒，其病温厉。必折其郁气，资其化源，赞其运气，无使邪胜"。即厥阴风木司天的年份，气化运行迟于正常天时，终之气（始于小雪日，约11月23日；终于大寒日，约1月21日），客气少阳相火加临主气太阳寒水，冬季阳气偏盛，冬有非时之暖，蛰伏的虫类出来活动，流水不能结冰，地之阳气发泄，百草重又生长，人们感到很舒畅。由于气候异常，故易致温疫流行。临床治疗必须削弱其郁遏之气，赞助其不及的运气，才能制服温疫邪气。

据上述不难发现，从六气时段角度来看，温疫发生是有规律可循的。辰戌年，初之气易发生温疫；卯酉年，二之气和终之气易发生温疫；寅申年，初之气、三之气易发生温疫；丑未年，二之气、四之气易发生温疫；子午年，五之气易发生温疫；巳亥年，终之气易发生温疫。一般情况下三之气（5～7月）、四之气（7～9月）所主时段不会有温疫发生。据《素问·六元正纪大论》原文，归纳各年温疫易发时段，见表5-1。

表 5-1　各年温疫易发六气时段表

年支	辰或戌	卯或酉	寅或申	丑或未	子或午	巳或亥
司天	太阳寒水	阳明燥金	少阳相火	太阴湿土	少阴君火	厥阴风木
初之气、大寒日（约1月21日）		民乃厉，温病乃作	温病乃起			
二之气、春分日（约3月21日）		厉大至，民善暴死		温厉大行，远近咸若		
三之气、小满日（约5月21日）			喉痹目赤，善暴死			
四之气、大暑日（约7月23日）				血暴溢疟		
五之气、秋分日（约9月23日）					其病温	
终之气、小雪日（约11月23日）		其病温				其病温厉

第二节　明清医家防治温疫理论与经验

一、明·张凤逵《增评伤暑全书》

张凤逵，名鹤腾，字元汉，生于明万历年间。张氏幼习儒学，进士出身，对医学甚为爱好，浏览大量医书，著有《伤寒伤暑辨》《伤暑全书》。《伤暑全书》分为上、下两卷，成书后即散佚，后经增补定名为《增评伤暑全书》。《增评伤暑全书》在《伤暑全书》基础上分为卷上、卷中和卷下三部分。全书内容丰富，载方77首，用药140味。张氏在该著中论述了暑证、暑厥、暑风、暑疡、暑瘵、绞肠痧、时疫、寒疫等病的发病特点、治疗大法等，并详论了五运六气与暑病的相关性，提出了重要观点。

暑病发病与五运六气密切相关。张氏提出了多种暑病病名，即除了暑证外，还有暑厥、暑风、暑疡、暑瘵、绞肠痧等，并把泄泻、疟、痢、霍乱、干霍乱等疾病均归于暑病范畴，指出各种暑病发病离不开五运六气的变化，提出"运气症治者，所以参天地阴阳之理，明五行衰旺之机，考气候之寒温，察民病之凶吉"。

暑病是因感受暑热之邪所致的疾病。张氏指出暑病的病因是感于当令夏之暑热之邪，明确了暑病的病因。张氏在《伤暑全书·辨春夏秋冬温暑凉寒四证病原》中"伤寒者，感于冬之严寒，温病者，感于春之轻寒，若暑病，则专感于夏之炎热"的论述明确了伤寒、温病、暑病的区别。《内经》对暑病的成因已有论述，但多从冬伤于寒发于夏为暑病立论，即《素问·热论》中云"凡病伤寒而成温者，先夏至之日为病温，后夏至之日为病暑"。根据这一理论，推知暑病原是感受寒邪所致的病证，这一观点对后世影响很大。张氏认为如果把伤寒、温病、暑病的病原都看作寒邪，势必导致以治伤寒之法治温暑之病。即"专主一寒气，三病分久近，皆寒为根。故后世医家有四时伤寒之说，甚至通以麻黄、桂枝汤兼治温热症，误人良多"。故张氏"俯仰踌躇，万不得已，敢于翻千古之案，以开百世之觉，破迷而拔苦，遂自甘于浅窃云耳"，针对当时医生治暑病按感寒而治，投用辛温发散之剂，从而遗祸非浅的状况，明确提出暑病"夏至后，炎火时流，蒸郁烁人，得病似伤寒者，皆是暑火所感而成，与冬之寒气毫不相涉，而亦以冬寒之积久所发者误矣"，其观点对暑病的治疗有了新的突破。

暑病之危烈于伤寒。张氏提出暑病发病较多且病情严重，其危害比伤寒更烈。如张氏说："古之寒病多，而暑病少，今之寒暑并重，而暑为尤剧。"又说："试观寒病，至七八日方危，暑病则有危在二三日间者，甚至朝发暮殂，暮发朝殂，尤有顷刻忽作，拯救不及者，如暑风、干霍乱之类。"同时，暑病的种类繁多，变化多端，有中热中暍、中内中外等证，甚者出现厥、风、痫等危重证候，皆属厉之范畴，正如张氏所说："暑杀厉之气，视寒不几倍哉！"

明确暑病分类并详论其治疗。张氏对暑病的治疗在继承前人经验的基础上又有灵活运用与发展。首先，他对暑病的各种表现进行了深入细致的分类，确立了多种暑病病名，对暑病的证治亦有详细论述。如对感受暑热之邪的暑证，轻者或用五苓散，或用香薷饮，或用藿香正气散、十味香薷饮之类；重者用人参败毒散、桂苓甘露饮、竹叶石膏汤之类。对正气虚弱者用生脉散、清暑益气汤、补中益气汤等；对暑厥的救治，提出属阴风，当先用辛温药散解之，待其苏醒后再用辛凉以清火除根；对暑风之治，提出属阳风，当用寒凉攻劫之；对暑疡之治，提出与一般疮疡不同，主以败毒散加石膏、黄连等药，热证一消，全无脓血；对暑瘵之治，提出可用四物汤、黄连解毒二陈汤，方中去川芎、白芍、黄柏，以贝母易半夏，加桔梗、薄荷、麦冬、五味子等。

二、明·吴又可《温疫论》

吴有性，字又可，号淡斋，明末清初著名医学家。曾亲历多次温疫流行，深感"守古法不合今病"，于是"静心穷理，格其所感之气，所入之门，所受之气，及其传变之体"，结合"平日所用历验方法"，于1642年著成《温疫论》。该书在温疫的病因病机、传变及治疗等方面均有卓见，全书选方34首，用药78味。该书是中医疫病学奠基之作，在世界传染病学史上具有重要影响。

创建温疫学说。吴氏生活的时代，温疫频频流行。新旧朝野更替，连年战争，社会动乱，民众流离失所，吴氏在《温疫论·自叙》提到崇祯辛巳年（1641年），山东、浙江、江苏、河北等地温疫流行。据《吴江县志》记载，在1642年竟出现了"一巷百余家，无一家仅免，一门数十口，无一口仅存者"的严重局面，《温疫论》中描述了当时温疫的严重程度，"缓者朝发夕死，急者顷刻而亡"，从书中提到的瓜瓤瘟、疙瘩瘟似鼠疫也可知其病情的严重性。当时医生对此类疾病疑惑，在诊治时也多拘泥《伤寒论》之法，难以取效，吴氏通过大量的临床实践观察及总结，对温疫病的本质及其论治有了新的认识，编著了《温疫论》。

温疫之因为疠气、戾气。吴有性在《温疫论》原序中说，"夫温疫之为病，非风、非寒、非暑、非湿，乃天地间别有一种异气所感"，指出了温疫的病因不同于"风""寒""暑""湿"等"六淫"病邪，认为乃异气（戾气、杂气、疠气或疫气）所致。吴氏明确提出其病因乃是"感天地之疠气"，并指出："刘河间作《原病式》，盖祖五运六气，百病皆原于风寒暑湿燥火，无出此六气为病者，实不知杂气为病更多于六气。六气有根，现在可测，杂气无穷，茫然不可测，专务六气，不言杂气，岂能包括天下之病欤！"突破了明以前医家对温疫病因所持的时气说、伏气说、瘴气说，以及百病皆生于六气的观点。吴氏强调厉气与杂气宜区别，"所谓杂气者，虽曰天地之气，实由方土之气也"，认为不同疫病由"杂气"所引发，突破了以往对温疫病因的认识。

邪伏膜原，传变有九。吴氏对疠气的传播途径、侵犯部位、传变方式也有独到见解，认为温疫之邪"自口鼻而入，则其所客，内不在脏腑，外不在经络，舍于夹脊之内，去表不远，附近于胃，乃表里之分界，是为半表半里，即《针经》所谓横连膜原是也"。他提出了"邪伏膜原"的理论观点，将温疫传变归纳为但表不里、表而再表、但里不表、里而再里、表里分传、表里分传再分传、表胜于里、里胜于表、先表后里、先里后表九个类型，即"九传"。

正气强弱决定是否发病。吴氏指出疠气虽是疫病发生的必要条件，但并不是每个人都会感受，且感受疠气之人，并不是都会发病，与人体正气强弱关系密切，"凡人口鼻之气，通乎天气，本气充满，邪不易入""本气适逢亏欠，呼吸之间，外邪因而乘之……昔有三人，冒雾早行，空腹者死，饮酒者病，饱食者不病，疫邪所着，又何异耶？若其年气来之厉，不论强弱，正气稍衰者，触之即病"。"饮酒者病"，指出了人体正气强弱与否、饮食起居等因素在温疫发生中的重要性；若邪气太盛，正不胜邪也可致病，即吴氏"若其年气来盛厉，不论强弱，正气稍衰者，触之即病，则又不拘于此矣"。

疠气致病与五运六气异常气候相关。吴氏认为疠气与五运六气异常气候相关，致病具有周期性、季节性、地域性，即在不同的年份、地域、季节，其致病性亦不相同，"在岁运有多寡，在方隅有厚薄，在四时有盛衰"。此观点源于《素问·六元正纪大论》："辰戌之岁，初之气，民厉温病。卯酉之岁，二之气，厉大至，民善暴死；终之气，其病温。寅申之岁，初之气，温病乃起。丑未之岁，二之气，温厉大行，远近咸若。子午之岁，五之气，其病温。已亥之岁，终之气，其病温厉。"

创立治疫名方达原饮、三消饮。吴氏认为温疫之邪踞于膜原，汗之不得，下之不可，在温疫治疗上宜透达膜原、分消内外、通里和表。因而创立了治疫名方达原饮、三消饮等，使邪气溃散、表里分消。达原饮中槟榔攻下破结、除伏邪；厚朴破戾气所结；草果辛烈气雄，宣透伏邪。三味协力，可直达膜原、逐邪外出。若达原饮中加大黄、葛根、羌活、柴胡、生姜、大枣即为三消饮，三消即消内、消外、消不内外，使邪气溃散、表里分消。

三、清·王士雄《重订霍乱论》

王士雄，字孟英，号梦隐，清代著名医家。因其生活年代时有战乱，疫疠流行，且亲人死于霍乱者居多，故深入研究热病、霍乱，著《温热经纬》《霍乱论》等。《霍乱论》成书于1838年，1862年王氏避乱于上海，适逢霍乱流行，死者甚众，其应友人之请，重新修订《霍乱论》，故称《重订霍乱论》。全书载方62首，用药134味。王氏在该著中从病因、病性、症状、治法等方面对霍乱进行了详细论述，并认为霍乱的发病、性质及治疗与五运六气变化密切相关。

霍乱与五运六气变化密切相关。王氏认为太阴湿土内应于脾，感受湿邪则易发生霍乱吐下，而不必拘泥于太阴湿土为司天在泉之时方可影响人体之说。其在《重订霍乱论》自序中云："今避乱来上海，适霍乱大行，司命者罔知所措，死者实多。"分析该书写于1862年，恰为壬戌年，岁运为木运太过之年，客气为太阳寒水司天、太阴湿土在泉。"岁木太过，风气流行，脾土受邪，民病飧泄食减，体重烦冤，肠鸣腹支满""太阴所至为中满霍乱吐下"（《素问·气交变大论》）。王氏强调春分以后，秋分之前，受少阳相火、少阴君火、太阴湿土的影响，天之热气下降，地之湿气上腾，人处于气交之中，湿热之气从口鼻侵入人体，可致气机升降失常而发霍乱，出现恶心、呕吐、腹痛、泄泻等。

霍乱的寒热性质亦与五运六气关系密切。王氏根据《内经》《治暑全书》《金匮要略》等的论述，认为霍乱之热证是由于"土郁之发""不远热"等引起的，提出"诸郁之发，必从热化。土郁者，中焦湿盛，而升降之机乃窒"。关于"不远热"，王氏则认为"亦非但以药石为言，如劳役于长途田野之间，则暑邪自外而入，所谓热地如炉，伤人最速""或安享乎醇酒膏粱之奉，则湿热自内而生，所谓厚味腊毒不节则嗟"。王氏又据《内经》所论，认为患霍乱后出现的昏闷、抽搐、烦躁不安、转筋、小便浑浊、呕吐物酸臭、暴注下迫等症状均为感受火热之邪所致，还提出暑邪亦可导致霍乱，指出"凡霍乱盛行，多在夏热亢旱酷暑之年，则其证必剧，自夏末秋初而起，直至立冬后始息"，原因是其人本有湿邪内蕴，又感暑邪，"霍乱湿多热少，道其常也"。王氏认为霍乱之寒证大多是脾胃素虚之人，又逢岁土不及之年，中阳不足，虚寒湿偏盛，导致泄泻、呕吐而为霍乱，"寒霍乱多见于安逸之人，以其深居静处，阳气不伸，坐卧风凉，起居任意，冰瓜水果，恣食为常，虽在盛夏之时，所患多非暑病"。

寒热霍乱治疗亦离不五运六气之理。王氏将霍乱分为寒热两种证型，对于热证，王氏依据《素问·六元正纪大论》"土郁发之，为呕吐霍乱"之理，若病属吸受暑秽，或饮食停滞，则用燃照汤"宣土郁而分阴阳"，或用连朴饮"祛暑秽而行食滞"；若因骤伤饱食，则方选驾轻汤、致和汤调之。因嗜食醇酒膏粱，湿热从内而生，则用栀子豉汤、连朴饮，苦辛以泄热。外感暑热，王氏则依据《素问·六元正纪大论》"不远热则热至，热至则身热，吐下霍乱"之理，方选白虎汤、六一散，治以甘寒以清热。对于寒证，王氏依据《素问·气交变大论》"岁土不及，民病飧泄霍乱""岁土不及，则脾胃素虚之人，因天运而更见其虚"，故方选理中丸、五苓散等。

四、清·林之翰《温疫萃言》

林之翰，字宪伯，号慎庵，清代康熙雍正年间名医，著有《温疫萃言》《四诊抉微》《嗽证知原》三部医书。《温疫萃言》成书于 1695 ~ 1723 年，该著集《温疫论》《伤寒绪论》《伤寒折衷》《张氏医通》《证治准绳》《活人书》等诸家之言，结合自己临床经验，从温疫的病名、病证、治法、兼证、用药等方面对温疫进行阐述。全书载方 94 首，所用药物 129 味。

温疫因运气而发。林氏首先认为温疫因感天地毒疠之气、五运六气异常而发病，他引《温疫论》中的"原病""杂气论""论气所伤不同""论气盛衰"及诸医家之言，认为温疫发生与运气密切相关，例如，感受天地之疠气及岁运、地理位置、四时气候等。林氏提出："伏气发为温热，与感受风热而成风温，与沿门合境传染之疫，同一证也，但感受不同耳。"喻嘉言亦说：疫疠之发，每每盛于春夏者，以其热、暑、湿三气交蒸故也。盖春主厥阴肝木，秋主阳明燥金，冬主太阳寒水，各行其政。唯春分以前，少阳相火，少阴君火，太阴湿土，三气合行其事，天本热也，而益以日之暑，日本烈也，而载以地之湿，三气交动，时分时合。其分也，以风动于中，胜湿解蒸，不觉其苦。其合也，天之热气下，地之湿气上，人在是气之中，无隙可避，故病之繁而且苛者，莫如夏月为最。

温、瘟为同一病名。林氏引《温疫论》中"正名"《伤寒例》正误""诸家温疫正误"所论，认同吴氏对温、瘟为同一病名及其对温疫错误论述的纠正，并在吴又可等医家认识基础上阐明了自己的观点。如他对云岐子"伤寒汗下不愈，过经，其病尚在而不除者，亦为温疫病也"提出了自己的观点，认为"汗下过经不解，此伤寒坏病，仲景言之甚详""伤寒之邪，从表入里，有六经传变之症。在温疫之邪，感从口鼻，直行中道，自阳明、少阳浮越太阳，热邪自里达外，轻者清解而散，重者攻下而痊，退热养阴为要务，从无六经传变之例"。

识别危重脉象及危重证候。林氏集多医家之言列举温疫的多种脉象及危重证候，尤其对缓脉的认识犹为深刻。他指出，温病多见的缓脉极易被错诊为虚脉而妄用温补，指出了候死生的32种死候脉象、十逆死证的脉象及证候、五脏绝证的脉证表现，若误诊失治误治极易发生变证致人死亡。

温疫以阳证为多。林氏根据《温疫论》所载，认为温疫中阳证居多，真正的阴证罕见，且有的阳证似阴，有时亦可表现为脉厥、脉证不应、体厥等，林氏认同《温疫论》中对温疫"知一"的论述，只要掌握了温疫的病因病机，临证之时辨明阴阳脉证，则可辨治温疫。林氏还收录了《温疫论》中的"四损"及"主客交"。四损，指大劳、大欲、大病和久病后，此四种乃气血两虚，阴阳并竭之难治之证，不可以常法正治，当从其损而调之。主客交是指本已久病体虚，正气衰微，又感疫邪，加之医以杂药频试，出现"补之则邪火愈炽，泻之则损脾坏胃，滋之则胶邪愈固，散之则经络益虚，疏之则精气愈耗，守之则日削近死"，成为痼疾，亦属难治。

区别伤寒与时疫至关重要。《温疫论》中说"伤寒与时疫有霄壤之隔"，同时也说"用三承气及桃仁承气、抵当、茵陈诸汤"可以治疗时疫，之所以用三承气汤等治疗伤寒的方药治疗时疫，是因为"伤寒时疫始异而终同"。所谓"始异"是指二者病因完全不同，"伤寒必有感冒之因"，而"时疫初起，原无感冒之因"。所谓"终同"是指"伤寒时疫皆能传胃"，伤寒时疫虽然病因不同，但同有邪入于胃的症状，故可用相同的方药治疗，即"至是同归于一，故用承气汤辈导邪而出"。温热病治法不可与伤寒治法相混。林氏认为伤寒乃伤于寒邪后即发，寒邪在表，腠理闭塞，故应用辛温之药来发散，使寒从汗解；温热病是郁热自内达外，无外寒在表，故不宜用辛温发散之药。

当补则补，祛邪外出。林氏认为正气不虚、邪气有余者用参为不当，若正气素虚复感邪气，致邪入里者则另当别论，指出"欲攻其邪，邪去而正亦脱，欲补其正，则正气未能得补，适足以助邪而壅闭，当此两难之地，惟有权其轻重而酌为攻补并施之法，攻不害正，补不壅邪"，认为黄龙汤为攻补兼施的代表方剂；还指出温疫是热病，宜慎用热药、收涩药及补药，否则易致蓄血发黄等证，指出"热在表，宜辛凉以解肌，热在里，宜苦寒以降泄。热在表而误投辛温以解表，愈助热而耗阴，表仍不解，阴耗则热瘀，热瘀则经血愈受煎熬而凝聚，遂成蓄血、发黄之症矣"。林氏对温疫的兼症、坏症、复症及预后饮食调理等亦有详述，最终强调"医无定体，应变而施，药不执方，合宜而用。故临症之际，当神而明之，不可胶柱而鼓瑟"。

五、清·雷丰《时病论》

雷丰，字少逸，清代医家。雷氏据《素问·阴阳应象大论》"冬伤于寒，春必病温，春伤于风，夏生飧泄，夏伤于暑，秋必痎疟，秋伤于湿，冬生咳嗽"著《时病论》。本书以论四时病为主，将伏邪和新感按春、夏、秋、冬四时所发疾病分别论述。每卷后附医案，附论有病因、病名、治法、方药、医德等。

雷丰认为时病与五运六气关系密切，故在该著作序言中云："春时病温，夏时病热，秋时病凉，冬时病寒，何者为正气，何者为不正气，既胜气复气，止化对化，从本从标，必按四时五运六气而分治之，名为时医。是为时医必识时令，因时令而治时病，治时病而用时方，且防其何时而变，决其何时而解，随时斟酌，此丰时病一书所由作也。"认为诊治时病必按五运六气而分治之。

（一）伏气致病

冬伤于寒，春必病温。雷氏认为冬伤于寒有轻重之别，重者即病为伤寒；轻者不即病，邪气伏藏于体内，至春又感外邪而发病。温病邪伏部位各异，冬季劳作出汗之人邪伏肌肤；冬季不藏精致肾亏之人邪伏少阴，即最虚之处便是容邪之处；若邪伏相同但新感邪气不同引发的疾病亦不同。据此，雷氏将春时伏气致病分为春温、风温、温病、温毒及晚发五种，此五者发病均在夏至之前。雷氏对冬寒致春温诸证提出 11 种治法、10 首方剂以备用。

春风致夏泄。雷氏据《内经》指出春伤于风所致的泄泻包括泄（飧泄、洞泄）、痢（风痢、寒痢、热痢、湿痢、噤口痢、水谷痢、休息痢、五色痢）、泻（寒泻、火泻、暑泻、湿泻、痰泻、食泻）三类；认为春伤于风即病为中风、伤风、冒风之疾，不即病至夏则发为飧泄、洞泄，飧泄虚多实少，洞泄则多兼湿邪；又根据《灵枢》"春伤于风，夏生飧泄肠澼"，认为肠澼即痢也，将痢分为风痢、寒痢、热痢、湿痢、噤口痢、水谷痢、休息痢、五色痢。随后列出 13 种治法、12 首方剂用于调治上述泄、痢、泻三类病证。

夏伤于暑致秋疟。雷氏认为疟乃夏令伤暑所致，由于感暑邪较轻，当时未即发病，暑邪内舍于营，至秋感凉风，因而成疟。雷氏依古法将疟分为暑疟、风疟、寒疟、湿疟等 16 种，伏暑、秋暑一并归秋疟类；又据病因将疟分为暑疟、风疟、寒疟、湿疟、温疟、瘅疟、痰疟、食疟，根据寒热多少分为瘅疟、牝疟；根据症状分为疫疟、鬼疟、虚疟；根据患病时间分为劳疟、疟母、三日疟。其中暑疟、风疟、寒疟、湿疟、温疟五者为夏伤于暑，至秋感受六淫之邪而为病；瘅疟、痰疟、食疟非六淫致病；但热不寒者为瘅疟，寒多热少者为牝疟；疫疟是感受天时不正之气，且具有传染性；鬼疟多见体弱阴虚之人，言语行动异常，当祛邪辟祟；虚疟因元气本虚复感邪气；"疟疾患久，遇劳即发者为劳疟，经年不愈，结成痞块，藏于胁腹为疟母，正气本虚，邪客于腑，间两日而作者为三日疟"；伏暑为伏天受暑而病发于秋；秋暑乃秋时应凉而仍炎热如夏。后附 22 种治法、16 首方剂以备临证时选用。

秋伤于湿，冬生咳嗽。雷氏认为此种伏邪所致咳嗽有痰嗽和干咳之分。初秋伤湿不即发者，湿气内酿成痰，痰袭于肺作嗽，即因痰而嗽名痰嗽。如秋末伤燥，不即发者，燥气内侵于肺，肺失清降而咳者，为干咳，干咳者咳逆而少痰。此二者皆为伏气致病。后附 4 种治法、7 首方剂以备用。

（二）新感致病

春季新感。雷氏认为春伤于风而即病者有七，即伤风、冒风、中风、风寒、风热、风温、寒疫。他认为七者都是当春之令感受新邪而即病，与之前所论伏气致病有本质区别，雷氏创 9 种治法，列出 18 首方剂。

夏伤于暑即病。雷氏提出了夏季伤暑即病的分类及病名，认为夏时"天暑地热，人在其中，感之皆称暑病"，暑邪伤人有"伤暑、冒暑、中暑之分，且有暑风、暑温、暑咳、暑瘵之异"。雷氏还认为霍乱、痧气、秽浊三者也是伤于暑气所致病证，故亦详加说明；雷氏将疰夏、热病、霉湿三者也放于此篇论述，认为疰夏是因感时令之火，热病是由冬之伏气为病，霉湿则是感雨湿之邪为病，如此，"夏令之病，皆全备矣"。由于暑病病因病机各不同，雷氏列出治法 17 种，成方 23 首以备后人参考。

秋伤于湿即病。雷氏认为因湿致病者有伤湿、中湿、冒湿、湿热、寒湿、湿温六种。关于秋燥致病，雷氏提出"燥气侵表，病在乎肺，入里病在肠胃"。对于秋湿致病，雷氏提出 13 种治法、12 首成方以备用。

冬伤于寒即病。雷氏将冬时受寒邪所伤即病者分为伤寒、中寒、冒寒，并将冬温在其后列出，明确指出"此四者，乃冬时即病之新感也"。书中载有 8 种治法、9 首方剂用以治疗冬伤于寒所致疾病。

六、清·陈虬《瘟疫霍乱答问》

陈虬（1851—1904），字庆宋，号子珊。清光绪二十八年（1902年）夏季霍乱盛行，陈氏以白头翁汤加减治疗效果甚好，并于当年著《瘟疫霍乱答问》一书。本书以答问形式对霍乱的病因、治法及预防等予以阐述，并后附18首方剂用以治疗霍乱。陈虬认为，疫病包含的病证可达七十余种，霍乱只是其中之一。全书载方18首，其中治疗初感霍乱3首，霍乱重症9首，霍乱后期调整5首，预防霍乱1首。陈氏自言书中所载方剂，均从《伤寒论》《备急千金要方》脱化而出，"减轻其剂，并可治十年以内，木火之时邪，非止瘟疫霍乱也"。

霍乱的发生与五运六气密切相关。陈氏认为霍乱发生及流行与五运六气关系密切，指出"本年疫病，何以发霍乱"，"当推五运六气知之"，并详细分析了当年五运六气变化，光绪二十八年（1902年）为壬寅年，本年为木运太过之年，亦是同天符之年，司天为少阳相火，在泉为厥阴风木；夏秋之际的二运、三运之主客运皆为火土，主客气的三之气皆属少阳相火，主气的四之气为太阴湿土，客气的四之气为阳明燥金，加上本年是木运太过之年，故夏秋之时发为霍乱，认为"皆系木火相煽，土木相忤，故病发于此时，木邪克土，乃成霍乱"。陈氏还指出疫疠乃感受天地异常之气候所致，曰："疫自天来，疠从地至。"

司岁备物。陈氏强调所用药物按节气收采者为佳，其采药、用药理念源于《内经》的"司岁备物"，认为采药亦与五运六气密切相关，如益母草以端午午时者采尤佳，东引桃根清明采者尤佳，马齿苋六月六日采者尤良，柏叶元旦中南向者尤佳，指出若仓促间没有准备按节气收采的药物，可以用近期采摘的，但"不若如法修合者，力量较大而灵异耳"。

霍乱病情轻重与地域、时令及五运六气相关。陈氏指出："本年五月，七赤入中宫，五黄到震木，上克土，本方为杀气方，故偏东如沪闽等处独甚。六月六白入中宫，二黑到坎，下克本方，则壬子癸为死气方，故京都独盛。"还指出当年霍乱病情以五、六、七三个月为剧的原因是"五月丙午、六月丁未、七月戊申知之，盖寅午半会，丁壬作合，寅申相冲也"。"不遇刑冲克合则不发，虽发亦不甚"，即运气相合，无相克则不易发病，或虽病亦较轻，即《内经》中所云"气相得则和，不相得则病"。

热毒引发霍乱与五运六气相关。陈氏认为，霍乱热多寒少且兼毒，虽然有的霍乱初起有肢厥、爪甲唇面皆青类似寒证的表现，其实质乃由热引，即"热深厥深"，陈氏之所以能判断是由热引起的，是因为"医家所以不可不读《内经》诸书，预详本年运气，应发何病，则临证方有把握"，进一步指出"疫非仅热，实兼有毒"。针对霍乱热多寒少兼毒的特性，陈氏提出应重用清热解毒药，其中以白头翁使用最多，剂量上指出重病用大剂且中病即止，煎药用水多用地浆水、雪水、阴阳水；治疗除药物外，还可用针刺或刮痧等方法，并指出饮食调护可以预防霍乱。

霍乱之因乃疫虫所致。陈氏指出，霍乱因疫虫引发并传染在中医古籍中早有记载，只是没直名"疫虫"而已。陈氏发现古代医家许多治疗霍乱的中药都具有杀虫作用，如桃叶、石榴皮、马齿苋、川椒、雄黄等。陈氏说："范汪麝香丸，疗天行热毒，明言当卜细虫，如布丝缕大，或长四五寸，黑头锐尾。"

七、清·杨璿《伤寒温疫条辨》

杨璿，字玉衡，号栗山。杨氏上溯张仲景《伤寒论》，又深得吴又可《温疫论》杂气温疫病因之学，又根据张璐《伤寒缵论》，总结了温病由血分发出气分之论，遵刘河间外感主火热的温疫治则，结合自己临床实践经验，著成《伤寒温疫条辨》一书，共选方216首，用药186味，药物出现频次为 1415 次。杨氏根据温疫证候变化复杂、症状各异的特点，在治疗上恪守古法又灵活多变，创立了辛凉宣泄、升清降浊的著名方剂升降散，并在此基础上自创了以"清则轻之"为法则的大清凉散、小清凉散、大复苏饮、小复苏饮、神解散、清化汤、芳香饮、增损三黄石膏汤八方，以"重则泻之"为法则的加味凉膈散、增损大柴胡汤、增损双解散、增损普济消毒饮、加味六一顺气汤、解毒承气汤六方，再加上升降散一方，共计十五方。杨氏所创治疫十五方对于当时及后世治疗温病发挥了重要作用，并且至今仍有较高的实用价值。

治病须知运气。杨氏十分重视气运变化对气候和人体的影响，在《伤寒温疫条辨》卷一中，首先提出治病须知运气。杨氏认为温疫的发生与"大运"有关，大运的变化周期为六十年，主运为逐岁而更。他指出："天以阴阳而运六气，须知有大运，有小运，小则逐岁而更，大则六十年而易。"还指出："有于大运则合，岁气相违者，自从其大而略变其间也，此常理也。有于小则合，于大相违，更有于大运岁气相违者，偶尔之变，亦当因其变而变应之。"杨氏特别强调当大运、小运不相合时，以大运为主，不拘于小运，即其所谓"遗其本而专事其末也"。杨氏也注意到疾病亦有与小运相合、大运相违，甚至与大运岁气俱违的情况，此当以临床证候为主，而不以常局相推，体现出杨氏灵活治疫的诊治原则和经验。

温疫由天地间杂气所致。杨氏尊崇吴有性的《温疫论》，认为导致温疫发生的邪气是天地间别有的一种杂气，正如他在自序中云："一日读《温疫论》，至伤寒得天地之常气，温病得天地之杂气，而心目为之一开。"杨氏认为温疫的病因是杂气由口鼻侵入三焦，发病特征是"各随其气而为诸病"，杨氏在《伤寒温疫条辨》中论述了各种温疫之邪侵袭，人体受病的脏腑组织不同，"专入某脏腑，某经络，专发为某病"。温疫的传变自上而下，三焦传变，中焦为本。杨氏指出："由口鼻入，直行中道，流布三焦，散漫不收，去而复合，受病于血分，故郁久而发。"他以临床实践中观察到温疫毒邪侵伤人体，呈现出一派中焦热胜的证候为基础，提出了"温病之邪，直行中道，初起阳明者十八九"的中焦说。不同性质的疫邪进入中焦之后，传变方式则有三焦之分。轻清之邪浮而上，自鼻进入中焦后"上入于阳"而阳分受伤，出现发热、头肿、项强痉挛等上焦症状；重浊之邪沉而下，自口进入中焦后"下入于阴"而阴分受伤，出现"久则脐筑湫痛，呕泻腹鸣"等下焦症状；清浊二邪相干于中焦，使"气滞血凝不流，其酿变即现中焦证"。疫邪在人体内依其上、中、下三焦的道路"充斥奔迫，上行极而下，下行极而上"，从而引起各种变证。可见杨璿吸收了《伤寒论》《缵论》《温疫论》等书的合理部分并有所发挥，从而形成了自己独特的认识。

根据气运遣方用药。杨氏还指出在治疗温疫类疾病时，应根据该年的五运六气气候变化选取相应治疗方法。《伤寒温疫条辨》云："乾隆九年甲子……寒水大运，证多阴寒，治多温补。自兹已后，而阳火之证渐渐多矣。"乾隆九年是 1744 年，往前推 3 年是 1741 辛酉年，若该年运气失常，三年变大疫，丙辛主化寒水，证多阴寒，治多温补。其论可加深学者对五运与疫病关系的理解与认识。

八、清·萧霆《痧疹一得》

萧霆，字健恒，清代医家。萧氏在研读医籍时发现医家对温疫、痧疹的认识尚不足，缺乏理论指导，其曰："瘟疫之证，自古无传。后之医者无从推究病源。见其发热、头痛、骨节酸疼，不得不借风寒为规矩。瘟疫之误认为风寒者，今已久矣。幸吴又可先生著《温疫论》，亘古疑闭，一朝剖析。"因此结合自己的临床实践，编辑平日见证、治法、问答、效验，著成《痧疹一得》，附于《温疫论》之后，对其加以补充。《痧疹一得》中载方 40 首，其中共有 35 首方名叫做解毒汤，另有 5 首方剂分别为治疗血虚色白的益荣汤和治疗痧疹过期不出的透肌神功散及外用的粉方、独圣散、擦药方。书中方剂药味相同者又有大半，"盖因为病邪相同，所以用药不得独异也"。书中共用药 76 味，药物出现频率为 403 次。

痧疹由天地恶气导致。萧氏受到吴又可《温疫论》的影响，认为痧疹的病因是"天地之气，有善有恶。善为和气，有人受其祥。恶为厉气，人受其殃。人身之气，有壮有怯。其感人也，壮不容邪，气行则愈，怯多易犯，著而成病。气既有善恶之不同，人复有壮怯之各异，患病之轻重，遂由此而分焉"。指出疫痧所感之气是天地之间的一种恶气，这种致病的邪气"非风非寒""其来也不睹不闻，感也不知不觉"，这种致病邪气与人体自身的正气相搏，正邪相争的结果决定是否发病，即"壮者正气一运，邪气即退，怯者能感不能化，往往著而成病"。邪气传变途径则是"不由表而入，却从鼻窍入胃，所以郁而后发"。因而，萧氏强调其"发即便壮热，咽疼，肌肤红赤。重者不及药而即毙，轻者急用两解方痊。若作冬温毒痧，止投轻剂，鲜有不危亡接踵者"。

治痧先明岁气。萧氏治疗疫病注重观察季节气候的变化，指出"治痧先明岁气"，且"痧疹感非时之气，互相传染，于岁气尤为吃紧"。同时，他指出了有的医者治疗痧疹时的不当之处，"乃医者习而不察，一遇痧疹，不审时令之寒热温凉，概以葛根、荆、防、牛蒡透肌解散，便语治痧之名手。殊不知冬温痧疹虽轻，然治之亦必先岁气"。强调岁气和痧疹的关系密切，治疗痧疹必先明岁气。

治痧方药宜根据岁气变化。萧氏列举了不同岁气时治疗痧疹的方药，如当天气严寒，肌肤密闭，痧疹难于发越之时，应当选用麻黄解毒汤以"辛温透发"；而当天气温暖，肌窍空疏之时，痧疹易发散，此时应用荆防解毒汤之类辛凉解散之药，自然易出且易收；若遇到天令暄热之时，内外炎热，痧疹则易见重，此时当以连翘解毒汤辛寒双解；而当天气时暖时寒，则宜以葛根解毒汤以辛平透肌，"慎勿误认伤寒，妄施汗下，以致逆其岁气，反伐天和"。同一种疾病，岁气不同则治法亦不相同。

九、清·刘奎《松峰说疫》

刘奎，字文甫，号松峰，清嘉庆年间名医，因自身患病，发愤学医，师从于郭右陶。他对《内经》《难经》有精深研究，对金元四大家及张景岳等医家名著，勇于探索，融古出新，故在治疗温疫方面独树一帜。《松峰说疫》主要内容有述古、论治、杂疫、辨疑、诸方、运气六个方面，卷二载治疗温疫药物 152 种，其中发表药 19 味、攻里药 9 味、寒凉药 42 味、利水药 14 味、理气药 10 味、理血药 12 味、化痰药 9 味、逐邪药 11 味、消导药 6 味、温补药 20 味。其中药性寒凉者占所用药物的 27.6%。

温疫有瘟、寒、杂之分。刘氏将疫病分为三种，即瘟疫、寒疫、杂疫。"疫……其病千变万化，约言之则有三焉。一曰瘟疫……二曰寒疫……三曰杂疫"。并指出治瘟疫有一定之法而治杂疫却无一定之方。瘟疫，"夫瘟者，热之始，热者，温之终，始终属热症"，是感受温热邪气而致的外感发热性疾病。寒疫，"不论春夏秋冬，天气忽热，众人毛窍方开，攸而暴寒，被冷气所逼……感于风者有汗，感于寒者无汗"。此病与太阳伤风相似，但系天作之孽，众人所病皆同，且间有冬月而发疹者，故得疫称。杂疫，"其症则千奇百怪，其病则寒热皆有，除诸瘟、诸挣、诸痧瘴等暴怪之病外，如疟痢、泄泻、胀满、呕吐、喘嗽、厥痉、诸痛、诸见血、诸痈肿、淋浊、霍乱等疾，众人所患皆同者，皆有疠气以行乎其间"。故用平素治疗之法往往不效，必深究脉症，一一体察，方能奏效，强调治瘟疫有一定之法而治杂疫无一定之方。

治疫明乎五运六气。刘氏重视运气郁发，指出治疗温疫应重视五运六气，即"治疫者，必先明乎化水化火之微，客气主气之异，司天在泉之殊致五运六气之分途"；专设"五运五郁天时民病详解"篇，在论述五运郁发的天时、民病和治法时，突出一个"郁"字；制方也从治"郁"入手，如用竹叶导赤散"治君火郁为疫，乃心与小肠受病，以致斑淋吐衄血，错语不眠，狂躁烦呕，一切火邪等症"。《松峰说疫》卷六专论"运气"，专设"五运详注"和"六气详注"两篇介绍五运六气基本理论，还将五运六气理论结合疫病实际，专设"五运五郁天时民病详解"篇，阐述五运郁发的天时、民病和治法。

瘟疫统治八法。刘氏指出治疗瘟疫用解毒、针刮、涌吐、罨熨、助汗、除秽、符咒七法，并指出治疗瘟疫之宜忌和善后，以上八点称为"治疫八法"。《松峰说疫》云："所以瘟疫用药，按其脉证，真知其邪在某处，单刀直入批隙导窾"，指出用解毒、针刮、涌吐、罨熨、助汗、除秽、宜忌、符咒八法，及时祛除病邪。其中，应用清热解毒之法，但不用芩、连、栀、柏；针刮法初感瘟疫时用之更佳，不必待到瘟邪入里；涌吐之法不论瘟疫日数，主要用以发散邪气；罨熨之法使滞行邪散，助汗法以散邪。同时，其强调了除秽的重要性，《松峰说疫》云："瘟疫不知除秽，纵服药亦不灵"；符咒法在《素问·刺法论》即有记载，《松峰说疫》用符咒法预防瘟疫的实质是通过心理暗示调动机体的正气，以达到抵御邪气之目的。八种治疗瘟疫的方法中，刘氏尤为重视汗法，云："其愈也，总以汗解，而患者多有热时。"书中列举了助汗方 19 首，又恐大汗不止而亡阳，又创立了止汗方 1 首。

扫一扫，查阅本
章数字资源，含
PPT、音视频、
图片等

　　《内经》从五运六气理论角度讨论养生，以天人相应观为指导，在顺应五运六气节律的框架下，建立起应时宜地防灾避邪、养护机体的养生保健体系。《素问·上古天真论》中指出善于养生者，可"度百岁乃去"，王冰注曰："度百岁，谓至一百二十岁也。"故他在《玄珠密语·序》中云："此者是人能顺天之五行六气者，可尽天年一百二十岁矣。"因此，养生首要的就是要遵循五运六气的规律。《素问·五常政大论》指出："夫经络以通，血气以从，复其不足，与众齐同，养之和之，静以待时，谨守其气，无使倾移，其形乃彰，生气以长，命曰圣王。故大要曰：无代化，无违时，必养必和，待其来复。此之谓也。"人与天地相应，就要按五运六气变化规律，"顺天时，善天和"来养护人体生命。

第一节　五运六气与体质

　　体质差异是先天因素与后天因素共同作用于机体的结果，其中先天因素既包括父母禀赋，又包括胎孕时天地自然五运六气的状态。胎儿在母体孕育的过程，不仅靠母体所养，也有赖于自然之气的资养，因此胎育之年的五运六气盛衰会影响胎儿脏腑的气化倾向。《素问·宝命全形论》云："人以天地之气生，四时之法成。"在受孕养胎时期，五运六气的变化不断影响着胎儿的各个生长发育阶段，从而奠定了出生后体质倾向的基础。人体生命出生之时，禀受了当时盛行的自然之气，由年之气、月之气、日之气、时之气组成了具有各自特点的阴阳五行配属。五运六气以"同者盛之，异者衰之"的方式影响着人体体质的形成。

一、五运六气对胎孕及体质的影响

　　《素问·六元正纪大论》中云："天气不足，地气随之，地气不足，天气从之，运居其中而常先也。"岁运气化的太过、不及及平气对人体都有一定影响。每一运所对应的五脏系统，遵循《素问·五运行大论》所讲的"气有余，则制己所胜而侮所不胜；其不及，则己所不胜侮而乘之，己所胜轻而侮之；侮反受邪，侮而受邪，寡于畏也"规律，即不论五运盛衰，其分别对应有发病倾向的五脏系统为三个，即本脏、所胜脏和所不胜脏。《素问·五常政大论》云："胎孕不育，治之不全，何气使然？岐伯曰：六气五类，有相胜制也，同者盛之，异者衰之，此天地之道，生化之常也。"可见，人体五脏之气与五运六气相同的则得其助而气盛，相异的则失其资而气平，甚至被克伐而气衰。

（一）五运对人体体质形成的影响

1. 木运对人体体质形成的影响   木运平气之年，"木德周行，阳舒阴布，五化宣平……其化生荣……其候温和，其令风，其脏肝"。即木运平和之年份，风化协调，生气平和。此年份育胎出生的人，因得天之温和木气，肝气充盈，生机旺盛，形体矫健。

木运太过之年，"发生之纪，是谓启敷，土疏泄，苍气达……其政散，其令条舒，其动掉眩巅疾……其脏肝脾"。即木运太过之年，风气大盛，疏泄升散太过，此年份育胎出生的人，其体质偏于肝气胜，风气动，阳气易升散耗伤。

木运不及之年，"是谓胜生，生气不政，化气乃扬，长气自平，收令乃早……其气敛，其用聚……其脏肝"。即木运不及之年，木之生气为金气所胜（称为胜生），木不及则生气不得施政，土不受制而化气乃得扬。此年份育胎出生的人，生气欠振，体质较弱。

2. 火运对人体体质形成的影响   火运平气之年，"正阳而治，德施周普，五化均衡……其化蕃茂，其类火……其脏心"。即火气平和之年，正阳之气主之，火德普世于四方，五气之所化，平衡协调，其气上升，其性迅速，其作用为火热燔灼，其化为繁华茂盛，阳气充衡。所以该年份胎育出生的人，秉天之火气均衡，心气足而不偏，体健平和。

火运太过之年，"是谓蕃茂，阴气内化，阳气外荣，炎暑施化……其气高……其动炎灼妄扰……气变炎烈沸腾……其脏心肺……其病笑疟疮疡血流狂妄目赤"。即火气太过之年，万物繁华茂盛，称为蕃茂，阴气化育于内，阳气繁荣于外，火炎暑热之气施行布化，万物得以昌盛，其化为成长，其气为升腾，应于心肺，易灼伤心阴，刑伐肺气。所以该年份育胎出生的人，由于秉天之火气太过，其体质易偏于阳盛。心气亢，阴气也易受消耗。

火运不及之年，"长气不宣，脏气反布，收气自政，化令乃衡，寒清数举……其脏心……其病昏惑悲忘"。即火运不及之年，由于火气弱，火不及则长气不得宣发，火所不胜的水之藏气反而施布。该年份育胎出生的人，因秉天之火气不足致使体质偏于火热不足，阳气易于衰微。

3. 土运对人体体质形成的影响   土运平气之年，"气协天休，德流四政，五化齐修，其气平，其性顺……其化丰满，其类土……其令湿，其脏脾"。即土运平和之年，土气协同司天之化，以成其美，土德流于四季，五气之所化皆得治理，其气平和、随顺。此年份育胎出生的人脾气健运，肌肤和润，形体丰满。

土运太过之年，"是谓广化，厚德清静，顺长以盈，至阴内实，大雨时行，湿气乃用，燥政乃辟……其脏脾"。即土运太过之年份，万物广受土气之化，土德之性敦厚而清静，顺随火之长气，使物体盈满，土气有余则物体内部充实，但亦因土气太过，大雨时行，湿化偏重，燥政不行。故该年份育胎出生的人，由于秉天之湿气较重，而易形成湿盛的体质，形体也偏于臃肿肥胖。

土运不及之年，"是谓减化，化气不令，生政独彰，长气整，雨乃愆，收气平，风寒并兴……气发濡滞，其脏脾"。即土运不及之年，土之化气为木气所抑，土气不及则化气不得行令，水湿令匮。此年份育胎出生的人，易形成脾虚湿气易于滞留肌肤的体质。

4. 金运对人体体质形成的影响   金运平气之年，"收而不争，杀而无犯，五化宣明，其气洁，其性刚……其化坚敛，其类金……其令燥，其脏肺"。即金运平气之年，金气虽收而不相竞争，虽肃杀而不害万物，五气之所化得以宣发畅明，其气清洁，其性刚劲而不伐。此年份育胎出生的人，秉天之平和燥气，肺气调和，不亢不伐，形体刚健清劲。

金运太过之年，"是谓收引，天地洁，地气明，阳气随，阴治化，燥行其政……其变肃杀凋零，柔脆焦首……其脏肺肝"。即金运太过之年份，阳气收敛，阴气为用，天地清静，地气明朗，阳气随顺于阴，阴气施其治化之令，燥气为政，燥金太盛，肃杀凋零。该年份育胎出生的人易成燥气偏胜的体质，皮肤毛发较干，肺易燥而形体干瘦。

金运不及之年，"是谓折收，生气乃扬，长化合德，火政乃宣……其气敛，其用聚……其发咳喘，其脏肺"。即金运不及的年份，收气延迟，长气不退，木失金制而亢扬，火气刑金。故该年份育胎出生的人，秉燥金火热之气，而易呈现火燥的体质。

5. 水运对人体体质形成的影响　水运平气之年，"藏而勿害，治而善下，五化咸整，其气明，其性下，其用沃衍，其化凝坚，其类水……其令寒，其脏肾"。即水运平气之年藏化正常，水气虽有闭藏之化，但无害于万物，其主治之气善于沉下，五气之所化能完整，其气明净。此年份育胎出生的人，肾气均衡，蛰藏有度，阴阳平和。

水运太过之年，"是谓封藏，寒司物化，天地严凝，藏政以布，长令不扬，其化凛，其气坚……其脏肾心"。即水运太过之年份，天地封蛰，地气闭藏，水之寒气主万物之变，天地之气严寒阴凝。故该年份育胎出生的人，体质易偏阴盛阳耗，心气阳气易受损。

水运不及之年，"是谓反阳，藏令不举，化气乃昌，长气宣布，蛰虫不藏，土润水泉减，其气滞……其脏肾"。即水运不及之年份，水之脏气不行，则阳气反而得行（即反阳），脏气不得施用，则水所不胜之土的化气乃得昌盛，水所胜之火不畏其制，长气亦得宣布，蛰虫在外而不归藏，土润泽，水泉减少。所以该年份育胎出生的人，由于秉天之水气不足，而易形成肾水不充，蛰藏不固的体质。

（二）六气对人体体质形成的影响

六气变化对人体体质的形成具有一定影响。人体体质不仅受到主气的厥阴风木、少阴君火、少阳相火、太阴湿土、阳明燥金、太阳寒水六个时段的气候影响，也受到客气三阴三阳所在时段气候变化的影响，同时，出生年的司天之气、在泉之气对人体体质影响也不能忽视。

按十二地支推求司天、在泉之气，则客气司天与在泉相对应的规律是三阴与三阳两两相对，即一阳司天，则一阴在泉；二阳司天，则二阴在泉；三阳司天，则三阴在泉；反之亦如此。正如《素问·六微旨大论》云："寒湿相遘，燥热相临，风火相值。"即按年支，十二年的司天在泉规律是太阳寒水与太阴湿土互为司天在泉，即年支为辰、戌、丑、未之岁，此四年全年寒湿偏胜；阳明燥金与少阴君火互为司天在泉，即年支为卯、酉、子、午之岁，此四年全年燥热偏胜；厥阴风木与少阳相火互为司天在泉，即年支为巳、亥、寅、申之岁，此四年全年风火偏胜；那么，在十二年当中，客气所致气候规律实际只有三种，即原文的"寒湿相遘，燥热相临，风火相值"。此十二岁司天和在泉之气所致的气候变化特点对人体体质形成产生影响，其体质也可以归为三类，即辰、戌、丑、未之岁寒湿质，卯、酉、子、午之岁燥热质，巳、亥、寅、申之岁风火质。

（三）地域气候对人体体质形成的影响

地域东南西北方位不同，地势高低亦不同，故阴阳之气盛衰多少也不同。生活在不同地域方位及地势高低的人们，体质也是有差别的。正如《素问·五常政大论》云："阴阳之气，高下之理，太少异也……高者气寒，下者气热……阴精所奉其人寿，阳精所奉其人夭……故治病者必明天道地理阴阳更胜，气之先后人之寿夭，生化之期，乃可以知人之形气也。"

总之，在五运六气周期内某一时段孕育出生的人，会秉承该时段特定的气化倾向。根据人出生年月的天干五行属性的太过与不及，可将人体质分为强木与弱木型、强火与弱火型、强土与弱土型、强金与弱金型、强水与弱水型十种类型，并结合当年的地支及司天在泉五行所属，分析人体五脏强弱的扶抑情况，从而判断人体五脏气化倾向与疾病倾向，为预测及防治疾病提供现实指导。

二、胎孕期间的依运调养

人体在胎孕阶段，天地五运六气的气化对人体体质的形成和发展产生着重大又深刻的影响，不同的气化对不同体质的形成起着决定性的作用。故在胎孕期间，宜依照五运六气的原理和法则进行调养，应将母体五脏盛衰与当年五运六气盛衰结合起来考虑。

如逢火运太过，火气司天之年孕育胎儿，如母体阳热体质，火气偏胜，阳气偏亢，则胎孕往往因火热灼伤而形成阴虚火热体质。此时母体宜适当补充一些滋阴性凉的食物，如瓜果、青菜、墨鱼等。逢水运太过或寒水司天之年育孕胎儿，如母体为寒水偏胜之阴寒体质，则胎儿易形成阴寒体质，此时母体宜食温补性食品，如生姜、鸡禽之类。

逢大运或司天、在泉为风木太过之年孕育胎儿，如母体肝气偏胜，则应当选择与气化木运属性相应的食品以纠正母体脏气之偏，如茎藤枝叶一类的青笋、鱼类、鸡禽等。

逢大运或司天、在泉之气为湿土主令之年孕育胎儿，如母体为湿气偏胜之体质，则胎儿易形成湿气体质，此时母体宜服用薏苡仁、茯苓、赤小豆等利湿之品。

逢大运或司天、在泉之气为燥气主令之年孕育胎儿，如母体为燥气偏胜之体质，则胎儿易形成燥热体质，此时母体宜服用白木耳、瓜果等润燥之品。

第二节　五运六气与外防邪气

《素问·五运行大论》指出五运致病的原因是"五气更立，各有所先，非其位则邪，当其位则正"，即按一年五季的当令时序提前或错后，都是"非其位则邪"而致病。《素问·气交变大论》详述了岁运太过和不及所累及的脏腑及其主要病证表现。《素问·六元正纪大论》叙述了五运盛衰不同，郁积乃发，发生五郁的情况。气候有五郁，人之五脏也随之呈五郁而发生五种郁证，并根据五郁之证的特征，提出相应的治则治法。五运六气的总则是"顺天察运，因变以求气"。依据五运六气理论能推测出由运气异常所致各种邪气，以及易受影响的脏腑及其临床表现，这为疾病的预防提供了良好的思路和方法。

一、五运主病与防治

《素问·气交变大论》指出：木运太过之年，风气流行，木胜克土则脾土受邪。人们易患食欲减退、饮食不化的飧泄及身体沉重、烦闷抑郁、肠鸣、腹部支撑胀满等病；木运不及之年，金之燥气反而大行，木的生气不能与时令相应，草木繁荣较晚，由于金气肃杀过甚，虽为坚硬之木类，叶亦枯黄，柔软的草木则萎弱青干，人们易患腹中清冷、胁及少腹痛、肠鸣溏泄等病。火运太过之年，炎暑流行，火胜克金则肺受邪，人们易患疟病，或见呼吸气少、咳嗽喘促、血外溢或下泄、泄下不止、咽干耳聋、胸中发热、肩背发热等；火运不及之年，水之寒气反而大行，火运的长气不得为用，植物生长低垂而不繁荣，严寒之气过甚则阳气不能化育，生物展现不出荣华秀美之象，人们易患胸中痛，胁下支满膜胀，两胁疼痛，膺、背、肩胛间及两臂内侧疼痛，抑郁眩冒，头目不清的病证。土运太过之年，雨湿流行，土克水则肾水受邪，人们易患腹痛、四肢清冷厥逆、精神不快、身体沉重、心中烦闷等病；土运不及之年，木之风气反而大行，土运的化气不得施令，草木虽然生长茂盛繁荣，但风吹飘动严重，由于缺乏土的化气，则秀而不能成实，人们易患飧泄霍乱、身体沉重、腹部疼痛、筋骨反复动摇、肌肉眴动酸痛、喜怒等病。金运太过之年，燥气流行，金克木则肝木受邪，人们易患两胁下及少腹疼痛、两目红赤疼痛、眼角溃疡等病；金运不及之年，则金所不胜的火炎之气反而大行，金衰而木不受制，则木之生气得以为用，火之长气得以专胜，万物繁茂，干燥炎烁之火气得以流行，人们易患肩背闷乱沉重、鼻塞喷嚏、大便下血、泄泻如注等病证。水运太过之年，寒气流行，水胜克火则邪害心火，人们易患身热烦躁心悸、寒气厥逆、一身上下内外皆寒、谵言妄语、心痛等病；水运不及之年，则水所不胜的土之湿气大行，水运不及，则火不受制，火之长气反而为用，土之化气迅速发挥作用，土火二气得势，暑热早至，雨水频降，人们易患腹部胀满、身体沉重、濡泄、阴性疮疡等病证。

在治疗方法上，《素问·刺法论》指出了五运太过、不及针刺背俞穴和五输穴预防疫病的原则与方法。即"太过取之，次抑其郁，取其运之化源，令折郁气。不及扶资，以扶运气，以避虚邪也"。如甲年，岁运为土运太过，因脾土太过易伤肾水，故当先补肾俞，隔三天再针刺足太阴经所注太白穴。再如壬年，岁运为木运太过，当先补脾俞，隔三天再刺肝经之所出大敦穴。通读原文可知，在五疫来临之际，虽然自我调理预防的方法各岁略有不同，但是在针刺调理上有一定的规律与原则。首先，重视充实本脏所胜之脏，针刺所胜之脏的背俞穴，之后再调理本脏，针刺本脏的五输穴。其原则是注重预防，切断五脏传变途径。原文还特别强调用针之后的调养措施，"其刺以毕，又不须夜行及远行，令七日洁，清净斋戒"；同时还要配合气功导引之法，如"所有自来肾有久病者，寅时面向南，净神不乱，思闭气不息七遍，以引颈咽气顺之"。

二、六气为病与防治

《内经》把风、寒、暑、湿、燥、火六种因素作为影响健康和疾病的重要因素，称为六气。五运六气中的六气为病，则更深刻、丰富与系统。此之六气，既是可以周期循环出现的六种气候模式，又是以其气化胜复、太过、不及、同化、兼化、非其时有其气的重要因素。《素问·六元正纪大论》云："非气化者，是谓灾也。"因此，六气的异常气化而成为致病的病因，比六淫更具有内涵。《内经》中明确指出，客气司天在泉不迁正、不退位，四间气升降失常，以及司天在泉上下错位造成的刚柔失守等情况，可以导致气候发生异常，甚至剧烈变化，并由此容易导致疾病，甚至温疫的发生。如《素问·本病论》指出："厥阴不退位，大风早至，时雨不降，湿令不化，民病温疫""少阴不退位，即温生春冬，虫早至，草木发生，民病膈热咽干，血溢惊骇，小便赤涩，丹瘤疹疮疡留毒""太阴不退位，而取寒暑不时，埃昏布作，湿令不去，民病四肢少力，食饮不下，泄注淋满，足胫寒，阴痿闭塞失溺小便数"等。对于司天淫胜和六气相胜之治，《素问·至真要大论》提出："风淫所胜，平以辛凉，佐以甘苦，以甘缓之，以酸泻之。热淫所胜，平以咸寒，佐以苦甘，以酸收之。湿淫所胜，平以苦热，佐以酸辛，以苦燥之，以淡泄之。湿上甚而热，治以苦温，佐以甘辛，以汗为故而止。火淫所胜，平以酸冷，佐以苦甘，以酸收之，以苦发之，以酸复之，热淫同。燥淫所胜，平以苦湿，佐以酸辛，以苦下之。寒淫所胜，平以辛热，佐以苦甘，以咸泻之。"又说："厥阴之胜，治以甘清，佐以苦辛，以酸泻之。少阴之胜，治以辛寒，佐以苦咸，以甘泻之。太阴之胜，治以咸热，佐以辛甘，以苦泻之。少阳之胜，治以辛寒，佐以甘咸，以甘泻之。阳明之胜，治以酸温，佐以辛甘，以苦泄之。太阳之胜，治以甘热，佐以辛酸，以咸泻之。"《素问·刺法论》还提出"迁正不前，以通其要"，不退位者，当刺相应经脉之所入，即合穴。

值得指出的是，五运六气理论"三年化疫"的观点在疾病的流行及预防上有着积极的指导意义。《素问·刺法论》中有云："天地迭移，三年化疫，是谓根之可见，必有逃门。"明确指出司天、在泉之气如果迁移运转失常，大约三年，就会酿成疫病之气流行。《内经》中《素问·刺法论》《素问·本病论》两篇，主要论述了六气之司天、在泉之气不迁正、不退位所导致的异常气候，以及这种异常气候出现后会"三年化疫"的理论。《素问·本病论》中有"甲己失守，后三年化成土疫"之说，这一论断在金元之交的大疫中得到验证，即1229年五运六气失常，至1232年应发"土疫"。李杲在《内外伤辨惑论》中详细地描述了温疫造成的人员严重死亡情况，因疫病与脾胃相关，与通常火热疫不同，故李杲未用通常治疗火热疫之法，而用补中益气汤和升阳散火汤甘温除热。吴有性《温疫论》记载，崇祯辛巳年正值疫气流行，疫情严重。崇祯辛巳年是1641年，往前推三年是1638戊寅年。五运六气理论认为，"戊癸化火"，戊年刚柔失守，三年后易化成"火疫"。吴有性当时所见的疫病，"间有进黄连而得效者"，提示疫病性质偏于火热，故吴氏随用大黄等苦寒攻下之品来治疫。研究者分析2019年冬新型冠状病毒感染与五运六气异常气候变化的关系：2019年为己亥岁，司天之气是厥阴风木，在泉之气是少阳相火，《素问·六元正纪大论》指出了己亥岁终之气即小雪至大寒时段的异常气候与温疫，云"终之气，畏火司令，阳乃大化，蛰虫出见，流水不冰，地气大发，草乃生，人乃舒，其病温厉"，即己亥岁终之气受在泉之气少阳相火的影响，气候应寒反温，出现了"非其时有其气"的异常气候，冬季不冷反而偏暖，为病原微生物滋生繁殖提供了有利条件。

三、三虚致疫与防治

"三虚"一词，出自《素问·本病论》《素问·刺法论》，原文指出了三虚的含义及其在疫疠发生过程中的相互关系。即人体五脏的某一脏之气不足，此乃一虚；又遇与该脏五行属性相同的司天之气所致的异常气候，此乃二虚；在人气与天气同虚基础之上，又加之情志过激，或饮食起居失节，或过劳，或外感等，此为三虚。三虚相合，又逢与该脏五行属性相同的不及之岁运所致的异常气候，感受疫病之邪气，影响相应之脏，致使该脏精气、神气失守，发生温疫。《素问·刺法论》指出了五疫（水疫、木疫、火疫、土疫、金疫）为三虚相合所致。

关于三虚致疫，《内经》提出固本藏精、避其毒气、针刺防治等方法。《素问·刺法论》强调"正气存内，邪不可干"。《素问·金匮真言论》则指出"藏于精者，春不病温"，强调了人体正气强弱在疫病发生中的决定性作用。另外，趋避邪气侵袭在预防疫病中非常关键。在《素问·刺法论》中指出："五疫之至，皆相染易，无问大小，病状相似，不施救疗，如何可得不相移易者……不相染者，正气存内，邪不可干，避其毒气。"原文在强调"正气存内，邪不可干"之后，紧接着提到"避其毒气"。可见，重视人体正气在预防疫病中主导地位的同时，仍要强调"避其毒气"这一关键环节。《素问·六元正纪大论》所云"避虚邪以安其正"，正说明其中要旨。

针刺防治是《内经》防治疫病的重要手段。《素问·刺法论》指出了针刺为主的防治方法，根据五运六气变化规律，刺治相应经脉的有关腧穴预防和救治因气运失常、气候异常形成的疫病。原文记载："升降不前，气交有变，即成暴郁……如何预救生灵，可得却乎……须穷法刺，可以折郁扶运，补弱全真，泻盛蠲余，令除斯苦……升之不前，可以预备……升降之道，皆可先治也。"原文强调："天地气逆，化成民病，以法刺之，预可平疴。"由于五疫之邪性质不同，侵犯之脏亦异，故当针刺相应脏腑之腧穴，且针刺具有一定规律。例如：心神失守，水疫之邪干犯，当针刺心俞；脾神失守，木疫之邪干犯，当先针刺足阳明胃经之所过，再刺脾俞；肺神失守，火疫之邪干犯，当先针刺手阳明大肠经之所过，再刺肺俞；肾神失守，土疫之邪干犯，当先针刺足太阳膀胱经之所过，再刺肾俞。

第三节　五运六气与精神调摄

精神调摄是中医养生学的重要内容，人居天地之间，不仅人体生命活动与天地之气相应，而且精神志意亦受五运六气的影响。《素问·生气通天论》指出："苍天之气，清净则志意治，顺之则阳气固，虽有贼邪，弗能害也，此因时之序。"《道德经》亦云："人法地，地法天，天法道，道法自然。"所以人的生命活动只有符合自然规律，人体才能够身心舒泰、健康长寿。《素问·上古天真论》云"适嗜欲于世俗之间，无恚嗔之心，行不欲离于世，被服章，举不欲观于俗，外不劳形于事，内无思想之患，以恬愉为务，以自得为功""精神内守，病安从来"。这深刻地揭示了人与自然相应的养生学思想，五运六气的变化与精神调摄有着极为密切的关系。

一、五运六气与精神情志的关系

《素问·天元纪大论》云："天有五行，御五位，以生寒暑燥湿风，人有五脏，化五气，以生喜怒思忧恐。"人的情绪是五脏气机变化的结果，而脏腑之气受天地自然五运六气变化的影响。故五运六气的太过与不及，不仅仅影响人体脏腑活动，而且对人体精神情志也有相应的影响。《素问·气交变大论》中记述了岁运太过不及之年对人体脏腑心理产生的不同证候反应，"岁木太过，风气流行，脾土受邪，民病飧泄食减，体重烦冤，肠鸣腹支满……甚则忽忽善怒，眩冒巅疾"。"岁土太过，雨湿流行，肾水受邪，民病腹痛，清厥意不乐，体重烦冤"。"岁金太过，燥气流行，肝木受邪……则体重烦冤"。"岁水太过，寒气流行，邪害心火，民病身热烦心躁悸，阴厥上下中寒，谵妄心痛"。"岁火不及，寒乃大行……民病胸中痛，胁支满，两胁痛，膺背肩胛间及两臂内痛，郁冒朦昧，心痛暴喑"。"岁土不及，风乃大行……民病飧泄霍乱，体重腹痛，筋骨繇复，肌肉𥆙酸，善怒"。《素问·本病论》中也有记述："遇戊申戊寅……久而化郁，即白埃翳雾，清生杀气，民病胁满悲伤。""阳明不迁正……甚则喘嗽息高，悲伤不乐"。《素问·至真要大论》中亦载有"太阳之复……甚则入心，善忘善悲"。可见，《内经》认为五运六气的太过不及、胜复之变导致各种情志症状的出现，表明自然界气候变化可以影响人的情志而发病。五运六气太过不及、胜复之变与精神情志之间有着密切的联系，对中医养生，尤其是精神情志养生有重要的指导意义。

二、五运六气与精神调摄法

（一）清静养神

《素问·生气通天论》云："清静则肉腠闭拒，虽有大风苛毒，弗之能害。"保持心绪宁静，少忧无虑，情感平和，意志调顺，则人体正气充盈，肌腠固密，外界纵然有气运变化，也不会侵害人体。反之，心躁动而不静，则可能危及健康。清静是指保持心理需求、动机，以及情感的平衡，处于淡泊名利、思想清净和情绪平和的状态。养神即凝神敛思，神气内守。清静养神在心理上要约束个人的需求与动机，保持心理平衡和情感安静；在行为上表现出较强的顺应自然环境的主动性和适应性。欲使心神清静，关键是保持心理上的"恬淡虚无"。《素问·上古天真论》云："恬淡虚无，真气从之，精神内守，病安从来？"清代程履新《程氏易简方论》注云："恬者，内无所蓄；淡者，外无所逐；虚无者，虚极静笃，臻于自然。""恬淡虚无"即摒除杂念，降低欲望，淡泊名利，畅遂情志，心静神安。心静则不躁，神安则不乱，精气旺盛，神志内守，邪不能入，何病之有？正如《素问·痹论》所云："静则神藏，躁则消亡。"心静者寿，躁动者夭，是因为心静则神安，神安则五脏六腑气机调畅，精气充盛，自可延年益寿；若躁动不安，神气外耗，精气日损，必然早衰或夭亡。具体言之，可运用下列调摄方法。

1. 志闲少欲　《素问·上古天真论》云："是以志闲而少欲，心安而不惧，形劳而不倦，气从以顺，各从其欲，皆得所愿……所以能年皆度百岁而动作不衰者，以其德全不危也。"日常生活中努力做到淡泊名利、少思寡欲，保持达观的处世态度。《寿事青编·养心说》指出了具体应对办法："未事不可先迎，遇事不可过忧，既事不可留住，听其自来，应以自然，任其自去，念慑恐惧，好乐忧患，皆得其正……此养心之法也。"即对尚未发生的事件不予妄猜，遇到不测事件不生悲观忧虑，对已经发生的事件不流连眷恋，顺应自然，泰然处之，则心静神凝。

2. 凝神敛气　凝神敛气就是心神专注，精神静谧，神情合一，专心致志，令机体处于正常的生命活动状态。《医钞类编》云："养心则神凝，神凝则气聚，气聚则形全，若日逐攘扰烦，神不守舍，则易于衰老。"反之，"多思则神殆，多念则志散，多欲则志昏，多事则形劳"（《备急千金要方·道林养性》）。

3. 怡情畅神　怡情畅神是指积极主动地保持情绪情感的怡悦和愉快，使心情舒畅，从而气机调畅，心身康泰。情绪不起，则气机中和，机体不易受外界气运变化的影响。《管子·内业》云："凡人之生也，必以其欢。忧则失纪，怒则失端。忧悲喜怒，道乃无处。"怡情畅神就是要学会在顺境或逆境中，即外部世界和客观情境符合自身的需要和愿望时，或突发事件和客观境遇违背主观需要和心理预期时，能够驾驭自我，调节情绪而积极地应对现实境遇，做到无恚、无嗔、无努、无悔、无忧、无悲，涵养心田，情绪稳定，神气舒畅。若能将自我注意力倾注到心爱的事业上，热爱生活，乐观豁达，兴趣广泛，便可驱散忧愁、烦恼、焦虑、孤独，确保情绪愉悦、身心健康。

总之，清静养神就是在心理和行为上表现出极强的天人相应、顺应自然的适应能力。诚如刘完素曰："心乱则百病生，心静则万病悉去。"（《素问病机气宜保命集》）

（二）应时调摄

《灵枢·顺气一日分为四时》云："春生夏长，秋收冬藏，是气之常也，人亦应之。"四时调神的方法就是遵循春生、夏长、秋收、冬藏的规律，主动而积极地调整自我的心理状态，采取适时的行为方式。《素问·五运行大论》概括为："从其气则和，违其气则病。"顺应阴阳交替消长变化的规律，适时调整自我的心理状态，及时采取不同的行为策略，是应时调神的核心。《素问·四气调神大论》云："夫四时阴阳者，万物之根本也，所以圣人春夏养阳，秋冬养阴，以从其根，故与万物浮沉于生长之门。"违背四时阴阳消长变化和升降浮沉的规律，人体的脏腑功能和心理过程就会脱离自然环境的影响或控制，天人分离就意味着人体内环境与外环境之间失去有序而和谐的关系，从而容易罹患疾病，甚或早夭。

1. 春季调摄　《素问·四气调神大论》指出："春三月，此谓发陈，天地俱生，万物以荣，夜卧早起，广步于庭，被发缓形，以使志生，生而勿杀，予而勿夺，赏而无罚。此春气之应，养生之道也。"春季阳气生发渐旺，阴气始降，气候温和，天地生物皆禀阳气而萌发生机，呈现一派生机勃勃、方兴未艾的景象。因而，春季养生的方法是顺应阳气生发、升散的趋势，行为方式上宜晚卧早起，户外缓步，披发宽衣，使形体舒缓放松，心理状态上要情绪舒畅，有欲望需求，切忌有忧郁、恚怒、压抑、剥夺等心态，适应春季阳气生发、升散、扩散的趋势和特征，勿阻遏阳气。

2. 夏季调摄 《素问·四气调神大论》指出："夏三月，此谓蕃秀。天地气交，万物华实，夜卧早起，勿厌于日，使志无怒，使华英成秀，使气得泄，若所爱在外，此夏气之应，养长之道也。"夏季日照充足，雨量充沛，天地气交，气候炎热，阳气隆盛，阴气深藏。万物繁荣茂盛，开花结果，呈现一派繁荣、旺盛、秀丽的自然景象。为了顺应夏季阳气隆盛、昼长夜短的态势，行为上宜晚睡早起，充分接受阳光，增加户外活动；心理状态宜振奋情绪，积极进取，意志坚强，行动张扬，精神和行为外向，使亢盛的阳气得以宣泄，切忌大怒等情绪抑遏阳气，使气机阻滞。

3. 秋季调摄 《素问·四气调神大论》指出："秋三月，此谓容平，天气以急，地气以明，早卧晚起，与鸡俱兴，使志安宁，以缓秋刑，收敛神气，使秋气平，无外其志，使肺气清，此秋气之应，养收之道也。"秋季阳气内敛，阴气渐旺，秋风劲急，天高气爽，气温渐凉，草木成熟，枯凋凋落。人的行为方式上宜早卧早起，减少活动；心理状态上宜情绪稳定，意志宁静，节制欲望和需求，切忌随意妄动，收敛神气，以缓秋风肃杀之气对机体的影响。

4. 冬季调摄 《素问·四气调神大论》指出："冬三月，此谓闭藏，水冰地坼，无扰乎阳，早卧晚起，必待阳光，使志若伏若匿，若有私意，若已有得，去寒就温，无泄皮肤，使气亟夺，此冬气之应，养藏之道也。"冬季阳气深藏，阴气旺盛，冰雪覆盖，气温寒冷，万物皆处在闭藏状态。因此，冬季养生，在行为上宜早卧晚起，等待阳光，趋暖避寒，厚以衣被，固护阳气；心理状态上应约束需求，深藏欲望，勿外露志向，知足常乐，保守内向，切忌性格张扬、情绪激动、行为好动，以适应阳气闭藏之态势。

此外，应时调神的另一层含义是顺应一日时间节律而调神。因为《灵枢·顺气一日分为四时》云："以一日分为四时，朝则为春，日中为夏，日入为秋，夜半为冬。朝则人气始生……日中人气长……夕则人气始衰……夜半人气入脏。"一日之中，人体阴阳之气亦存在交替消长的变化规律。人体阴阳之气的具体消长过程，《素问·生气通天论》有云："阳气者，一日而主外。平旦人气生，日中而阳气隆，日西而阳气已虚，气门乃闭。"人体昼夜阴阳之气的消长变化、升降浮沉，犹如一年四时阴阳之气的生长收藏变化，人体生命活动和心理状态也随一日四时（平旦、日中、日西、夜半）的变化而显现出周期性节律。因此，一日四时的调神方法为：清晨阳气始生，宜振奋精神；日中阳气旺盛，应精神饱满；日西阳气始入，应渐趋平静；夜晚阳气内藏，应安卧静谧睡眠。

第四节　五运六气与饮食调养

五运六气理论是研究气候变化规律及其与人体生命活动关系的学问。养生者可根据时令季节的常态变化和异常变化，运用法于阴阳、和于术数、食饮有节、起居有常、不妄作劳等方法，来适应自然气候的变化，防止疾病发生，提高身体素质，达养生之目的。

一、饮食五味禀受运气而生

五运的太过或不及，六气的至而未至，或未至而至，非其时而有其气，这种反常的气运变化，不仅对自然界生物有着不良的影响，也使人禀受五运六气的变化而形成相应体质，并且随时受到五运六气变化的影响。如草木不荣、农作物的欠收等，甚至影响农作物四气五味的变化。食物禀受六气有寒凉温热四气，具酸苦甘辛咸五味。春为风木，其味为酸；夏为炎热，其味为苦；长夏为湿土，其味为甜；秋为燥金，其味为辛；冬为寒水，其味为咸。天人相应，五味应四时，冬夏有寒热，四气应冬夏。《素问·六节藏象论》云："天食人以五气，地食人以五味。五气入鼻，藏于心肺，上使五色修明，音声能彰。五味入口，藏于肠胃，味有所藏，以养五气，气和而生，津液相成，神乃自生。"自然界的空气是供给人体呼吸的物质，自然界所产生的五谷是供给人体营养的食物。可见人体生存的最主要物质，都与自然界五运六气有着密切关系。五运六气理论提出了四气五味作用部位的归属问题，所谓"五味入胃，各归所喜"。即不同的食物，有不同的性味，因而也就有其不同的作用部位。《素问·至真要大论》云："夫五味入胃，各归所喜，故酸先入肝，苦先入心，甘先入脾，辛先入肺，咸先入肾。"这种五味入五脏的理论，直接指导着脏腑养生、疾病的治疗及药食养生，食物的气味不同，服用之后，归入相应脏腑而起到养生作用。

四气五味有阴阳属性，《素问·至真要大论》云："五味阴阳之用何如？岐伯曰：辛甘发散为阳，酸苦涌泄为阴，咸味涌泄为阴，淡味渗泄为阳。六者或收或散，或缓或急，或燥或润，或软或坚，以所利而行之，调其气使其平也。"即其味酸者长于收敛，味苦者长于坚阴，味甘者长于缓急，味辛者长于宣散，味咸者长于软坚。五味饮食养生，则应当根据身体所秉受体质，选用适当性味的食物。后世医家如李杲《脾胃论·君臣佐使法》在此分类基础上作了进一步划分："辛甘淡中热者，为阳中之阳；辛甘淡中寒者，为阳中之阴；酸苦咸之寒者，为阴中之阴；酸苦咸之热者，为阴中之阳。"这种药食气味阴阳的划分方法，虽与后世对药食的认识方法有所不同，但对认识药食性味、合理使用不同的药食养生有重要的指导作用。

二、司天在泉五味药食养生

五运六气理论根据司天、在泉之气所主之时，制定了相应的五味药食养生治疗原则。即《素问·至真要大论》云："诸气在泉，风淫于内，治以辛凉，佐以苦，以甘缓之，以辛散之。热淫于内，治以咸寒，佐以甘苦，以酸收之，以苦发之。湿淫于内，治以苦热，佐以酸淡，以苦燥之，以淡泄之。火淫于内，治以咸冷，佐以苦辛，以酸收之，以苦发之。燥淫于内，治以苦温，佐以甘辛，以苦下之。寒淫于内，治以甘热，佐以苦辛，以咸泻之，以辛润之，以苦坚之。"同样，"司天之气，风淫所胜，平以辛凉，佐以苦甘，以甘缓之，以酸泻之。热淫所胜，平以咸寒，佐以苦甘，以酸收之。湿淫所胜，平以苦热，佐以酸辛，以苦燥之，以淡泄之。湿上甚而热，治以苦温，佐以甘辛，以汗为故而止。火淫所胜，平以酸冷，佐以苦甘，以酸收之，以苦发之，以酸复之，热淫同。燥淫所胜，平以苦湿，佐以酸辛，以苦下之。寒淫所胜，平以辛热，佐以甘苦，以咸泻之"。即根据六气司天在泉及六气胜复，决定四气五味药食养生。

五运六气理论根据各年在泉之气的气候、物候变化及人体所秉受的气运变化来决定用四气五味药食养生。如《素问·五常政大论》云："少阳在泉，寒毒不生，其味辛，其治苦酸，其谷苍丹……太阴在泉，燥毒不生，其味咸，其气热，其治甘咸。"同样，根据各年司天之气的气候、物候及病候变化决定用四气五味药食养生。《素问·六元正纪大论》阐述了太阳、阳明、少阳、太阴、少阴、厥阴六气司天之年气候、物候、病候及该岁运药食之所宜。如太阳寒水司天之岁，"岁宜苦以燥之温之"；阳明燥金司天之岁，"岁宜以咸以苦以辛"；少阳相火司天之岁，"岁宜咸辛宜酸"；太阴湿土司天之岁，"岁宜以苦燥之温之"；少阴君火司天之岁，"岁宜咸以软之……甚则以苦泄之"；厥阴风木司天之岁，"岁宜以辛调上，以咸调下"。

五运六气理论根据六气胜复的气候、物候及病候特点决定用四气五味药食养生。《素问·至真要大论》云"厥阴之胜，治以甘清，佐以苦辛，以酸泻之……太阳之胜，治以甘热，佐以辛酸，以咸泻之""厥阴之复，治以酸寒，佐以甘辛，以酸泻之，以甘缓之……太阳之复，治以咸热，佐以甘辛，以苦坚之"。

三、岁运五味饮食养生

岁运五味饮食养生，指根据岁运的太过、不及，来决定所用药食的四气五味。《素问·六元正纪大论》详述了一个甲子周期六十年的岁运、司天、在泉气化物化现象及疾病表现，以及各岁运药食气味之所宜。如原文云："甲子、甲午岁，上少阴火，中太宫土运，下阳明金……其化上咸寒，中苦热，下酸热，所谓药食宜也。"即甲子、甲午之岁，是土运太过，少阴君火司天，阳明燥金在泉，根据这两年的气候特点来看，上半年气候可能偏热，故在上半年饮食调理上以咸味性寒的药食物为宜，下半年气候可能偏凉偏燥，在下半年饮食调理方面当以味酸性热的药物和食物为宜，酸甘化阴可润燥，热能胜凉。这两年岁运是土运太过，较往年相比，湿气较胜，尤其是其与岁运相应的长夏季节，湿热交蒸，雨湿流行表现可能更为明显，故在治疗及饮食调理上当以苦味性热的药食为宜，用苦以泄热，用热以燥湿。

《素问·天元纪大论》云："甲己之岁，土运统之；乙庚之岁，金运统之；丙辛之岁，水运统之；丁壬之岁，木运统之；戊癸之岁，火运统之。"按照六十甲子天干转化为公历年份，公元年尾数逢1、6为水运之年（如2021年、2031年等都是水不及之年，2026年、2036年等都是水运太过之年），天气主寒，全年饮食以温肾祛寒为主。药食以黑色食物如黑豆、黑米、黑芝麻、黑枣、核桃、小麦胚芽、荔枝干、羊肉、牛肉等为主食。公元年尾数逢2、7为木运之年（如2022年、2032年等都是木运太过之年，2027年、2037年等都是木运不及之年），天气主风，全年饮食以祛风疏肝清热为主，多吃绿色食物，以青菜、水果为主。药食以菊花、葛根、夏枯草、萝卜、韭菜、木瓜、生鱼、泥鳅等为主食。公元年尾数逢3、8为火运之年（如2023年、2033年等都是火运不及之年，2028年、2038年等都是火运太过之年），天气主火，全年饮食以清心泻火为主。药食以竹叶、莲子心、灯心、西瓜、果汁、蔬菜汁、水鸭、生鱼等为主食。公元年尾数逢4、9为土运之年（如2024年、2034年等都是土运太过之年，2029年、2039年等都是土运不及之年），天气主湿，全年饮食以健脾祛湿为主。药食以莲子、薏苡仁、怀山药、陈皮、荷叶、瓜类、豆类（五豆）、苹果、水鸭等为主食。公元年尾数逢0、5为金运之年（如2020年、2030年等都是金运太过之年，2025年、2035年等都是金运不及之年），天气主燥，全年饮食以润肺清燥为主。药食以桑叶、枇杷叶、百合、沙参、玉竹、雪梨、柚子、蜜糖、兔肉、鱼类、猪肉等为主。

四、四季五味饮食养生

（一）春季养生

1. 春季养阳　由于春季阳多而阴少，广步于庭，动则生阳，以使志生，使志意充满生发之气，以适应天地间的生发之气。夏季的寒病是由于春季没有养好阳气，故而养生必须注重春令之气升发舒畅的特点，注意保护体内的阳气，使之不断充沛，逐渐旺盛起来，凡有耗伤阳气及阻碍阳气的情况皆应避免。

2. 饮食养生宜忌　饮食宜进助阳食品，不宜进太寒凉和太辛辣饮食，尤其禁食冰冷食物。

能助春令阳气生发的食物有韭、葱、姜等；少食酸，略增甜，因为肝气当令，肝气偏旺可伤及脾胃，影响脾胃运化，而酸味入肝，甘味入脾，少酸多甜，既避免肝气过旺，又有益于脾气，如苹果、黄瓜、蜂蜜等。

（二）夏季养生

1. 夏季养阳　夏季阳气盛，自然界阴气不足，早些起床，以顺应阳气的充盛。夏季要调养意志，使神气充实，故而在盛夏防暑邪，在长夏防湿邪，同时又要注意保护人体阳气，防止因避暑而过分贪凉，伤害体内的阳气，即《内经》里所说的"春夏养阳"，即使在炎热的夏季，仍然要注意保护体内的阳气。

2. 饮食养生宜忌　饮食宜食苦、酸、咸，稍增辛，少食甜。中医学认为，夏季气候炎热，属火当令的季节，又湿重，苦味食品可以降火燥湿。如苦瓜、茶等既可清暑热、除烦，又能健脾燥湿。夏季多汗，易伤津液，酸味食物能益阴生津止渴、收湿敛汗，如醋和葡萄。咸味入肾，水能制火。辛味入肺，以防心火伤肺，如蒜、姜等佐料（宜少量）。少吃寒凉，适当进温食，如生姜、大蒜等。因夏季人体阳盛于外，而虚于内。适当进清暑渗湿食品，如绿豆、薏苡仁、扁豆、黄瓜、西瓜、冬瓜、菊花、赤豆、百合、绿茶、荷叶等，但脾胃虚寒者慎服。

（三）秋季养生

1. 秋季养阴　秋夜露寒，阴长较盛；早起，但比春夏稍晚，亦因阴长之意。"使志安宁"，即使精神内守，而"神者，血气也"，亦能养阴；"无外其志"，指不要让自己的意志外弛，以顺秋收之意；秋季养生不能离开"收养"这一原则，一定要把保养体内的阴气作为首要任务。正如《内经》里云："秋冬养阴。"所谓秋冬养阴，是指在秋冬收气、养脏气，以适应自然界阴气渐生而旺的规律，从而为来年阳气生发打下基础，不应耗精而伤阴气。

2. 饮食养生宜忌　饮食宜甘淡滋润，减辛增酸。秋季干燥，可适当多食蜂蜜、芝麻类甘淡滋润的食品。肺金能克肝木，秋季为肺金当旺之时，故要减辛味食物以平肺气，增酸味食物以养肝气，防肺气太过乘肝，使肝气郁结。故应少食葱、姜、蒜、韭等辛味之品，多食酸味果蔬，如梨、菠萝、柑橘、香蕉、银耳等。

（四）冬季养生

1. 冬季养阴　冬季阴气盛，阳气弱，生机要潜藏，以适应自然界之闭藏，亦即养阴之意。"使志若伏若匿"，是指神气内藏，亦是养阴之意；"无泄皮肤"，不要开泄皮肤出汗，保护阳气，令津液不耗伤。故而冬季养生的基本原则是要顺应体内阳气的潜藏，以敛阴护阳为根本，由于阳气闭藏，人体新陈代谢水平相应较低，因而要依靠生命的原动力——"肾"来发挥作用，以保证生命活动适应自然界变化。肾脏功能强，生命力也强；反之，生命力弱。冬季时节，肾脏功能正常，则可调节机体适应严冬的变化，否则，将会使新陈代谢失调而发病。

2. 饮食养生宜忌　饮食宜减咸增苦。冬季是肾主令之时，肾属水，主咸味，心属火，主苦味，水能制火，咸能胜苦。故冬季饮食之味宜减咸增苦以养心气，如此肾精固秘，心气免损。

总之，春夏宜养阳，秋冬宜养阴，这就是五运六气理论的"顺时养生"，即四时常令养生之要诀。调养五脏若能顺应五运六气，即顺时养脏，则疴疾不起。

五、五味药食太过与不及

五运六气理论指出若长期饮食五味偏嗜或不及，能够造成人体脏气偏盛或偏虚，从而引发各种疾病，甚至危害生命。《素问·至真要大论》中云："久而增气，物化之常也。气增而久，夭之由也。"《素问·五常政大论》根据药物毒性，即阴阳之偏程度的大小，提出用药的法度，云："有毒无毒，服有约乎？岐伯曰：病有久新，方有大小，有毒无毒，固宜常制矣。大毒治病，十去其六；常毒治病，十去其七；小毒治病，十去其八，无毒治病，十去其九。谷肉果菜，食养尽之，无使过之，伤其正也。"即使用"无毒"之药治病，亦仅宜十去其九，未尽之病当以饮食五味调养，使人体逐渐恢复健康，以免用药过多损伤人体正气。有些人不喜欢吃某些味道的食物，导致脏腑失养，营养缺乏，产生各种疾病。

第五节 五运六气与针刺预防

气运太过、不及或平气对人体均存在着影响。年运气候不同，针刺预防疾病方法也各异。《素问·四时刺逆从论》根据四季、气之升降、神游失守位制定了相应刺法，为中医针灸时间医学奠定了基础。后世医家按照日时干支推算人体气血流注盛衰的时间，选取相应的五输穴和原穴进行针灸治疗。其思想源于《内经》，具体方法则形成于金元时期。子午流注的名称，始见于金代阎明广《子午流注针经》（1153～1163年），书中收载了金代何若愚《流注指微针赋》，并加以注解，全面具体阐述子午流注法。

子午流注及灵龟、飞腾八法流注针法，按有关原理创造性地采用与人体生命活动周期相对应的治疗方法，并找出在特定时间和空间条件下对人体治疗的最佳对应点，以获得最佳疗效。子午流注是一种运用干支纪时原理在十二经五输穴上按时开穴的针法。灵龟、飞腾八法所用的八卦图，就是日月五星运动天象图中的后天八卦图，展示了时空的气化现象。

一、子午流注针法

子午流注针法是一种运用五运六气干支纪时原理在十二经五输穴上按时开穴的针法。五运六气理论对子午流注针法的临床有重要的指导作用。子午流注既可按日时开穴，又可按五运六气的年月开穴，如《素问·刺法论》所述就是五运六气理论指导子午流注的体现。五运六气理论是源于自然界的气化运动规律，是宏观的；而子午流注是对人体经脉气血运行盛衰规律进行按时取穴的应用，是微观的、局部的。

子午流注的"子午"和"流注"两词，首见于《灵枢》。《灵枢·卫气行》云："岁有十二月，日有十二辰，子午为经，卯酉为纬。"《内经》将一年十二个月，用子、午作经线，卯酉作纬线，划分成四个季节。用一天十二时辰的经纬位置来说明昼、夜、朝、夕时间的变化。子午是十二地支中的两个时辰，子是半夜，午是中午，是每天阴阳变化的分界点，用它来表示每天的时间变化。流注，即十二经脉气血运行的过程，以及在十二经脉的井、荥、输（原）、经、合等特定腧穴上所呈现的气血盛衰变化状态。人体中十二经脉的气血流注及其五输穴、原穴的气血盛衰情况，由于年、月、日、时等时间的变化而相应地有所不同。《内经》依据人体经脉中气血流行盛衰现象以说明"天道"，即外界环境变化规律对人体的影响，认为人体气血运行是有规律地有盛有衰，就像潮水的涨落一样。根据这个原理，按时选取有关腧穴进行治疗，即为子午流注法。

运用子午流注法，首先要将患者接受针灸治疗的时间（年、月、日、时）所代表的干支找出，然后逐日按时取穴。在年干支、月干支、日干支、时干支中，以日、时的干支更为重要。其推算方法有公式、转盘、指掌、查表推算等方法，根据各人不同的习惯来应用。对于较少接触子午流注法者，以转盘或查表二法为宜。此外，在应用此法取穴处方时，必须掌握时间与时辰的转换。一天有 24 小时，可用十二地支来代表。一个地支代表一个时辰，24 小时则分为十二时辰，即子时、丑时、寅时、卯时、辰时、巳时、午时、未时、申时、酉时、戌时、亥时（以北京时间为根据）。在推算时间与时辰的对应关系时，必须考虑所处地区经度的差异。天干地支和脏腑经络相配。由于十二经脉（及其络属脏腑）的气血流注和盛衰变化与时间变化相关，因此天干地支的计时可作经络和日、时的代名词。

（一）子午流注纳子法

子午流注纳子法（简称纳子法）是依据"日周期"，用本经的井、荥、输、经、合五输穴，配合木、火、土、金、水五行，再根据每日气血流注十二经的地支时辰，即子、丑、寅、卯、辰、巳、午、未、申、酉、戌、亥开穴（应时为经气旺，过时为经气虚）。依据虚则补其母、实则泻其子的原则，并配合五行相生相克穴位，按时辰的地支属性来选取十二经脉五输穴和原穴，每天轮遍十二经脉，是一种按时取穴的方法，又称子午流注纳支法。

纳子法适用于一些虚劳杂病中虚实较为明显的疾病。临床应用要灵活，不能离开症状，不分病情，死板固定某时只取某穴，而要在逐日按时开穴的基础上，根据病情症状，结合输穴主治功能配穴，灵活掌握，才能提高子午流注取穴治病的效果。具体有定时治疗、子母补泻、迎随补泻、按时取穴与辨证取穴相结合等。

（二）子午流注纳甲法

子午流注纳甲法（简称纳甲法）是依据"年周期"，并根据每日气血输注十二经，随每日值日经甲、乙、丙、丁、戊、己、庚、辛、壬、癸十个天干逢时开穴的原则，进行配穴治病的方法。"甲"是天干之首，纳甲法即以天干为主的按时开穴法。

纳甲法多适用于疼痛性病证、经络及内脏疾病。遇慢性疾病，按时开穴与病情不适宜时，可以选定适应的经穴，约定治疗时间进行治疗，既利于患者的治疗，又利于诊疗工作计划性开展。具体有日干重见值日经、逢输过原、开穴与闭穴、气纳三焦，以及开生我穴、血归包络，开我生穴、经穴规律等。

二、八法流注针法

灵龟八法和飞腾八法合称为"八法流注"。其根据五运六气干支纪时理论按时开穴，其中灵龟八法吸收了《灵枢·九宫八风》的主要内容，结合人体十二经脉与奇经八脉的气血会合规律，取正经和奇经相通的八个穴位（即八脉交会穴）配合八卦，按时日干支进行推算，逐日按时取穴。它与阴阳、五行学说具有密切联系，同样反映了气血阴阳消长的变化。飞腾八法也是以八脉八穴为基础，不论日干支和时干支，均以天干为主，是按时开穴的一种方法。

奇经八脉具有统率、调整及维系十二经脉的作用。八脉交会穴是奇经八脉即任、督、冲、带、阴维、阳维、阴跷、阳跷脉与十二经相通的穴位，即公孙、内关、足临泣、外关、后溪、申脉、列缺、照海八个穴位。公孙通冲脉，内关通阴维脉，两脉合于胸、心、胃；足临泣通带脉，外关通阳维脉，两脉合于目内眦、颈、项、耳、肩、小肠、膀胱；后溪通督脉，申脉通阳跷脉，两脉合于目内眦、颈项、耳、肩；列缺通任脉，照海通阴跷脉，两脉合于肺系、咽喉、胸膈。徐凤的飞腾八法是以天干配合为主的，不用零余的方法；而王国瑞的飞腾八法却配有九宫数，用零余的方法，取穴与干支均有关系。

灵龟八法是将八脉交会穴与八卦相配合并参照八卦九宫数而形成的，按照患者就诊日的时干支进行计算取穴的一种流注方法。时干支以《洛书》九宫数作基础，兼用二者之理，阳九阴六。开穴首先要查知当天的干支是什么，然后根据"五虎建元"定出当时时辰的干支是什么，再根据"逐日干支歌"和"临时干支歌"得出这四个干支的代表数字。将此四个数字相加，然后再按"阳日除九，阴日除六"的规律去除这个和，所得余数，就是所开穴位的代表数。穴位代表数可查奇经纳卦图："坎一联申脉，照海坤二五，震三属外关，巽四临泣数，乾六是公孙，兑七后溪府，艮八系内关，离九列缺主。"

飞腾八法是以奇经八脉交会穴和八卦为基础，按天干时辰开穴治病的一种方法。飞腾八法推算，不论日干支，不以干支九宫数推算，均以当天时干为取穴依据，按八卦直接配穴，非常简便快捷。所以临床"飞腾八法"推算取穴应用多遵徐凤的开穴方法。

三、五运体质与针刺

人体体质与胚胎时期之五运六气有着密切关系。人体五脏之气与五运六气相同则得其助而气盛，相异的被克伐而气衰或气平。按照子午流注针刺时，结合五运体质因素，根据实际证候，因病制宜，应用五行生克理论选取本经或其他经的五输穴进行补泻。

木运年体质：禀受木运太过之年作胎成长的人为木盛体质，可泻肝经井穴大敦。胆经与肝经相表里，泻胆经输穴足临泣。因金克木，可补肺经经穴经渠。也可按实则泻其子，泻心经荥穴少府。禀受木运不及之年作胎成长的人为木弱体质，可补肝经井穴大敦。水生木，虚则补其母，补肾经的合穴阴谷。肝与胆相表里，可补胆经的输穴足临泣。因金克木，为了扶助木，可泻肺经经穴经渠。

火运年体质：禀受火运太过之年作胎成长的人为火盛体质，可泻心经荥穴少府。小肠经与心经相表里，可以泻小肠经经穴阳谷。因水克火，可补肾经合穴阴谷。也可按实则泻其子，泻脾经输穴太白。禀受火运不及之年作胎成长的人为火弱体质，可补心经荥穴少府。因木生火，可按虚则补其母，补肝经井穴大敦。心与小肠相表里，可补小肠经经穴阳谷。因水克火，为了扶助火，可泻肾经合穴阴谷。

土运年体质：禀受土运太过之年作胎成长的人为土弱体质，可泻脾经输穴太白。胃经与脾经相表里，可以泻胃经合穴足三里。因木克土，可补肝经井穴大敦。也可按实则泻其子，泻肺经经穴经渠。禀受土运不及之年作胎成长的人为土弱体质，可补脾经输穴太白。火生土，可按虚则补其母，补心经荥穴少府。脾经与胃经相表里，可以补胃经合穴足三里。因木克土，为了扶助土，可泻肝经井穴大敦。

金运年体质：禀受金运太过之年作胎成长的人为金盛体质，可泻肺经经穴经渠。大肠经与肺经相表里，可以泻大肠经井穴商阳。因火克金，可补心经荥穴少府。也可按实则泻其子，泻肾经合穴阴谷。禀受金运不及之年作胎成长的人为金弱体质，可补肺经经穴经渠。土生金，可按虚则补其母，补脾经输穴太白。肺经与大肠经相表里，可补大肠经井穴商阳。因火克金，为了扶助金，可泻心经荥穴少府。

水运年体质：禀受水运太过之年作胎成长的人为水盛体质，可泻肾经合穴阴谷。膀胱经与肾经相表里，可泻膀胱经荥穴通谷。因土克水，可补脾经输穴太白。也可按实则泻其子，泻肝经井穴大敦。禀受水运不及之年作胎成长的人为水弱体质，可补肾经合穴阴谷。金生水，可按虚则补其母，补肺经经穴经渠。肾经与膀胱经相表里，可补膀胱经荥穴通谷。因土克水，为了扶助水，可泻脾经输穴太白。

《内经》以降，历代医家在临床上运用五运六气理论，留下了重要的历史医学文献资料，这些宝贵的文献是优秀中医文化的重要组成部分。以东汉医学家张仲景《伤寒杂病论》为代表的医家及其医学思想、临床经验在临床中被广泛运用，对后世防治外感温疫类流行性疾病及内伤相关疾病产生了深远影响。

第一节　论证伤寒，始辨六经——张仲景

张仲景，名机，东汉末年医学家，约生于 150 年，卒于 219 年，南阳郡涅阳（今河南省邓州市）人，著《伤寒杂病论》十六卷（十卷论伤寒，六卷论杂病），被后世称为"医圣"。张仲景勤求古训，博采众方，撰用《素问》《九卷》《八十一难》等论著，将理法方药相结合，并在《伤寒论》中以六经为纲，创立了六经辨证论治体系。

一、六经本质与六气的关系

《伤寒论》采用六经辨证论治的过程充分体现了张仲景重视五运六气的医学思想。《伤寒论》中的六经以阴阳为纲，即三阴三阳。《素问·阴阳应象大论》云："善诊者，察色按脉，先别阴阳。"所以六经辨证要先辨病发于阴还是发于阳。五运六气理论中的六气是阴阳离合的六种状态，将阴、阳分别分成三个阶段，即太阳、阳明、少阳、太阴、少阴、厥阴六气的开阖枢属性。六气的产生源于阴阳，阴阳是以一年当中气化运动的象态变动为依据的，即三阴三阳，随着一年季节的变换而六气轮转，阴阳随之消长变化，阴阳的多少、六经的时序、阴阳的转化、阴阳之气升降出入等，形成了六种气化状态，有很强的时空观，在天为六气，在人为六经，形成了阴阳的动态观。《伤寒论》以三阴三阳为纲，统领临床辨证，契合五运六气理论中"时立气布"的天人相应思想。《伤寒论》中的六经学说只有纳入六气系统才能充分体现六经的天人相应思想，伤寒的六经与五运六气理论中的六气不只是名字相同，实则同出阴阳之变化，所以后世医家张隐庵在《伤寒论集注》中指出："天之六气为本而在上，人身之三阴三阳为标而上奉之，所谓天有此六气，人亦有此六气也。"又说："夫人与天地相参，与日月相应，故撰用阴阳大论……故学者当于大论中之五运六气求之，伤寒大义，思过半矣。"

二、《伤寒论》中的五运六气思想

张仲景在《伤寒论·伤寒例》指出：《阴阳大论》云："春气温和，夏气暑热，秋气清凉，冬气冷冽，此则四时正气之序也。"又云："是以彼春之暖，为夏之暑；彼秋之忿，为冬之怒。是故

冬至之后，一阳爻升，一阴爻降也。夏至之后，一阳气下，一阴气上也。"这些阐明了一年四季之变化及阴阳之消长、转化。所以《伤寒论》不但可辨证辨人，还可辨天辨地，充分体现了《伤寒论》中蕴含着天人相应的辨证思想。又云："夫欲候知四时正气为病，及时行疫气之法，皆当按斗历占之。"并详细记载了四时八节、二十四气、七十二候决病法。成无己在《注解伤寒论》之首，以运气图为开篇，列南北政图24幅、六经上下加临补泻病证图6幅、运气主病加临转移图1幅、运气加临汗差手足经指掌图2幅、运气加临棺墓手足经指掌图2幅、运气加临脉候寸尺不应图1幅、六气主客上下加临病证之图1幅，共列出37幅运气图。

《内经》五运六气整体观及人体生命的周期节律思想，对《伤寒论》理论体系形成及后世辨治与时间节律相关疾病及因时制宜原则的建立有重要的影响。如《伤寒论》中欲解时的第9条"太阳病欲解时，从巳至未上"；第193条"阳明病欲解时，从申至戌上"；第272条"少阳病欲解时，从寅至辰上"；第275条"太阴病欲解时，从亥至丑上"；第291条"少阴病欲解时，从子至寅上"；第328条"厥阴病欲解时，从丑至卯上"。《伤寒论》之六经病欲解时与《内经》五运六气人体生命时间节律理论一脉相承，后世医家对于六经病欲解时予以高度重视，以此为法诊治疾病，取得疗效。

三、六经致病特点及分类

后世医家陈修园在《伤寒论浅注·读法》中提出："六气本标中气不明，不可以读《伤寒论》。""六气本标中气"的具体内容，见于《素问·六微旨大论》与《素问·至真要大论》。《素问·六微旨大论》云："少阳之上，火气治之，中见厥阴……太阴之上，湿气治之，中见阳明。所谓本也，本之下，中之见也，见之下，气之标也，本标不同，气应异象。"《素问·至真要大论》在"六气本标中见"的基础上进一步说明六气变化有从本、从标、从中的不同。如："少阳太阴从本，少阴太阳从本从标，阳明厥阴，不从标本从乎中也。故从本者化生于本，从标本者有标本之化，从中者以中气为化也。"见表7-1。

表7-1　标本中气关系表

本	上	火气	燥气	寒气	风气	热气	湿气
中见	中	厥阴	太阴	少阴	少阳	太阳	阳明
标	下	少阳	阳明	太阳	厥阴	少阴	太阴

标本中气以六气分主六经，以表里关系为六经之间互为中见，说明了脏与腑、阴与阳、表与里之间的相互对立相互转化关系，明确了六经的性质。少阳的性质为火，阳明为燥，太阳为寒，厥阴为风，少阴为热，太阴为湿，用来推断三阴三阳的特点、病变趋向及转变等。从标本中气从化关系可以看出，太阳经为本寒标阳，少阴经为本火标阴，两者标本异气，因此两者从标从本。少阳经本火标阳，太阴经本湿标阴，两者标本同气，因此两者从本，所以少阳经之病证以热证为主，太阴经之病证以寒证为主。厥阴经以中气为化，阳明经亦以中气为化，所以厥阴经病风从火化、阳明经病燥从湿化。我们可以从标本中气的从化关系及方位中理解六经的功能及发病特点。

太阳病篇病证分类与五运六气理论的运用如下。"太阳之上，寒气治之"，标本异气在太阳病篇病证分类的应用：太阳从标从本，标为"太阳"，本为"寒"气，《伤寒论》教材多将太阳病篇分太阳本证、变证、类似证，以标本中气学说为指导对其重新分类。太阳病多为风寒之邪伤及卫表，影响机体水液代谢，疾病有进退，正邪斗争，从而形成各种变化，所用麻桂之类不外祛风寒兼化水饮；太阳蓄水证如五苓散、茯苓甘草汤亦以温化水饮为原则；太阳蓄血之证从表面看为瘀血之证，实为太阳之邪随经入腑，水不利则为血，血热互结于下而成。第106条："太阳病不解，热结膀胱……宜桃核承气汤。"第124条："……其人发狂者，以热在下焦，少腹当硬满，小便自利者，下血乃愈。所以然者，以太阳随经，瘀热在里故也，抵当汤主之。"方为活血之方，第106条的"热结膀胱"和第124条"太阳随经"言其病在膀胱。《素问·灵兰秘典论》云："膀胱者，州都之官，津液藏焉，气化则能出矣。"膀胱为水液代谢器官，又以小便利与不利为鉴别要点，说明太阳蓄血之证实为水液代谢不利而致；结胸之证，大小陷胸汤、大陷胸丸、三物小白散四方无不与水液代谢有关；太阳病类似证多称其类似太阳而不是太阳病，以水液代谢为纲理解十枣汤、瓜蒂散、桂枝去桂加茯苓白术汤，其病亦在太阳膀胱；苓桂剂、小建中汤、干姜附子汤、真武汤等无不与膀胱水液代谢有关；痞证之泻心汤，虽为寒热错杂，亦为水液代谢失常之变而来；至于热痞，栀子之类、葛根之类无不病在膀胱，或由伤寒转化而来。

阳明病篇病证分类与五运六气理论的运用如下。"阳明之上，燥气治之"，从中为化在阳明病篇病证分类的应用：阳明多由伤寒或他因化燥伤津转化而来，阳明致病多以邪热伤津化燥，实热亢盛为主，结积而成实者治用三承气汤，急下而存阴，邪热充斥上下内外而无结实者治用白虎汤，热盛津伤者方用白虎加人参汤。阳明为合，两阳合明，阳气虽盛，其气主降。"太阴之前，名曰阳明"，阳明与太阴同在中焦，以中焦为轴，互为表里，脾升胃降形成一个小循环，所谓"从中为化"，阳明之中太阴脾经，运化水湿，阳明发黄证之茵陈蒿汤、栀子柏皮汤、麻黄连翘赤小豆汤皆湿热相合而发黄疸之证。

少阳病篇病证分类与五运六气理论的运用如下。"少阳之上，火气治之"，标本同气在少阳病篇病证分类的应用：少阳经本火标少阳，标本同气，从本从火，实为少阳出于厥阴，少阳为阴阳动态变化的关节点，其为少阳主枢，所以少阳受邪，枢机不利，郁而化火。"少阳之上，火气治之"，少阳经本火标阳，标本同气，因此从本，而有口苦、咽干、目眩郁而化火之症。少阳共有八首方剂，每首方剂都有黄芩，只有六首方剂内有柴胡，黄芩汤、黄芩加半夏生姜汤的组成没有柴胡，少阳之方可无柴胡但不可无黄芩，由此可以说明，少阳病是以"火"贯穿始终的。多数注家只因大柴胡汤内有大黄，总以少阳阳明合病来解释，但伤寒论第103条、165条从没提出便秘之症，反而云："心中痞硬，呕吐而下利者，大柴胡主之。"何见"下利者"反用大黄？《素问·至真要大论》云："诸呕吐酸，暴注下迫，皆属于热。"其下利为火迫下注，大柴胡汤之大黄、黄芩实为清少阳"火"邪之法，"火"去则利自止，此为相火，故亦属热，可见少阳病证的特点无不与火邪相关。

太阴病篇病证分类与五运六气理论的运用如下。"太阴之上，湿气治之"，标本同气在太阴病篇病证分类的应用：太阴标本同气，从本从湿，主运化水湿，虽为阴脏，但全赖阳气之动力，则可运化精微与布散，水湿无阳则无以运，最易得脾阳虚不运，水湿内停之证，《伤寒论》第273条太阴病提纲云："太阴之为病，腹满而吐，食不下，自利益甚，时腹自痛。若下之，必胸下结硬。"表明了太阴以湿邪为致病特点，用理中汤、四逆辈治之，温阳化气，其水湿自行。

少阴病篇病证分类与五运六气理论的运用如下。"少阴之上，热气治之"，标本异气在少阴病篇病证分类的应用：少阴经为本火标阴，标本异气，从标从本，标阴本阳，临床表现亦出现少阴寒化证与少阴热化证，少阴心肾，水火相合，精血互化，心肾相交，一统为少阴。陈言在《三因极一病证方论》云："至于君火，乃二气之本源，万物之所资始。人之初生，必投生于父精母血之中而成形。精属肾，肾属水，故天一而生水；血属心，心属火，故地二而生火……然其所以谓之君者，以不行炎暑，象君之德，万物资始，象君之化……天道顺序，则生长化收藏，不失其时，君道助顺，故进退存亡，不失其正，其实皆一理也。成象取法，虽主配于心肾，推而明之，一点精明，无物不备。"少阴寒化证方用四逆汤、白通汤及真武汤、附子汤、吴茱萸汤等方；少阴热化证用黄连阿胶鸡子黄汤、猪苓汤等方，少阴本为水火两端，阴阳一统。少阴证方用麻黄附子细辛汤、麻黄附子甘草汤等方，因少阴与太阳之表里关系；少阴证方用少阴咽痛之猪肤汤等，因少阴心肾之主精血。

厥阴病篇病证分类与五运六气理论的运用如下。"厥阴之上，风气治之"在厥阴病篇病证分类的应用：厥阴出阴入阳，虽为阴经，其在阳位，体阴用阳，肝木之性，凡阳不得升、阴得不化、阴不得出、阳不得入、风从火化、寒热错杂皆为厥阴见证，方用乌梅丸、麻黄升麻汤、干姜黄芩黄连人参汤，皆为寒热并用、体用同调、出阴入阳之法。厥热有胜复，寒热有转机，而成厥阴寒证之当归四逆汤、当归四逆汤加吴茱萸生姜汤、吴茱萸汤证，以及厥阴热证之白头翁汤、白虎汤证等。

四、《伤寒论》的制方原则

《内经》运气七篇对药物的性味属性与作用及组方原则进行了系统阐释，其对"三气之纪"中运的平气、太过、不及进行了五味配属，并对"司天""在泉"，六气的"胜""复""郁发"从主客不同层面对主证、治则、五味等进行阐述。如《素问·六元正纪大论》中对某年："乙丑乙未岁，上太阴土，中少商金运，下太阳水……其化上苦热，中酸和，下甘热，所谓药食宜也。"对客运："厥阴之客，以辛补之，以酸泻之，以甘缓之。少阴之客，以咸补之。以甘泻之，以咸软之……阳明之客……开发腠理，致津液通气也。"从治则及五味用药饮食等方面进行了全面论述，四气五味与五运六气理论充分结合，内容丰富。张仲景在《伤寒论》原序中云："撰用《素问》《九卷》……为《伤寒杂病论》。"后世医家成无己在其注解《伤寒论》方剂时多从《内经》运气七篇中五味理论分析张仲景的组方原则及配伍意义。如解调胃承气汤时云："《内经》曰：热淫于内，治以咸寒，佐以苦甘。芒硝咸寒以除热，大黄苦寒以荡实，甘草甘平，助二物推陈而缓中。"对小青龙汤方解释说："寒邪在表，非甘辛不能散之，麻黄、桂枝、甘草之辛甘……《内经》曰：肾苦燥，急食辛以润之。干姜、细辛、半夏之辛，以行水气而润肾。咳逆而喘，则肺气逆，《内经》曰：肺欲收，急食酸以收之。芍药、五味子之酸，以收逆气而安肺。"其引用《素问·脏气法时论》原文，可见仲景制方原则中的运气学思想是非常深厚的。

第二节　穷源明意，承上启下——刘温舒

刘温舒，北宋哲宗文官朝散郎，任太医学司业。居里不详，字姓生平无考。其于北宋哲宗元符二年（1099 年）撰《素问入式运气论奥》三卷三十一篇，上卷主要论述五运六气的基础理论、基础知识和演绎手段，如干支历法、阴阳五行、四时气候和气数等问题；中卷主要阐述五运六气的有关概念、推算方式等，如五天之气、五音建运、主气客气、天符岁会和南北政等内容；下卷在继续讨论五运六气知识的同时，侧重运用，如纪运、岁中五运、六十年客气等，尤其还探讨了六气为病、六脉诊法和诸多治法。刘温舒以《内经》五运六气理论为依据，从该学说的原则到应用，逐步展开，加以讨论，对五运六气理论的传承起到了关键性的作用。现就其对五运六气理论的研究成就和贡献介绍如下。

一、运用图表，概释五运六气规律

五运六气讨论的是天地之气运行之理，涉及医学、天文、历法、地理、物候等，其理深奥难明，学者难以索解。刘温舒深究五运六气之精义，根据《内经》运气七篇所述五运六气的基本规律，由博返约地进行专题论述，使五运六气理论简明易懂，纲举目张，且内容严谨，图文并茂，能使读者尽快晓悟。诚如其在《素问入式运气论奥》序言中指出："括上古运气之秘文，撮斯书阴阳之精论，若网之在纲，珠之在贯，灿然明白，笺明奥义，咸有指归，讵饰文辞，庶易晓悟，使览者经目，顿知妙道。"

《素问入式运气论奥》中的图表共计 32 个，其中卷上 15 个，卷中 10 个，卷下 7 个，将复杂的推算或理论用简明易懂的图表清晰表明，令读者一目了然。

例如：六十年纪运图，设计极为精辟。该图共计三圈，中心只有"司天"二字，故实为两圈。六十年岁运太过不及、岁气变化，以及该年是否是天符、顺化、小逆、天刑、不和，均清晰简约地囊括于图中。见图 7-1。

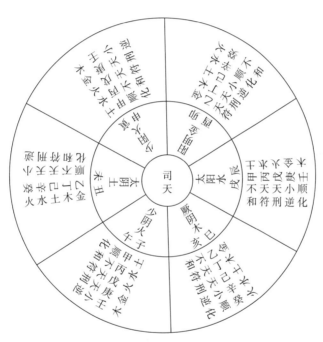

图 7-1 六十年纪运图

再如：四时气候图，从内向外共五圈，依次将十二支、十二月、二十四节气的"中"与"节"及二十四"节""气"日的物候变化列出。由此可知，古代"节"与"中"的划分方法：每月"节"在前，而"中"在后，前十五日为"节"，后十五日为"中"。"气"是十五日一变，一岁中共有二十四气，即阴阳之气气化变动的节日，每隔十五天就发生变动，这是无形的气数决定的。五行数与五日相应，合天之五行、地之五行、万物五行，三五共计十五日，称为"一气"。在"一气"十五日中，阴阳气化还有小的变动，即"候"。"候"的变化是五日一变，即《素问·六节藏象论》"五日为之候"，每岁二十四气，共计七十二候，可以用之推查岁化之理。阴阳变化可以用自然界万物如鸟兽草木的兆象来考察，因此可以通过观察鸟兽草木物候的变化占测气候变化。此图依据二十四节气，故共载二十四候。此后明代张介宾《类经图翼》按照五日为一候，记载了一岁之中七十二候各候表现。见图 7-2。

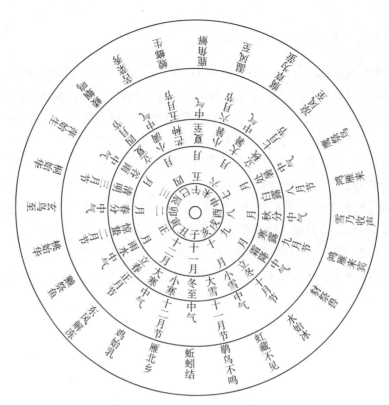

图 7-2　四时气候图

　　再如：日刻之图，仅用两圈，就把按照十二支排列的十二年的各岁六气初之气起始时刻一一表明，即子申辰岁初之气始于水下一刻，丑酉巳岁初之气始于水下二十五刻，寅午戌岁初之气始于水下五十刻，卯未亥岁初之气始于水下七十五刻。见图 7-3。

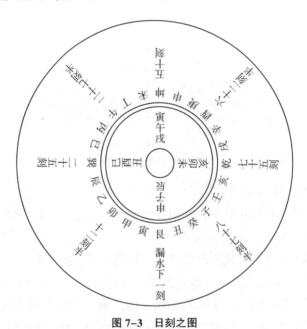

图 7-3　日刻之图

　　再如：五音建运图，仅用三圈就将岁运、主运的五行属性及太过与不及清晰涵盖，一目了然。见图 7-4。

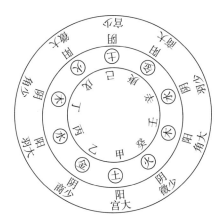

图7-4　五音建运图

　　月建图也很简练，从图中很容易就能知晓甲己岁正月建丙寅，乙庚岁正月建戊寅，丙辛岁正月建庚寅，丁壬岁正月建壬寅，戊癸岁正月建甲寅。见图7-5。

　　手足经图，表明人身十二经阴阳分配之理。图中表明了人体十二经脉与三阴三阳、手足、脏腑、十二支相配所属，用午为阴生、子为阳生揭示了手足经络的意义。其曰："阳生于子，所以下生。阴生于午，所以上生。夫上下生者，正谓天气下降，地气上升。《易》曰：天地交泰，义见此也。"阳生于子，从子至丑寅卯辰巳为阳分，此为足经，足在下，阳生

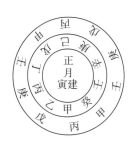

图7-5　月建图

于下。阴生于午，从午至未申酉戌亥为阴分，此为手经，手在上，阴生于上。故足少阴肾经与手少阴心经子午相对，余皆按此理可推。见图7-6。

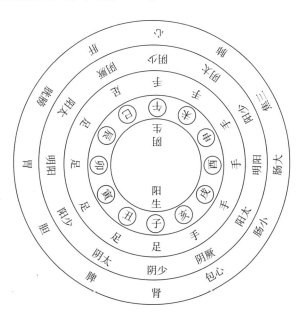

图7-6　手足经图

　　五运六气枢要图，表明了五运六气的本源，概括了六气之道。该图从里向外第一圈风热火湿燥寒和第二圈客气六步对应在六气交接点上，与通常位于六个节气点中间有所不同，这样，以示客气六步从相应的六个节气开始起步发挥作用。见图7-7。

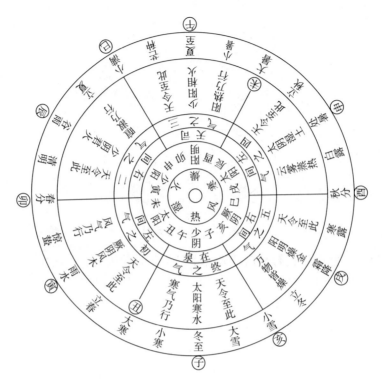

图 7-7　五运六气枢要图

二、引经据典，阐述天地造化之理

（一）解释日月运行规律

　　刘温舒在《素问入式运气论奥·卷上·论四时气候》中，对《素问》的"日则昼夜行天之一度，月则昼夜行天之十三度有奇者"进行了精确推算，指出"月得昼夜行天之十三度有奇"（即余数）的"奇"是一度的十九分之七，不足一度，二十九日行天三百八十七又四分之一度。在二十九日间，月行一周天的三百六十五又四分之一度以外，又多行了三百八十七度十三分，在此数中减去一周天三百六十五度四分七厘五毫之数，应该剩余二十二度八分二厘五毫。因此，疾行之月反而比日少了七度，故"不及日"。但是，月在二十九天内，除了一周天三百六十五又四分之一度外，又多行了二十二度。二十九日中月行一周天多二十二度与二十九日中日行二十九度相比较，月行反而不足日行七度，所以，在二十九日五十三刻时，日月相会，而成小月。他还研究了闰月的天文背景，指出日行三百六十五又四分之一日，月行六个大月和六个小月，六个小月中共少六日，实则三百六十五日三十七刻，月行比日行一共少了十一日二十五刻，将少的十一日二十五刻积累，三年盈生一个闰月。这就是三年一闰的道理。如果误置了闰月，则会导致四时节令错误。他强调"医工之流，不可不知"，倘若"天真气运，尚未该通"，则"人病之由，安能精达"。

（二）重视正化与对化

　　正化、对化出自唐代王冰《玄珠密语》，正化是指生六气本气的方位，对化则指正对面的对本气有影响的方位。刘温舒重视此说，他在《素问入式运气论奥·卷中·论天地六气》中，依据《素问·至真要大论》"天地合气，六节分而万物化生矣"之理，揭示了正化、对化的道理和规律，指出：天之六元气，反合地十二支，以五行正化、对化为其绪，则少阴子为对化，午为正化；少阳寅为对化，申为正化；太阳辰为对化，戌为正化；太阴丑为对化，未为正化；阳明卯为对化，酉为正化；厥阴巳为对化，亥为正化。可见，正化、对化与所司方位时令有关，即属于本气时令方位，则为正化；属于对面时令方位，则为对化。并以此解释《素问·天元纪大论》的"少阴所谓标也，厥阴所谓终也"，即少阴合于子午，厥阴合于巳亥，子为上六支之首，午为下六支之首，故少阴为始；巳为上六支之终，亥为下六支之终，故厥阴为终。

主气六步的顺序代表了春夏秋冬的自然规律。刘温舒认为地之六气与天之四时相合，则始于厥阴，终于太阳，即初气厥阴风木主春、二气少阴君火主春末夏初、三气少阳相火主夏、四气太阴湿土主长夏、五气阳明燥金主秋、六气太阳寒水主冬。

刘温舒在《素问入式运气论奥·卷上·论标本》的标本之图中，将正化、对化与标本相结合，其研究有所创新。图中以六气的正化、对化为标本，正化为"本"，对化为"标"；正化用五行生数，对化用五行成数。例如：子与午，均属于少阴君火，午为南方火的本位，所以是君火的正化，子为北方的水位，与午相对，故为君火的对化。见图7-8。

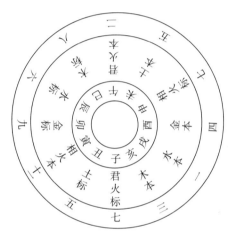

图7-8　标本之图

（三）运用干支解释古之纳音之法

纳音，是指把五音纳于六十甲子之中。刘温舒传承了古之纳音之法，在《素问入式运气论奥·卷上·论纳音》中先列纳音之图，后论纳音之法，解释了六十甲子周中"隔八生子"的含义，即：甲子相配，每隔八个之后（包括甲子在内），同音出现。他指出五音从十二支而变为周，十二支的每一支中各含五音。例如：甲子含金音、丙子含水音、戊子含火音、庚子含土音、壬子含木音等。每一支中各含五音，那么所含的五音自然各与其所含的干支配合。例如甲子为金，与乙丑相合；丙寅为火，与丁卯相合等。五音成三十位时，则干支行遍一周，周遍六十甲子之位。

刘温舒认为万物皆因天地之气而生，纳音之法也同样遵循着这样的规律。他指出："阳生于子，所以下生。阴生于午，所以上生。夫上下生者，正谓天气下降，地气上升。《易》曰：天地交泰，义见此也。"一生二，分天气与地气；二生三，即天地之气相交感化生的气；三生万物，即天地相交感之气能化生万物。纳音之法亦与天气、地气、天地相交之气有关。

（四）岁皆生于正月建干之子

刘温舒在《素问入式运气论奥·卷中·论五音建运》中指出：虽然岁运是占候望气而得，即

"虽太古占天望气，定位之始"，但是，"若以月建之法论之，则立运之因，又可见也"。他提出了与以往之法不同的根据月建以立五运之法。例如："丙者，火之阳，建于甲己岁之首，正月建丙寅，丙火生土，故甲己为土运。"意思为丙丁均属火，丙属阳干，丁属阴干，正月为阳干，故以丙干建于甲己之岁的首月月干，则甲己之岁首月的月干为丙寅，丙属火生土，故甲己岁，从正月月干相生而建于土运。其余四运皆遵从此法。他认为"五运皆生于正月建干"，正符合日月岁时递相为因而制其功用。

（五）倡甲己土运为南政

在五运六气理论中，南政北政的意思是在一个甲子周六十年中，有的年份归属于南政之年，有的年份归属于北政之年。但对于如何确定哪些年份属于南政，哪些年份属于北政，古今尚无统一认识。刘温舒承唐代王冰之说，即"木火土金水运，面北受气""土运之岁面南行令"（《素问·至真要大论》王冰注），认为甲己土运为南政，其余皆为北政。他在《素问入式运气论奥·卷中·论南北政》中云："五运以湿土为尊，故甲己土运为南政。盖土以成数，贯金木水火，位居中央，君尊南面而行令，余四运以臣事之，面北而受令。"并以此指出了南北政尺寸所不应脉象，解释了《素问·五运行大论》中的"尺寸反者死，阴阳交者死"。

三、临床应用，灵活变通

五运六气理论推究天人之学，试图探索宇宙奥秘，其内容涉及医学、天文、历法、地理、数学、哲学、气象等，博大精深，富蕴哲理。然而如何将其运用于医疗实践，在终唐迄北宋初年的三百年间，却罕有过问者。刘温舒在北宋哲宗年间任大医学司业期间，深究五运六气之精义，著《素问入式运气论奥》一书，推广和普及五运六气理论，并积极倡导将之运用于临床。他禀承《内经》"天人相应"之理，根据《素问·六元正纪大论》有关六气正纪十二变的内容，归纳了六气为病的一般规律。《素问入式运气论奥·卷下·论六病》中指出："瘟疫时气，或一州一县，无问大小皆病者，分野山原，丘谷向背，斯气运自然耳。"又说："或者以为天地五运六气如何人病？盖人之五脏，应天地之五行，阴阳之气，随其卷舒衰王故也。"说明五运六气与人体疾病发生的关系十分密切。

尽管如此，刘温舒也认为疾病"未必尽为运气所作"，他指出"病生之变，亦由乎我也""若我真元气实，起居有时，动作无相冲冒，纵使温疫之作亦微"（《素问入式运气论奥·卷下·论六病》）。说明他虽然以六气为病来概括人体在外界致病因素影响下所发生的病变特点，但并未离开人体自身因素而过分强调五运六气的作用，发病与否主要还在于内因。

在治疗方面，刘温舒认为应结合岁运，从具体病情出发，辨证论治。他指出："盖五运六气，胜复淫郁，其亦灾眚不同……为工者，当明其岁令，察其形证，诊其脉息，别其阴阳，依经旨而拯救之。"但同时他又曰："然此五运六气药石补泻之宜，亦当顺四方之人禀受所养不同，故《经》有《异法方宜》之论。"（《素问入式运气论奥·卷下·论治法》）这些论述表明：刘温舒告诫人们，尽管古人对于气候变化及其与疾病发生和流行的关系总结出了许多规律和推算方法，但在治疗疾病时切莫将其变成一种僵死的、机械的模式，否则有悖于经旨。

宋代是我国科学技术蓬勃发展的时期，火药、指南针、活字印刷术的发明和广泛运用，也极大地促进了医学的发展。同时，宋代理学盛行对宇宙本源的探讨，也在一定程度上推动了医学的发展，尤其促使医学界重视五运六气理论的研究，刘温舒无疑是在这方面最有成就者之一。刘温舒追本穷源、探明经旨、承上启下，金元明清许多医家如刘完素、张元素、张景岳、汪机等在刘温舒五运六气理论的基础上多有心得，并有不少发挥，促进了中医学的蓬勃发展。

第三节　创论火热，独主寒凉——刘完素

刘完素，字守真，号通玄处士，河北河间人，世称刘河间，约生于1120年，为金元四大家中最早的一家。他以《内经》理论为基础，刻苦钻研，冲破了因循守旧的学术思想，大胆创立火热论，成为我国医学史上著名的寒凉派创始人，引出了中医学丰富多彩、各家争鸣的繁荣局面。

一、提出"六气皆从火化"说

根据"天人相应"观念，《内经》中就五运六气时段变化与人体生命活动的关系进行了理论上的论述。刘完素根据《素问·至真要大论》病机十九条，得出火热为病致病的广泛性，并按五运六气生克制化之理，提出了"六气皆从火化"说。

《素问·至真要大论》中记载火、热病机的条文共有九条，即"诸热瞀瘈，皆属于火""诸禁鼓栗，如丧神守，皆属于火""诸逆冲上，皆属于火""诸躁狂越，皆属于火""诸病胕肿，疼酸惊骇，皆属于火""诸胀腹大，皆属于热""诸病有声，鼓之如鼓，皆属于热""诸转反戾，水液浑浊，皆属于热""诸呕吐酸，暴注下迫，皆属于热"。刘完素结合自己的临床经验，认为"诸暴强直，皆属于风""诸痉项强，皆属于湿""诸痛痒疮，皆属于心""诸痿喘呕，皆属于上"等皆与火热密切相关，亦应属火热病范畴。其曰："诸病喘呕吐酸，暴注下迫，转筋，小便浑浊，腹胀大，鼓之如鼓，痈疽疡疹，瘤气结核，吐下霍乱，瞀郁肿胀，鼻塞鼽衄，血溢血泄，淋闷身热，恶寒战栗，惊惑悲笑，谵妄，衄蔑血污，皆属于热"，而"诸热瞀瘈，暴喑冒昧，躁扰狂越，骂詈惊骇，胕肿疼酸，气逆冲上，禁栗如丧神守，嚏呕，疮疡，喉痹，耳鸣及聋，呕涌溢食不下，目昧不明，暴注瞤瘈，暴病暴死，皆属于火"（《素问玄机原病式·六气为病》），将病机十九条中属火、热的病证由十五六种推演为五六十种之多。

不仅如此，刘完素还依据五运六气生克制化之理，提出"六气皆从火化"说，为火热病多见、治疗当以寒凉提供了理论基础。如风与火、热的关系，他认为风属木，木能生火，所谓"火本不燔，遇风洌乃焰"。而热亦会生风，所谓"风本生于热，以热为本，以风为标。凡言风者热也。叔和云：热则生风，冷生气，是以热则风动"。湿与火热的关系，他指出"湿为土气，火热能生土湿"，而"积湿可以成热"。燥与火、热的关系，他认为"金燥虽属秋阴，而其性异于寒湿，反同于风、热、火也"，因"风能胜湿，热能耗液"而致燥病。寒与火、热的关系，他认为寒亦有生热的情况，如感冒寒邪，或内伤生冷，均能使"阳气怫郁，不能宣散"而生热。因此，一年四季，五运相袭，六气相从，火、热为病最甚。

刘完素基于病机以火热为主，提出治疗外感热病，不应泛用仲景桂枝、麻黄等辛温之品，而应以石膏、滑石、葱、豉等辛凉之品开发郁热，"一切怫热郁结者，不必止以辛甘热药能开发也，如石膏、滑石、甘草、葱、豉之类寒药，皆能开发郁结"（《素问玄机原病式·六气为病》）。因"此一时，彼一时，奈五运六气有所更，世态居民有所变，天以常火，人以常动，动则属阳，静则属阴，内外皆扰，故不可峻用辛温大热之剂，纵获一效，其祸数作，岂晓辛凉之剂，以葱白盐豉大能开发郁结，不惟中病，令汗而愈"（《素问病机气宜保命集·卷上·伤寒论》）。刘完素开拓了辛凉解表以治温热表证的新路，为后世温病学派的理论和实践奠定了基础。对热病后期阴虚火旺的证候，刘完素主张治疗应养肾水、泻心火。因为肾为水脏，养肾水是治本，泻心火是治标，

标本兼治，可达到"泻实补衰，平而已矣"的效果。

二、以亢害承制阐发病机

《素问·六微旨大论》云："亢则害，承乃制，制则生化，外列盛衰，害则败乱，生化大病。"刘完素认为五运六气理论中的亢害承制理论，不但反映自然气候的变化，也反映人体的生命活动变化。他运用这种亢害承制的理论阐发病机，指出："风木旺而多风，风大则反凉，是反兼金化，制其木也；大凉之下，天气反温，乃火化承于金也；夏火热极，而体反出液，是反兼水化制其火也。"这样气候才不致太过或不及，万物才能生化不息。而人体脏腑之间亦复如此，若心火过胜则影响肺金，而作为肺金之子的肾水，又能制心火之偏盛而资助肺金，如此五脏之间互相依存、互相制约以维持正常的生命活动。否则，一气偏盛，而他气不能制约时，就要发生病变，如火气过胜而克制肺金，金不能生水，水不能制火，火多水少，就形成热病；反之，水多火少，则形成寒病。

此外，刘完素还运用五运六气亢害承制的理论，说明在疾病过程中出现的本质与现象不一致的情况。通常情况下，某一病气发病，在症状上应表现出与本气相同的五行属性，如湿气为病，产生肿满等湿土一类的症状；而当某一病气过亢，则其克我之气必起而相制，出现"己亢过极，则反似胜己之化"的现象，其表现为"木极似金，金极似火，火极似水，水极似土，土极似木"。如火热盛极而出现寒水之性的寒栗，寒水盛极而出现湿土之性的壅满，湿气过甚而出现风木之性的筋脉强直等。病气有微甚，证候则有"本化""兼化"之别，"本化"属于真象，"兼化"属于假象，五运主病多"兼化"，六气为病"反似胜己之化，俗流未知，故认似作是，以阳为阴，失其本意"。以此来论证疾病变化的机制和指导疾病的诊断具有重要意义。

三、以五运六气统疾病纲领

刘完素在疾病分类上提出了与众不同的见解，以五运六气作为疾病分类的纲领，对人体各种常见病证进行了系统归纳，指出："识病之法，以其病气归于五运六气之化，则明可见矣。"他以五运（木、火、土、金、水）分别概括五脏的疾病，以六气（风、热、火、湿、燥、寒）分别概括各种外因所致疾病。

例如，刘完素将《素问·至真要大论》病机十九条的五脏病，归类为"五运主病"，谓"诸风掉眩，皆属肝木""诸痛痒疮疡，皆属心火""诸湿肿满，皆属脾土""诸气膹郁病痿，皆属肺金""诸寒收引，皆属肾水"。对这些内脏疾病的性质，都按照五运各自的特性作出系统发挥。

在"六气为病"中，他明确提出"脏腑六气"的概念，强调明晰病机不可单纯地局限于寒热之气的变化，而是把人体各脏腑的不同属性与六气紧密联系，将研究的重点放在体内寒、暑、燥、湿、风、火六气之间的兴衰变化与相互之间的关系上，提出了"脏腑六气"的观点。所谓"足厥阴风木乃肝胆之气也""手少阴君火之热乃真心小肠之气也""足太阴湿土乃脾胃之气也""手少阳相火之热乃心包络三焦之气也""手阳明燥金乃肺与大肠之气也""足太阳寒水乃肾与膀胱之气也"。他还根据《内经》的有关论述，如木主春，在六气为风，在人体为肝；火主夏，在六气为热，在人体为心；土主长夏，在六气为湿，在人体为脾；金主秋，在六气为燥，在人体为肺；水主冬，在六气为寒，在人体为肾等理论，指出了各脏的本气：肝气温，心气热，脾气湿，肺气清，肾气寒。如果脏腑虚实发生变化，那么与脏腑相应之六气也随之发生变化。"盖肺本清，虚则温；心本热，虚则寒；肝本温，虚则清；脾本湿，虚则燥；肾本寒，虚则热"。必须指出的是，此所谓的温、清、寒、热、燥、湿六气，非外感六淫之邪气，而是与脏腑生命活动变化密切相关的脏腑之气。脏腑之气与自然界的五运六气变化是息息相关的，正所谓"一身之气皆随四时五运六气兴衰而无相反矣"。

第四节　运气病机，遣药制方——张元素

张元素，字洁古，金代易州（河北省易县）人，易水学派创始人，约生于1151年，卒于1234年。张元素著有《医学启源》《脏腑标本寒热虚实用药式》《珍珠囊》《药注难经》《医方》《洁古本草》《洁古家珍》等医籍，其中的《医学启源》与《脏腑标本寒热虚实用药式》最能反映其学术观点。现仅存《医学启源》《脏腑标本寒热虚实用药式》《珍珠囊》三书。据《金史》记载，张元素"八岁试童子举，二十七试经义进士，犯庙讳下第"，后潜心医学，熟读《内经》，以至于"夜梦有人用大斧长凿，凿心开窍，纳书数卷于其中，自是洞彻其术"（《金史·卷一百三十一·列传第六十九》）。张元素的学术思想影响深远，开创了易水学派，其弟子有李东垣、王好古，私淑张元素的后世医家有李中梓、张介宾、薛己、赵献可等。

张元素的学术思想本于《内经》《难经》，并且重视五运六气理论的运用。其后人在《医学启源》序中写道："暇日辑集《素问》五运六气，《内经》治要，《本草》药性，名曰《医学启源》，以教门生。"张元素对于五运六气理论的应用主要体现在三个方面：一是运用五运六气阐明脏腑辨证；二是运用五运六气理论分析疾病发病特点；三是运用五运六气理论遣方用药。张元素对《内经》五运六气理论运用的方法为后世所重视。

一、运用五运六气理论阐明脏腑辨证

张元素运用五运六气理论阐明脏腑辨证有着深刻的时代背景。中医脏腑经络辨证体系早在《内经》时期已经形成。张仲景在《金匮要略》中对内伤杂病的论治中初步形成了脏腑经络辨证体系。华佗《中藏经》以寒热虚实死生逆顺对脏腑进行辨证分析。至宋金元时期，钱乙《小儿药证直诀》将脏腑经络辨证系统化。在《内经》运气七篇中，脏腑辨证与五运六气已经有了初步结合，例如论述六气司天与五脏发病："太阴司天，湿淫所胜，则沉阴且布，雨变枯槁，胕肿骨痛阴痹，阴痹者按之不得，腰脊头项痛，时眩，大便难，阴气不用，饥不欲食，咳唾则有血，心如悬，病本于肾。"（《素问·至真要大论》）宋金元时期五运六气理论的发展也为五运六气理论与脏腑经络辨证的深入研究奠定了基础。

张元素认为，脏腑经络系统均与天地之气相互交通，其在《医学启源·卷之上》首先画出天地六位藏象图：心肺与天气相连，属上二位天，为君火主热、燥金主清；肝胆与人气相连，属于中二位人，为风木主温，相火主极热；脾胃肾膀胱属下二位地，为湿土主凉，寒水主寒。见表7-2。脏腑经络气机与五运六气相通，这种认识对脏腑的部位、特征、功能十分清晰，因此，脏腑气机不离五运六气，因而辨证亦应不离五运六气。

表 7-2　天地六位藏象

属上二位天	太虚	金 金火合德	燥金主清	肺 上焦象天	下络 大肠
属	天面	火	君火主热	心包络	下络 小肠
属中二位人	风云之路	木 木火合德	风木主温	肝 中焦象人	下络 胆经

续表

属	万物之路	火	相火主极热	胆	
属下二位地	地面	土 土水合德	湿土主凉	脾 下焦象地	下络胃
属	黄泉	水	寒水主寒	肾	旁络 膀胱

  张元素认为五脏疾病与五郁有关，五气郁发会导致相应五脏的发病，如"木郁之病，肝酸木风；火郁之病，心苦火暑；土郁之病，脾甘土湿；金郁之病，肺辛金燥；水郁之病，肾咸水寒"（《医学启源·卷之上》）。五郁发病是因为五气的气化异常，所以多为实证，具有发病急、病势重的特点，因此，多采用汗、吐、下的方法。以肝病为例，"民病胃脘当心而痛，四肢两胁，咽膈不通，饮食不下，甚则耳鸣眩转，目不识人，善暴僵仆，筋骨强直而不用，卒倒而无所知也。《经》曰：木郁则达之。谓吐令其条达也"。

  张元素在论述六气致病时，以病机十九条为纲，根据疾病所属六气不同，结合症状与脏腑气机变化，阐述六气疾病的病机。六气为病，不离风、热、火、湿、燥、寒，应根据症状与六气、脏腑特征加以归纳。如论述六气为病，认为"风木厥阴，肝胆之气也，诸暴强直，肢痛缓戾，里急筋缩，皆属于风"（《医学启源·卷之中》）。对于具体的证候，则应用五运六气的原理进行阐发。如对于风木之病"肢痛缓戾，里急筋缩"的症状，这一症状本身属于厥阴风木肝病，但是有认为"筋缩"的症状表现依据取类比象原则，属于紧张、短缩，与阳明燥金的性质相同，六气中厥阴风木与阳明燥金相反，便出现矛盾。张元素将五运六气理论与临床结合，认为其并不矛盾，而是"燥金主为紧敛、短缩、劲切，而风木为病，反见燥金之化者，由亢则害，承乃制也。况风能湿而为燥也，筋缩者，燥之甚也，故谓风甚皆兼于燥也"（《医学启源·卷之中》）。由此可见，张元素将五运六气与脏腑经络辨证体系进行了有机结合，对后世临床运用五运六气理论有所启发。

二、运用五运六气理论分析疾病发病特点

  张元素基于《内经》，进一步运用五运六气理论分析外感病因及发病特点。中医学发病理论的构建始于《内经》，至汉张仲景《金匮要略》又提出三因致病理论，即"千般疢难，不越三条：一者，经络受邪，入脏腑，为内所因也；二者，四肢九窍，血脉相传，壅塞不通，为外皮肤所中也；三者，房室、金刃、虫兽所伤。以此详之，病由都尽"。五运六气理论是以"天人相应"的整体观视角认识疾病的，疾病发生的主要原因是五运六气异常气化导致人体气机混乱，人体阴阳失去动态平衡，从而产生疾病，所以五运六气理论的发病观重在强调外界自然气候规律对发病的影响，张元素进一步总结了五运六气盛衰变化与发病的关系。

  张元素认为六气致病与六气主时相关，导致六气主时变化的本质是天地阴阳的变化规律。如"大寒丑上，初之气，自大寒至春分，厥阴风木之位，一阳用事，其气微。故曰少阳得甲子元头，常以大寒初交之气，分以六周甲子，以应六气下。十二月、正月、二月少阳，三阴三阳亦同"（《医学启源·卷之上》）。即初之气发病时日应在"大寒至春分"。张元素在《医学启源》中也列举了六气发病的症状，如"初之气为病，多发咳嗽，风痰，风厥，涎潮，痹塞口喎，半身不遂，失音，风癫，风中妇人，胃中留饮，脐腹微痛，呕逆恶心，旋运惊悸，阳狂心风，搐搦颤掉"（《医学启源·卷之上》）。

三、运用五运六气理论遣方用药

张元素依据五运六气理论遣方用药的思想集中体现在其对《素问·至真要大论》与《素问·六微旨大论》的阐发与运用。

《素问·六微旨大论》云:"出入废则神机化灭,升降息则气立孤危。故非出入,则无以生长壮老已;非升降,则无以生长化收藏。是以升降出入,无器不有。"张元素认为,"升降者,天地之气交也"(《医学启源·卷之下》)。升降出入是天地之气运行的基本规律,因此药物的作用也离不开升降出入。"阳为气,阴为味。味厚者为阴,薄为阴之阳;气厚者为阳,薄为阳之阴。味厚则泄,薄则通;气薄则发泄,厚则发热"(《素问·阴阳应象大论》)。"辛甘发散为阳,酸苦涌泄为阴,咸味涌泄为阴,淡味渗泄为阳。六者或收或散,或缓或急,或燥或润,或软或坚,以所利而行之,调其气使其平也"(《素问·至真要大论》)。依据上文,将药物的气味、性质、归经进行总结,提出"药类法象"的遣方用药原则,将药物升降浮沉与自然界的五气结合,归纳为"风生升""热浮长""湿化成中央""燥降收""寒收藏"五类。张元素对方剂的配伍,也是根据疾病性质不同、主气不同,依据五运六气理论进行制方,对《素问》运气七篇六气司天、在泉四气五味用药原则,以及五运胜复郁发用药原则加以化裁和总结,创造性地提出了风制之法、寒制之法、暑制之法、燥制之法与温制之法,如"风制法,肝、木、酸,春生之道也,失常则病矣。风淫于内,治以辛凉,佐以苦辛,以甘缓之,以辛散之"(《医学启源·卷之下》)。

综上所述,张元素在继承《内经》五运六气理论的基础上,结合临床实践,发展了五运六气理论对脏腑发病和遣方用药的认识,为后世医家临床运用五运六气理论奠定了坚实的基础。

第五节 升降之枢,百病之由——李杲

李杲(1180—1251),字明之,晚号东垣老人,宋金时期真定(今河北省正定县)人,20岁立志学医,师从张元素,尽得其术,后悬壶为医,创立"脾胃学说",被称为金元四大医家之一,也是临床"补土派"的代表。其著述颇丰,最具代表性的著作有《内外伤辨惑论》《脾胃论》《兰室秘藏》。其中,《脾胃论》深刻地反映了李杲"脾胃学说"的基本学术思想,对后世临床诊治脾胃疾病产生了深远影响。

李杲在《脾胃论》中传承《内经》《难经》等经旨,效法天地阴阳升降规律,强调脾胃为人体气机升降之枢;基于四时脏腑阴阳整体观,提出脾胃之气虚弱为百病所生之由;根据五运六气主时之宜、药物升降沉浮的气味特点,确定四时制方用药之法。李杲在法象天地、准绳阴阳、强调"内伤脾胃,百病由生"的同时,又结合五运六气理论来研究四时脏腑发病特点及制方用药特色等,这是其重视脾胃学术思想的重要体现。因此,后世对李杲有"东垣之医,医之王道也,有志于医者,必尽读东垣之书,而后可以言医"的盛赞。

一、脾胃气机升降,绳准天地阴阳

《内经》以天人相应的整体观为指导,认为人体清阳和浊阴之气的升降出入规律与天地之清阳和浊阴的升降规律相一致。李杲尊《内经》天地阴阳升降浮沉的规律,指出人体清阳和浊阴之气皆由脾胃而生。如《脾胃论·阴阳升降论》云:"《易》曰:两仪生四象,乃天地气交,八卦是也。在人则清浊之气皆从脾胃出,荣气荣养周身,乃水谷之气味化之也。"李杲提出人体呼吸升降效象天地、准绳阴阳,而胃为水谷之海,其所化生之气先输脾归肺,上行春夏之令,滋养周

身，乃清气为天，升已而下输膀胱，行秋冬之令，为传化糟粕转味而出，乃浊阴为地，故认为脾胃居中焦主人体气机升降，为气机升降出入运动之枢纽。如《脾胃论·天地阴阳生杀之理在升降浮沉之间论》云："至于春气温和，夏气暑热，秋气清凉，冬气冷冽，此则正气之序也。故曰履端于始，序则不愆，升已而降，降已而升，如环无端，运化万物，其实一气也……呼吸升降，效象天地，准绳阴阳。盖胃为水谷之海，饮食入胃，而精气先输脾归肺，上行春夏之令，以滋养周身，乃清气为天者也。升已而下输膀胱，行秋冬之令，为传化糟粕转味而出，乃浊阴为地者也。"

李杲认为脾胃居中，为人体气机升降之枢。胃主行清气向上、向外而出上窍，具有实四肢、发腠理、滋养头面官窍、充养四肢、护卫肌表等功能。如《脾胃论·脾胃虚则九窍不通论》云："胃者行清气而上，即地之阳气也。积阳成天，曰清阳出上窍；曰清阳实四肢；曰清阳发腠理者也。"脾胃之气虚弱则十二经元气皆不足，清阳不升，九窍不利则引起官窍失常而病。如《脾胃论·脾胃虚则九窍不通论》云："脾胃既为阴火所乘，谷气闭塞而下流，即清气不升，九窍为之不利，胃之一腑病，则十二经元气皆不足也。"不止官窍类的疾病与清阳不升有关，如果脾气虚损，元气下降或下泻而不能升，如有秋冬而无春夏，即生长之气下陷，或生长之气久升而不降则百病由生。如《脾胃论·天地阴阳生杀之理在升降浮沉之间论》云："不然损伤脾，真气下溜，或下泄而久不能升，是有秋冬而无春夏，乃生长之用，陷于殒杀之气，而百病皆起，或久升而不降亦病焉。"李杲重视脾胃气机升降的学术思想，尤其强调脾胃之气升对临床的重要影响，所以在临床治疗中重视使用具有升举阳气作用的药物，如柴胡、升麻等。如《脾胃论·随时加减用药法》云："清气在阴者，乃人之脾胃气衰，不能升发阳气，故用升麻、柴胡助辛甘之味，以引元气上升，不令飧泄也。"

二、脾胃之气虚弱，百病所生之由

李杲认为《内经》之旨，皎如日星，历观《素问》《灵枢》诸篇，基于"真气又名元气，乃先身生之精气也，非胃气不能滋之"，提出脾胃为元气化生之本，脾胃之气正常则可滋养元气，元气充足，脏腑得充则百病不生，若脾胃之气受损，则元气不充，脏腑失养而百病由生，正如《脾胃论·脾胃虚实传变论》云："则元气之充足，皆由脾胃之气无所伤，而后能滋养元气。若胃气之本弱，饮食自倍，则脾胃之气既伤，而元气亦不能充，而诸病之所由生也。"李杲认为脾胃与人之寿夭密切相关，脾胃既和，谷气化生其人寿；脾胃不和，谷气下流其人夭。如《脾胃论·脾胃虚实传变论》云："《五常政大论》云：阴精所奉其人寿，阳精所降其人夭。阴精所奉，谓脾胃既和，谷气上升，春夏令行，故其人寿。阳精所降，谓脾胃不和，谷气下流，收藏令行，故其人夭。"

李杲基于四时脏腑阴阳整体观，认为脾胃不足是四时脏腑发病的重要原因，故提出脾胃之气虚弱是百病所生之由的观点。李杲传承《内经》脾不独主于时的理论，提出"五行相生，木火土金水，循环无端，惟脾无正行，于四季之末各旺一十八日，以生四脏"，说明脾胃与四时脏腑密切相关，强调四时脏腑发病皆与脾胃虚弱有关。如《脾胃论·脾胃盛衰论》云："大抵脾胃虚弱，阳气不能生长，是春夏之令不行，五脏之气不生。"《脾胃论·大肠小肠五脏皆属于胃胃虚则俱病论》云："胃虚则五脏、六腑、十二经、十五络、四肢皆不得营运之气，而百病生焉。"由上述可知，李杲认为脾胃虚弱导致春夏之气不能生长，致使五脏之气化生不足，或胃气虚弱导致脏腑、经络、肢体得不到谷食之气滋养而百病始生。李杲脾胃内伤波及五脏的观点对后世临床诊治脾胃病及脏腑病产生了深远影响。

三、四时制方用药，重脾且本运气之宜

李杲基于四时脏腑阴阳整体观的四时制方用药特色也是其学术思想的重要组成部分。李杲尊《内经》药食气味阴阳属性及作用之理，探《内经》《难经》脾胃不足之源，总结提出脾胃不足是阳气不足而阴气有余，治疗用药当尊六气不足、药物气味阴阳升降浮沉之理，随证加减，并且从四时脏腑阴阳整体观角度出发，提出治肝心肺肾之不足，唯补益脾胃为要。如《脾胃论·脾胃盛衰论》云："是以检讨《素问》《难经》及《黄帝针经》中说脾胃不足之源，乃阳气不足，阴气有余，当从六气不足、升降浮沉法，随证用药治之。盖脾胃不足，不同余脏，无定体故也。其治肝心肺肾有余不足，或补或泻，惟益脾胃之药为切。"李杲认为药物功效的发挥皆以气味为依据，药物补泻功效在五味，而四时选药则重在四气。如《脾胃论·君臣佐使法》云："凡药之所用，皆以气味为主，补泻在味，随时换气。气薄者为阳中之阴，气厚者为阳中之阳。味薄者为阴中之阳，味厚者为阴中之阴……一物之内，气味兼有，一药之中，理性具焉。主对治疗，由是而出。"

李杲基于脾胃升降特点及四时升降浮沉规律，提出四时制方用药必本运气主时之宜，故临床治疗时宜结合药物升降沉浮的气味特点，随四时运气之所宜选药组方。李杲谨守《内经》"用温远温、用热远热、用凉远凉、用寒远寒"的基本原则，根据春夏秋冬生长收藏的气化升降浮沉规律，提出春吐、夏汗、秋下、冬密的选药原则。如《脾胃论·用药宜禁论》云："凡治病服药，必知时禁……夫时禁者，必本四时升降浮沉之理……春宜吐……夏宜汗……秋宜下……冬周密，又云：用温远温，用热远热，用凉远凉，用寒远寒……故冬不用白虎，夏不用青龙，春夏不服桂枝，秋冬不服麻黄，不失气宜。"李杲用白虎、青龙、桂枝、麻黄说明四时用药之法，即冬曰寒凉，故用寒远寒而冬不用白虎，夏曰炎热，故用热远热而夏不用青龙，春夏升发而不用桂枝之降，秋冬收藏而不用麻黄之汗。李杲结合药物升降浮沉之性，强调临证组方因时制宜。

李杲以《内经》《难经》经典理论为源，绳准于天地阴阳，认为脾胃为人体气机升降之枢，结合其生活时代的社会背景及气候规律，又提出脾胃虚弱是百病所生之由，以及临证四时制方用药原则，指出四时制方用药必重脾而本运气主时之宜，为指导后世脾胃病及五脏病的治疗打下了坚实的理论与实践基础。

第六节　旁纳诸学，汇通重阳——张介宾

张介宾（1563—1640），字会卿，号景岳，浙江绍兴人。张氏不仅精于医术，且通象数、易理、天文、气象、星纬、律吕、兵法之学。他精研《内经》，费时30年著《类经》，共32卷，其中23卷至28卷专门研究五运六气理论。其研究既注文，又释义，并以古代自然科学知识为背景，对五运六气理论中的九九制会、南北政、五星之应、五运三纪、岁有胎孕不育、不迁正不退位、九宫八风等重要理论进行了深入研究，义理深明。对于五运六气理论中寓意艰深、言不能尽意的一些重要命题，又在《类经图翼》中用图文互注的方式作出精辟论述。张氏旁纳诸学，汇通重阳，其研究中医五运六气理论视角独特，概言之有如下几点。

一、立足《素问》运气七篇阐明五运六气重要理论

张介宾研究五运六气理论以运气七篇为基础，逐句释义，同时又结合临床实际，深入研究不同年份气候对疾病的影响，总结发病及治疗规律。

在研究《素问·六微旨大论》"亢则害，承乃制，制则生化"问题时，张氏指出："亢者，盛

之极也。制者，因其极而抑之也。盖阴阳五行之道，亢极则乖，而强弱相残矣。故凡有偏盛，则必有偏衰，使强无所制，则强者愈强，弱者愈弱，而乖乱日甚。所以亢而过甚，则害乎所胜，而承其下者，必从而制之。此天地自然之妙，真有莫之使然而不得不然者。天下无常胜之理，亦无常屈之理。"（《类经·二十三卷·六》）制则生化是制之常，害则败乱生化大病是无制之变。亢害承制是自然规律，也是五运六气胜复之理，它是自然气候变化的客观存在。求之于人，则五脏更相平也，五志更相胜也，五气更相移也，五病更相变也，即承制之在天地者，出乎气化之自然，而在人为亦有之。医生若能掌握其胜复之理、知其微妙，则能把握疾病变化。若不明承制盛衰则败乱可立而待也。

研究《素问·气交变大论》"五运太过不及下应民病"问题时，张氏在《类经·二十四卷·十》中阐述了五运太过和不及年常见病证的发病机制，认为病证表现与气候变化相关，五运太过不及直接影响相应五脏功能。如指出岁木太过"民病飧泄食减，体重烦冤，肠鸣腹支满"的主要病机是木胜克土，脾脏受邪，脾虚不运，水谷不化。体重烦冤与脾气衰、脾脉上膈注心中有关。他指出"五运之有太过不及，而胜复所以生也。太过者其气胜，胜而无制，则伤害甚矣。不及者其气衰，衰而无复，则败乱极矣。此胜复循环之道，出乎天地之自然……在人则有脏腑疾病之应"。同时又强调研究五运六气与医学的关系时，要灵活运用，指出"读运气者，当知天道有是理，不当曰理必如是也"。

二、运用天文历法知识解释五运六气疑难问题

张氏在研究五运六气理论中的疑难问题时，常将运用的古代天文历法等自然科学知识一一阐明，以其广博的自然科学知识，揭示了五运六气理论产生的古代自然科学基础及其科学性。对二十四气、二十八宿、斗纲、中星、岁差、气数等疑难且重要的问题，进行了科学论述。

例如：在《类经·二十七卷·三十五》中，张氏研究了《灵枢·九宫八风》记载的"太一游宫"的天文历法基础，指出太一，即北极星。"北极居中不动而斗运于外，斗有七星，附者一星。自一至四为魁，自五至七为杓。斗杓旋指十二辰，以建时节……斗杓所指之辰，谓之月建，即气令所王之方……以周岁日数分属八宫，则每宫得四十六日，惟乾巽天门地户两宫止四十五日，共纪三百六十六日，以尽一岁之数。坎宫四十六日，主冬至、小寒、大寒三节"。继而又指出了斗杓一年旋指天空八个方位（四方四隅）所历时的二十四节气，以及各节气风向变化和气候变化特征、邪气伤人的脉症表现。

再如：张氏在《类经·二十三卷·一》中，以天文学理论为基础阐述了《素问·六节藏象论》"夫六六之节、九九制会者，所以正天之度、气之数也……行有分纪"。其云："天体倚北，北高南下，南北二极居其两端，乃居其枢轴不动之处也。天有赤黄二道。赤道者，当两极之中，横络天腰，中半之界也……日月循天运行，各有其道，日行之道是谓黄道。黄道之行，春分后行赤道之北，秋分后行赤道之南。月行之道有九，与日不同。九道者，黑道二，出黄道北；赤道二，出黄道南；白道二，出黄道西；青道二，出黄道东。故立春春分，月东从青道；立秋秋分，月西从白道；立冬冬至，月北从黑道；立夏夏至，月南从赤道。"继而又以斗建一岁旋指十二辰指出了日月所会以二十八星宿为标志的方位、五行星运行轨迹、天之度为三百六十五度又四分之一度的道理，以及根据气盈朔虚（即太阳年、太阴年）的天文学背景确定历法（包括闰日、闰月）的道理等。从对天度气数的精确计算中，不难发现张氏对天文历法研究的深厚功底。

三、重视物候现象，气候物候病候三者相关

《素问·六节藏象论》指出"五日谓之候"，即指自然界生物生长壮老已的变化及自然景象由于受气候的影响，每五天就有一个相应的动态变化现象。

张介宾重视气候变化所导致的各种物候现象，认为物候受气候影响，人体的生命活动亦随气候变化发生相应变化。他在《类经图翼·一卷·运气上》中详细补充了一年七十二候和自然界物候的表现，指出："正月，立春：初候，东风解冻；二候，蛰虫始振；三候，鱼陟负冰……大寒：初候，鸡乳；二候，征鸟厉疾；三候，水泽腹坚。"

张氏还对王冰将华夏之域分为三区予以补充和说明。他在《类经》中指出，"王氏此论，以中国之地分为九宫，而九宫之中复分其东西南北之向，则阴阳寒热各有其辨，不可不察也……五正之宫得其详，则四隅之气可察矣"。并指出地理方位、地势高低不同，其气候、物候迥然，各地域人体生命活动及寿夭亦异。

张氏还以毛、羽、倮、介、鳞五虫为例，对岁有胎孕不育的自然物候现象进行了描述，说明自然界各种生物均有其各自生存所需的包括自然气候在内的各种生存条件。各年不同岁运、司天在泉所致的不同气候变化，直接影响着各种生物的孕、育、不成及是否耗损。

四、从易理入手研究医学问题

《周易》是我国古代哲学思想的发源之一。张介宾在《类经附翼·医易》中，作"医易义"，从河图洛书、伏羲八卦六十四卦、文王八卦入手，将医与易结合起来，阐述了医易同源的关系，强调了学医当知易。他指出："天地之道，以阴阳二气而造化万物；人生之理，以阴阳二气而长养百骸。易者，易也，具阴阳动静之妙；医者，意也，合阴阳消长之机。虽阴阳已备于《内经》，而变化莫大乎周易。故曰天人一理者，一此阴阳也；医易同原者，同此变化也。岂非医易相通，理无二致，可以医而不知易乎？"

张介宾对天人相应整体观有深刻认识，认为人"禀二五之精，为万物之灵""天地之合辟，即吾身之呼吸也；昼夜之潮汐，即吾身之脉息也；天之北辰为群动之本，人之一心为全身之君也"。人体脏腑组织经络营卫运行皆不出乎天地阴阳变化之理，并指出卦爻与人体相应的关系："以爻象言之，则天地之道，以六为节，三才而两，是为六爻，六奇六偶，是为十二。故天有十二月，人有十二脏；天有十二会，人有十二经；天有十二辰，人有十二节。知乎此，则营卫之周流，经络之表里，象在其中已。以藏象言之，则自初六至上六为阴为脏，初六次命门，六二次肾，六三次肝，六四次脾，六五次心，上六次肺；初九至上九为阳为腑，初九当膀胱，九二当大肠，九三当小肠，九四当胆，九五当胃，上九当三焦。知乎此，而脏腑之阴阳，内景之高下，象在其中矣。"八卦应形体不同部位："乾为首，阳尊居上也；坤为腹，阴广容物也；坎为耳，阳聪于内也；离为目，阴明在外也；兑为口，拆开于上也；巽为股，两垂而下也；艮为手，阳居于前也；震为足，刚动在下也。""天不足西北，故耳目之左明于右""地不满东南，故手足之右强于左"（《类经附翼·一卷·医易义》）。

在阐述阴阳的关系时，张介宾禀承了《内经》重视阳气的思想，指出："天之大宝，只此一丸红日；人之大宝，只此一息真阳……凡阳气不充，则生意不广，而况于无阳乎？故阳惟畏其衰，阴惟畏其盛，非阴能自盛也，阳衰则阴盛矣。凡万物之生由乎阳，万物之死亦由乎阳，非阳能死物也，阳来则生，阳去则死矣。"（《类经附翼·求正录·大宝论》）临床诊治要慎用苦寒之物，以免克伐阳气。张氏还认为，天地生成莫不有数，五行之理原出自然，察河图可推而定之。

他根据自然万物生化推演了五行生数、成数，指出人体要法阴阳，和术数，先岁气，合天和。

第七节　辨治病证，注重气运——王肯堂

　　王肯堂（1549—1613），字宇泰，一字损仲，又字损庵，号念西居士，又号郁冈斋主，明代金坛人，著名医学家。王肯堂为官多年，却将大部分时间从事医学活动，既重视著书立说，又注重临床实践，著有《证治准绳》《医镜》《医论》《医学笔尘》《医学穷源集》等多部医学著作。

　　王肯堂作为医学理论家和临床家，一生治学严谨，医术精湛，尤其重视理论指导临床的实用性，在《伤寒论》的研究和应用方面作出了突出贡献，对内科、外科、儿科、妇科及五官科等均有所建树，经验丰富。然其临证用方之要，法于天地五运六气，源于《内经》五运六气理论，主体内容载于《医学穷源集》，散见于《证治准绳》。

　　《医学穷源集》，共六卷，王肯堂著，其门人殷宅心辑释，是王肯堂阐释五运六气理论，并记载五运六气理论与疾病关系及其临床应用的主要著作，附有五运六气治案百余则。其中，卷一至卷二为图说，"因取吾《尺木楼图说》录成二卷"，以图总释五运六气理论；卷三至卷六为医案，主要取王肯堂辛亥年后临证杂案，依逐年中运为纲，录为四卷。因其所录杂案中太羽最略未及补充，遂殷氏"取丙寅同门李、顾诸先达客游淮左依运施治各案"进行增录水运年续篇而成全璧。书中所载医案为"先生晚游淮海"所录，"故是书方药，多主淮海人体气施治"，所学者应参考之。

　　王肯堂"用方之权，恒在天地运气"，其辨证论治、注重五运六气的特点概述如下。

一、宗《内经》之学，集各家之说

　　王肯堂运用《内经》五运六气理论指导临证辨治。他认为"圣经运气之说，为审证之捷法，疗病之秘钥"，"后之名医，如张、王、刘、李诸家，无非从此酝酿而出者"，依经之五运六气治案，为溯其源头，因此将记载五运六气理论和验案的《医学穷源集》名以穷源。《素问·六元正纪大论》《素问·天元纪大论》《素问·五运行大论》《素问·五常政大论》《素问·六微旨大论》《素问·气交变大论》《素问·至真要大论》等诸篇大论是《内经》记载五运六气理论的主体，被王肯堂大量引述，且认为"旨深词奥"，依经准治，无毫厘差谬。其所论述五运六气中的五运、六气、运气相临、司天、在泉、天符、同天符、同岁会、司天不迁正不退位、三年化疫等理论，均源于《内经》。"愚者昧焉，废而不讲，而拘墟之流，执其一端，不能会通，用多窒凝，是皆未达运气之大旨，而徒事枝节之末务者也"。由此可见，后人对五运六气理论视而不见，或是偏执一端，皆为未能领会《内经》之奥旨所致。

　　《医学穷源集·凡例》中指出："首二卷诸图，有与诸家相同者，有与诸家小异者，有诸家并未言及而先生从《经》旨参会而出者，有《内经》并无明文而先生从他书摘出以补《内经》之阙者。"说明除了引用《内经》的五运六气内容外，王肯堂还参考了诸家之说，不限于门户之争，阐释理论不偏不倚，"如张、王、刘、李诸家，以身所经历之证，经历之方，著书立说，传诸后世，非不确切不磨，乃至今不尽吻合者，盖同会而不同运也"。书中所指张、王、刘、李诸家，参考《原叙》和书中内容，推测分别为张仲景、王冰、刘完素和李杲。另外，王肯堂还指出："《素问》、《灵枢》、扁鹊、仲景外，如王叔和《脉经》、戴同父《脉诀刊误》，及近时李濒湖脉学，张叔承《六要诊法》，皆所当切究，而撮其精也。"

二、以图文并茂，释五运六气理论

《医学穷源集》的首二卷总论五运六气理论，包括太虚图论、阴阳图象论、五行论、元会运世、三元运气论、太乙移宫说、左右升降不前司天不迁正不退位解、五运失守三年化疫图、运气总论、流年灾宫说、方月图说、脉说、六气本标中从化解、六气十二经相病说、经络相交、奇经八脉略、奇经诊法、药说、药法摘录等二十八篇。文中配图，图文并茂，以图释论，使深奥的文字变得浅显易懂。卷一、卷二制图数统计见表7-3。

表7-3 《医学穷源集》制图数一览表

卷数	图数	具体内容
卷一	24	1.太虚图；2.阴阳图象；3.洛书三元九宫图；4.五运图；5.五天五运图；6.五运太少相生图；7.五运主运图；8.五运客运图；9.五运太少齐化兼化图；10.运分三纪之图；11.六十年运气相临图；12.天地六气之图；13.六气正化对化图；14.逐年主气图；15.逐年客气图；16.阳年客气顺行图；17.阴年客气逆行图；18.司天在泉指掌图；19.天符之图；20.岁会之图；21.同天符同岁会图；22.六十年岁气交节三合图；23.南北政图；24.南北政脉不应图
卷二	11	1.九宫八风图；2.九宫九星图；3.天地左右升降图；4.天地五星图；5.五运失守三年化疫图；6.六气方月图；7.脉法部位；8.六气本标中图；9.本标中气从化图；10.十二经脏腑图；11.十二经脏腑表里图

三、依中运为纲，类临床病证

《医学穷源集》是一部基于五运六气理论的临床专著，该著后4卷为王肯堂运用五运六气理论辨证论治的医案。王肯堂认为"天时不和，万物皆病"，天有五运六气之变，地应以五行之化，人之五脏六腑、经络亦随之而病，即五运六气之太过、不及、胜复变化等影响世间万物，天人相应，人亦病也。故前论五运六气相关理论，延至与之相应的十二经脏腑、经络、奇经八脉，并以诊断的脉法、奇经诊法，附以药物气味升降情况。该著共载医案112例，所载医案多为正叙体，以每年中运为大纲类证，详于方药，记载全面。

卷三列木运年医案，包括壬子、丁巳、壬戌；卷四列火运年医案，包括癸丑、戊午、癸亥；卷五列土运年和金运年医案，包括甲寅、己未和乙卯、庚申；卷六列水运年医案和水运年续编，包括辛亥、丙辰、辛酉和丙寅。每卷之始，首列司天、中运、在泉、齐化或兼化、脉象、运气相合情况（岁会、天符、太乙天符）、主气和客气与主运和客运的推算与交运时间。附列该运年医案，构以基本病情资料、案、释。基本病情资料包含了患者年龄、诊病日期（尤重节气）、症状、诊治经过及脉象等；"案"中简述病机，详于方药；"释"为殷氏编辑，应用五运六气理论阐释病机、用药，并附有预后疗效。临证用药，依药物气味升降，法苦欲补泻、五行生克之理。

例：癸丑火运不及之年。殷子，三岁，咳嗽喘急，痰壅壮热，医以大剂麻杏石甘汤治之，喘嗽不减，痰热更甚。

［案］此肝脾二经之郁火也。归尾二钱，沙参二钱，连翘一钱，石菖蒲一钱，川芎一钱，陈皮一钱，麦冬钱半，紫苏子一钱，红花六分，一剂分二次服。

［释］此癸丑年寒露日方也。天运太羽，月建戌土，气行阳明燥金之令。病在水土二脏，而用药多从金火者，因水兼火化之年，复加太羽之运，弱火受制而不能生土，是以土气湿郁而邪火生焉。方用归尾、红花、菖蒲、连翘开郁导火，而土郁解矣，此以生扶为治者也。壬水得气，而生木过蕃，木气荟蔚，而郁热蒸焉。方用沙参、麦冬、苏子、陈皮清金理气，而木郁除矣，此以克制为治者也。医家之因病制方，犹文家之因题立格。此如两扇分轻重之题，用唐职方二比侧串之体。吾师其以鸣凤之笔，变而为犹龙之技乎。

前方一剂后，咳喘大减，只痰热未清。

霜桑叶二钱、蜜炒，甘菊二钱，桔梗一钱，防风八分，青皮六分，天南星五分，甘草节一钱，薤白钱半，天冬一钱，灯心三十寸，鲜银花头七个。

［释］此方清金化痰，如白公之诗，老妪都解也。（《医学穷源集·卷四》）

四、凭运气理论，阐释病之机制

五运六气理论是研究在一定时间、一定地域、一定环境中自然阴阳气候变化对生物的影响，包括人类的健康。因此，探寻五运六气变化规律就可知道疾病发生的机制。王肯堂在《医学穷源集》的医案和《证治准绳》相关疾病论述中，将五运六气理论应用于临床辨证施治之中，不仅用于病证分类，更重于运用五运六气之理分析病机、脉症，指导临床用药。如《证治准绳·疡医》论述痈疽之源有五，其因首论外因。"外因者，运气痈疽有四"，包括火热助心为疮、寒邪伤心为疮疡、燥邪伤肝为疮疡和湿邪疮疡。火热助心为疮，可由"少阴所至为疮疡"，即少阴司天，也可由少阳司天而发，亦可发于太阳司天之初之气。寒邪伤心为疮疡，可发于"太阳司天之政"，或阳明司天之四之气。燥邪伤肝为疮疡，发于木运不及，燥乃大行之年，该年四运为"上商与正商同"，因此"邪伤肝也"；同时，阳明司天之岁，亦病本于肝。湿邪疮疡则由"太阴司天"或"太阴之胜，火气内郁"所致。

《医学穷源集》从五运六气角度专论疫疠发生的机制，即五运失守三年化疫。王肯堂认为疫有疫、疠之分，疫疠有轻重之别，均由"前不迁正、不退位"三年而化。如丙寅阳年，当年未得位，地已迁正，三年化为"水疫"；当"丙至寅合，司天已交"，地未迁正，三年化为"水疠"。其他五运亦有"疫""疠"之分。三年化疫发生时，按照五行生克原则伤及所胜脏和本脏，如水疫和水疠"恐伤火脏，当先补心，次泄肾气"。对于三年之数，王肯堂指出"如上年癸亥司天之气有余者……后三年化成土疫，晚至丁卯，早至丙寅"。故三年并不绝对，亦可两年化疫。另外，在《医学穷源集》中，王肯堂着重强调除《内经》"五干刚柔失守"而致五疫外，人事致疫亦不可忽视。

五、借气运理论，析君相二火

君、相二火之别，多有医家论述。王肯堂则运用五运六气理论，按照天人相应的规律，采用取象比类的方法，将君、相二火详尽阐释。《素问·天元纪大论》云："寒暑燥湿风火，天之阴阳也，三阴三阳上奉之，木火土金水，地之阴阳也，生长化收藏下应之。"其中暑与火同，六气之中唯火有二，王氏解释为，将火分为天、地、人之阳火和阴火：天之阳火为阳燧对日而得火，地之阳火为钻木击石而得火，人之阳火为丙丁君火；天之阴火为龙雷之火，地之阴火为石油之火，人之阴火为三焦、心包络、命门相火。"阳火遇草而煤，得木而燔，可以湿伏，可以水灭"，阴火则与阳火相反，"不焚草木，而流金石，得湿愈焰，遇水益炽，以水折之，则光焰诣天，物穷方止，以火遂之，以灰扑之，则灼性自消，光焰自灭"。由此可见，王氏从根本上指出火之一物有阴阳之分，特性不同，临床治疗方法亦可相异，即阳火正治、阴火从治，东垣助阳、丹溪助阴亦有攸当。

五运六气理论是《内经》的重要组成部分。王肯堂认为《内经》所载的五运六气理论是中医学之源头，其精华所在是五运六气理论的临床应用。而他凭借五运六气之法进行临床辨证施治，就是该观点的最佳体现，提示依据五运六气理论临证是行之有效的。王肯堂应用五运六气理论诊疗疾病的丰富经验值得中医临床借鉴，为现代中医学深刻认识五运六气的价值提供了重要参考。

正如王肯堂在《医学穷源集》自序中指出："是直欲衍上古之薪传，而起万世之沉疴者，非特补《准绳》之未备，亦以订诸家之缺失也。"

第八节　疫痘伏温，先知之妙——吴鞠通

吴鞠通（1758—1836），字配珩，名瑭，江苏淮安人，是我国清代著名的温病学家。他撰写的《温病条辨》是温病学的一座里程碑，堪称不朽的中医著作。吴氏创立了温病"三焦学说"，并结合"卫、气、营、血"理论，创造性地提出温病辨证论治的纲领和方法，对中医立法上的革新和理论上的完善，尤其对于温热性疾病的治疗，作出了重要贡献，大大地丰富了中医学宝库。

吴鞠通生活的年代多发温病，他见当时医生墨守伤寒治法不知变通，以致失治误治，深感痛心。吴氏精通五运六气之理，他在《医医病书·气运论》提出："精通气运之理，有先知之妙，时时体验其气之已至、未至，太过、不及，何者为胜气，何者为中气，何者为化气，何者为复气，再用'有者求之，无者求之，微者责之，盛者责之'之功，临证自有准的。"因此，他在《温病条辨》中运用五运六气之理总结了温病的始原、诊治方法及发病运气条件等的相关性，使中医学在外感病和热性病方面的治疗得到了进一步完善。

一、五运六气性质不同，疫病寒温各异

吴氏认为，由于各年五运六气变化不同，所致疫病亦有寒温之差异。因此，吴氏将疫病分为温疫和寒疫。

（一）温疫易发时段与六气密切相关

吴氏认为，温疫好发时段与六气分布密切相关。他在《温病条辨》首卷"原病篇"援引《内经》有关温病的记载，并加以注释，说明温病的始原，并指出温疫好发年份为辰戌、寅申、子午、巳亥之岁，如"《六元正纪大论》云：辰戌之岁，初之气，民厉温病；卯酉之岁，二之气，厉大至，民善暴死；终之气，其病温。寅申之岁，初之气，温病乃起；丑未之岁，二之气，温厉大行，远近咸若。子午之岁，五之气，其病温。巳亥之岁，终之气，其病温厉"。可见，温疫六气好发时段虽有初之气、二之气、五之气、终之气之不同，但好发时段的客气均为少阴君火和少阳相火。

（二）寒疫易发于寒水之岁

吴鞠通在《温病条辨·杂说·寒疫论》中提出："六气寒水司天在泉，或五运寒水太过之岁，或六气中加临之客气为寒水，不论四时，或有是证。"即年支为辰、戌、丑、未之年，或年干为丙即水运太过之年，或客气为太阳寒水的时段均容易发寒疫。

二、辨证治疫，避疫有道

吴鞠通创立三焦辨治温疫。吴氏认为温疫属于温病范畴，如《温病条辨·上焦篇》第一条云："温病者，有风温、有温热、有温疫、有温毒、有暑温、有湿温、有秋燥、有冬温、有温疟。"并阐释了温疫由厉气夹杂秽浊之气广泛流行而成，如"温疫者，厉气流行，多兼秽浊，家家如是，若役使然也"。

吴氏强调治疗温疫要三焦辨证。太阴温疫主治宜桂枝汤、银翘散之类，如《温病条辨·上焦

篇》第四条云："太阴风温、温热、温疫、冬温，初起恶风寒者，桂枝汤主之；但热不恶寒而渴者，辛凉平剂银翘散主之。温毒、暑温、湿温、温疟，不在此例。"

阳明温疫主治宜白虎、承气之类，如《温病条辨·中焦篇》第一条云："面目俱赤，语声重浊，呼吸俱粗，大便闭，小便涩，舌苔老黄，甚则黑有芒刺，但恶热，不恶寒，日晡益甚者，传至中焦，阳明温病也。脉浮洪躁甚者，白虎汤主之；脉沉数有力，甚则脉体反小而实者，大承气汤主之。暑温、湿温、温疟，不在此例。"

少阴温疫主治宜复脉汤之类，如《温病条辨·下焦篇》第一条云："风温、温热、温疫、温毒、冬温，邪在阳明久羁，或已下，或未下，身热面赤，口干舌燥，甚则齿黑唇裂，脉沉实者，仍可下之；脉虚大，手足心热甚于手足背者，加减复脉汤主之。"

辨治寒疫用药有温凉之别。吴氏在《温病条辨·杂说·寒疫论》中指出寒疫的主要症状为恶寒、壮热、头痛、骨节疼痛、口不渴，如"世多言寒疫者，究其病状，则憎寒壮热，头痛骨节烦疼，虽发热而不甚渴，时行则里巷之中，病俱相类，若役使者然；非若温病之不甚头痛骨痛而渴甚，故名曰寒疫耳"。明确了寒疫有寒象未化热无口渴之症状，用辛温解肌法治疗；寒象入里化热似风温者，用辛凉清热法治疗。如"其未化热而恶寒之时，则用辛温解肌；既化热之后，如风温证者，则用辛凉清热，无二理也"。

正气存内，邪不可干。吴氏在治疫时指出避免被疫疠之邪传染的方法是要固护正气。他在《温病条辨》"原病篇"即援引《内经》原文，云："《刺法论》曰：帝曰：余闻五疫之至，皆相染易，无问大小，病状相似，不施救疗，如何可得不相移易者？岐伯曰：不相染者，正气存内，邪不可干。"

三、伏暑、暑温，异名同病

吴氏认为暑温与伏暑虽然名称不同但属同病，因此治疗可互参，并强调了伏暑的好发年份，指出伏暑治疗亦当三焦辨证。

子、午、丑、未之岁易发伏暑。吴氏认为，若长夏感受暑邪，过夏而发者为伏暑，好发于子、午、丑、未之年。《温病条辨·上焦篇》第三十六条云："长夏受暑，过夏而发者，名曰伏暑。霜未降而发者少轻，霜既降而发者则重，冬日发者尤重，子、午、丑、未之年为多也。"其原因是子、午之年少阴君火司天，暑本于火，丑、未之年太阴湿土司天，暑得湿则易留滞人体。

伏暑发病与体质相关。吴氏认为，伏暑发病与人体体质密切相关。他指出体质强壮之人长夏不易感受暑邪，体质稍弱者出现片刻头晕即愈，体质再差些者则感邪即病，不即病者是气虚体质，因气虚不能祛暑邪外出，必须等到秋凉之气来祛散暑邪，气虚甚者则必等到深秋大凉或初冬微寒之时暑邪才能被祛除。

治疗伏暑当三焦辨证，并结合气血虚实。吴氏认为，冬月出现头痛、微恶寒、面赤、烦渴、舌白者为太阴伏暑。《温病条辨·上焦篇》第三十七条云："头痛微恶寒，面赤烦渴，舌白，脉濡而数者，虽在冬月，犹为太阴伏暑也。"太阴伏暑需根据舌象、脉象、汗出多少来判断病位在气在血和病性的虚实，以银翘散或生脉散加减治疗。如邪在气分表实证，第三十八条云："太阴伏暑，舌白口渴，无汗者，银翘散去牛蒡、元参加杏仁、滑石主之。"邪在血分表虚证，第三十九条云："太阴伏暑，舌赤口渴，无汗者，银翘散加生地、丹皮、赤芍、麦冬主之。"邪在气分表虚证，第四十条云："太阴伏暑，舌白口渴，有汗，或大汗不止者，银翘散去牛蒡子、元参、芥穗，加杏仁、石膏、黄芩主之。脉洪大，渴甚汗多者，仍用白虎法；脉虚大而芤者，仍用人参白虎法。"邪在血分表虚证，第四十一条云："太阴伏暑，舌赤口渴汗多，加减生脉散主之。"

吴氏认为，阳明伏暑为三焦均受邪，湿热交混所致，非偏寒偏热可治，当以杏仁滑石汤治之。如《温病条辨·中焦篇》第四十二条云："暑温伏暑，三焦均受，舌灰白，胸痞闷，潮热呕恶，烦渴自利，汗出溺短者，杏仁滑石汤主之。"

吴氏认为，少阴伏暑饮停于胁下不可误认为是柴胡汤证，主治当以香附旋覆花汤、控涎丹之类。在《温病条辨·下焦篇》第四十一条提出："伏暑，湿温胁痛，或咳，或不咳，无寒，但潮热，或竟寒热如疟状，不可误认柴胡证，香附旋覆花汤主之；久不解者，间用控涎丹。"

四、痘证辨治，贵在求本

痘本温病，子午卯酉之岁易发。吴氏认为，痘证与温病同类，在《温病条辨·解儿难·痘证总论》指出："议病究未透彻来路，皆由不明六气为病，与温病之源。"并且明确阐述了痘证好发于子、午、卯、酉之年的原因，即"子午者，君火司天；卯酉者，君火在泉；人身之司君火者，少阴也。少阴有两脏，心与肾也。先天之毒，藏于肾脏，肾者，坎也，有二阴以恋一阳，又以太阳寒水为腑，故不发也，必待君火之年，与人身君火之气相搏，激而后发也"。

治痘求本，因时因人给药。吴氏认为，痘证初起用药难，必须根据体质状况看患儿是否已经出现痘点，并参以发病时令再确定选用方药，强调七日前先清外感邪气，七日后以祛除胎毒为主。《温病条辨·解儿难·痘证初起用药论》中云："必审定儿之壮弱肥瘦，黑白青黄，所偏者何在？所不足者何在？审视体质明白，再看已未见点，所出何苗？参之春夏秋冬，天气寒热燥湿，所病何时？而后定方。务于七日前先清其所感之外邪，七日后只有胎毒，便不夹杂矣。"

吴氏指出患儿年龄不同，痘证结痂的期限不同，治疗时不可忽视。如《温病条辨·解儿难·痘证限期论》中云："十二日者，结痂之限也；况结痂之限，亦无定期。儿生三岁以后者，方以十二日为准；若初周以后，只九日限耳；未周一岁之孩，不过七日限。"

吴氏提出治疗痘证禁用解表药。他认为，痘证由体内胎毒温热之邪引发，用寒凉的解表药治疗是错误的，病在里而治表必酿恶果。《温病条辨·解儿难·痘证禁表药论》云："痘证由君火温气而发，要表药何用，以寒水应用之药，而用之君火之证，是犹缘木而求鱼也。缘木求鱼，无后灾；以表药治痘疮，后必有大灾。"并指出"痘以筋骨为根本，以肌肉为战场，以皮肤结痂为成功之地"，如用解表药使皮肤腠理疏松，破坏了痘证治愈的场地，多数会迅速出现痘塌陷、咬牙寒战、倒靥黑陷等表现。

治痘之妙，行浆满足。吴氏治痘之妙在于必待行浆满足，并指出行浆不足的恶果。如《温病条辨·解儿难·行浆务令满足论》中云："浆不足者，发痘毒犹可医治；若发于关节隐处，亦致丧命，或成废人；患目烦燥者，百无一生，即不死而双目失明矣。"

吴氏亦指出痘疮稀少者可不服药，三四日者用辛凉解毒药一帖，七八日用甘温托浆药一帖，最多不过二帖，必须使痘发行浆满足，以防并发眼疾毒流心肝经而死。如《温病条辨·解儿难·痘疮稀少不可恃论》中云："三四日间，亦须用辛凉解毒药一帖，无庸多服；七八日间，亦宜用甘温托浆药一帖，多不过二帖，务令浆行满足。所以然者何？愚尝见稀少之痘，竟有浆行不足，结痂后患目，毒流心肝二经，或数月，或半年后，烦躁而死，不可救药者。"

综上所述，吴鞠通认为温病发病与气运条件密切相关，运用五运六气之理结合自己的临床经验，对疫病、伏暑、痘证发病治疗作了系统总结论述，具有重要的学术价值，提示在气候条件多变的今天，仍然要重视并坚持研究五运六气变化对疾病发病的影响。

第九节　运用运气，论治疫疹——余师愚

余师愚，名霖（1723—1795），安徽桐城人。余氏于中医学疫病之研究造诣颇深，明确提出前人"执伤寒之法以治疫"以致"举世同揆，万人一法"，岂不误人无数？余氏对疫病学的重大贡献，不仅在于其行医三十年来活人所不治者笔难罄述，更可贵的是，将其应用五运六气理论诊治疫病的临床实践经验——悉数详述于《疫疹一得》，流传于世，广济世人。余氏在该书中继承《内经》中的五运六气理论，撮其要领，结合自身临床实践经验之大成，著述而成临床辨治疫疹的学术专著《疫疹一得》，启迪后世临床辨治疫疹，贡献卓著。

一、参天地阴阳之理，明五行衰旺之机

余氏于疫疹之发病阐发详尽、见解独到，其首倡天行致疫，"四时寒暄之序，加以六气司化之令，岁岁各异"，认为四时有不正之气，人即有四时不正之疾，同时亦认识到人体正气在疫病发生中的重要作用，阐释了火毒之邪致疫疹的机制。

其精研《内经》五运六气理论，用之于疫疹临证。余氏在疫疹的临证过程中始终秉承《内经》中五运六气理论的指导作用，主张"四时寒暄之序，加以六气司化之令，岁岁各异"，开宗明义即论"六十年客气旁通图"以遵前贤图诀，更将六十甲子年逐年的主客运、南政北政及所对应的寸尺不应、药之主宰——列表明示，使人一览而悉知。见表7-4、表7-5。

表7-4　六十年客气旁通图析结合民病好发特点

	主气	厥阴风木（初之气）	少阴君火（二之气）	少阳相火（三之气）	太阴湿土（四之气）	阳明燥金（五之气）	太阳寒水（终之气）
子午年	客气	太阳寒水	厥阴风木	少阴君火（司天）	太阴湿土	少阳相火	阳明燥金（在泉）
	气候特点	寒风切烈，霜雪水冰，蛰虫伏藏	风雨时寒，雨生羽虫	大火行，热气生，羽虫不鸣，燕百舌杜宇之类	大雨时行，寒热互作	温气乃至，初冬天气犹暖，万物尚荣	暴寒劲切，火邪恣毒，寒气暴止
	疾病特点	关节禁固，腰脚疼，中外疮疡	淋气郁于上而热，令人目赤	厥热心疼，寒咳喘，目赤	黄疸，衄血，咽干，呕吐，痰饮	寒热伏邪，于春为疟	生肿咳喘，甚则血溢，下连小腹而作寒中
丑未年	客气	厥阴风木	少阴君火	太阴湿土（司天）	少阳相火	阳明燥金	太阳寒水（在泉）
	气候特点	大风发荣，雨生毛虫	大火至，疫疠，湿蒸相搏，暴雨时降	雷雨电雹，地气腾，湿气降	炎然沸腾，地气升，湿化不流	大凉雾露降	大寒凝冽
	疾病特点	血溢，经络拘强，关节不利，身重筋痛	瘟疫盛行，远近咸若	身重跗肿，胸腹满，感冒湿气	腠理热，血暴溢，寒疟，心腹胀，浮肿	皮肤寒热甚行	关节禁固，腰脚拘疼
寅申年	客气	少阴君火	太阴湿土	少阳相火（司天）	阳明燥金	太阳寒水	厥阴风木（在泉）
	气候特点	热风伤人，时气流行	暴风疾雨，温湿相蒸	炎暑亢旱，草萎河干	风雨时降，炎暑未去	寒热风雨，草木黄落	寒温无时，地气正寒，霜露乃降
	疾病特点	寒热交作，咳逆头痛，血气不调，心腹不快	上热咳逆，胸膈不利，头痛寒热	烦热，目赤，喉闭，失血，热渴，风邪，人多暴死	疟痢交作，寒热头痛	寒邪风热，君子固密	感冒寒邪，关节不利，心腹痛

续表

主气		厥阴风木（初之气）	少阴君火（二之气）	少阳相火（三之气）	太阴湿土（四之气）	阳明燥金（五之气）	太阳寒水（终之气）
卯酉年	客气	太阴湿土	少阳相火	阳明燥金（司天）	太阳寒水	厥阴风木	少阴君火（在泉）
	气候特点	阴始凝，风始肃，水乃冰，寒雨多，花开迟	大热早行	燥热交合，风雨暴至	早秋寒雨，有伤禾稼	冬行春令，草木青，风雨生虫	气候反温，蛰虫出现，反行春令
	疾病特点	寒热，浮肿，失血，呕吐，小便赤淋	疫疠流行，人多卒暴	寒热头痛，心烦作渴	卒暴寒热，风邪伤人，心痛浮肿，疮疡失血	寒热作痢，气血不和	疫疠温毒，寒热伏邪
辰戌年	客气	少阳相火	阳明燥金	太阳寒水（司天）	厥阴风木	少阴君火	太阴湿土（在泉）
	气候特点	气早暖，草果荣，温风至	春寒多雨，温无时	暑热乍凉，疾风暴雨	风湿交争，雨生羽虫，暴风疾雨	湿热而行，客行主令	凝寒雨雪，地气正湿
	疾病特点	瘟疫，寒热，头痛，呕吐，疮疡，老幼病疹，口疮，牙疳	气郁中满，浮肿，寒热	寒热吐痢，心烦闷乱，痈疽疮疡	大热短气，赤白痢泻	气虚客热，血热妄行，肺气壅盛	病人凄惨，孕妇多灾，脾受湿，肺旺肝衰
巳亥年	客气	阳明燥金	太阳寒水	厥阴风木（司天）	少阴君火	太阴湿土	少阳相火（在泉）
	气候特点	寒始肃，客行主令，杀气方至	寒不去，霜雪，水谷气施，草焦，寒雨至	风热大作，雨生羽虫	热气返用，山泽濛云，暴雨溽湿	燥湿更胜，沉阴乃布，风雨乃行	畏火司食，阳乃火化，蛰虫出现，流水不冰，地气大发，草乃生
	疾病特点	寒居右胁，气滞，脾胃虚壅	热中，气血不升降	泪出，耳鸣，掉眩	心梦邪，黄疸，面为浮肿	寒气及体，肺受风，脾受湿，发为疟	瘟疫，心肾相制

表7-5　六十干支年配五运、南政北政、寸尺不应、药之主宰

		子午年	丑未年	寅申年	卯酉年	辰戌年	巳亥年
土运	年干	甲	己	甲	己	甲	己
	南政/北政	南政	南政	南政	南政	南政	南政
	寸尺不应	寸不应	寸不应	右尺不应	两尺不应	左尺不应	左寸不应
	药之主宰	甘草为君	甘草为君	甘草为君	甘草为君	甘草为君	甘草为君
金运	年干	庚	乙	庚	乙	庚	乙
	南政/北政	北政	北政	北政	北政	北政	北政
	寸尺不应	尺不应	尺不应	右寸不应	两寸不应	左寸不应	左尺不应
	药之主宰	黄芩为君	黄芩为君	黄芩为君	黄芩为君	黄芩为君	黄芩为君
水运	年干	丙	辛	丙	辛	丙	辛
	南政/北政	北政	北政	北政	北政	北政	北政
	寸尺不应	尺不应	尺不应	右寸不应	两寸不应	左寸不应	左尺不应
	药之主宰	黄柏为君	黄柏为君	黄柏为君	黄柏为君	黄柏为君	黄柏为君
木运	年干	壬	丁	壬	丁	壬	丁
	南政/北政	北政	北政	北政	北政	北政	北政
	寸尺不应	尺不应	尺不应	右寸不应	两寸不应	左寸不应	左尺不应
	药之主宰	栀子为君	栀子为君	栀子为君	栀子为君	栀子为君	栀子为君
火运	年干	戊	癸	戊	癸	戊	癸
	南政/北政	北政	北政	北政	北政	北政	北政
	寸尺不应	尺不应	尺不应	右寸不应	两寸不应	左寸不应	左尺不应
	药之主宰	黄连为君	黄连为君	黄连为君	黄连为君	黄连为君	黄连为君

余氏重视五运六气理论对疫疹发病的重要性，首肯若一段时间之内患者所表现的病证均相同，则五运六气致病的可能性很大，并强调疫之发病有其渐进的过程，且有规律可循，即具有流行性、传染性、病如一辙的特点，医者只有参合天时五运六气的变化规律，研究疫病之来由而随症施治，方能应手取效。

虽先阐明五运六气运行规律，但余氏亦强调"阴阳之消长，寒暑之更易，或失其常"，应知常达变，切不可按图索骥，贻误病情。

深谙人体防疫之要，疫疹正气为御邪。对于人体正气在疫疹发病中所起的决定性作用，余氏多次在文中提到："时气流行，有病者，有不病者，盖邪之所凑，其气必虚，故虚者感之，而实者其邪难入也。"强调在同样的天时疫气环境中，正气不足者更易感染疫邪，而正气充足者，御疫邪于外而无恙。余氏又论及即使人体已经感邪，如果正气充足，其疫疹透发时间也相对早且容易，这犹如城墙高大，门户紧闭，在外虽有小人，却无从而入。在论及疫疹瘥后症时说："瘥后，四肢浮肿……脾健自愈。"意即脾气健旺，正气充足则疫病预后良好。

详析疫疹致病之因，瘟毒火邪最要。余氏认为疫毒为外来淫热、为毒、为火，"瘟既曰毒，其为火也明矣"，既为火邪，分为君、为相二类，内阴外阳，火为之病，其害甚大，"土遇之而赤，金遇之而熔，木遇之而燃，水不胜火则涸"，并提出疫疹与火毒之重要关联，即"火者疹之根，疹者火之苗"，若欲使其苗（疹）得以外透，则需滋润其根（火），即清解火毒以透疹。这一论断也很好地解释了为何疫疹经表散治法后不愈的原因，疫疹的火毒之邪经表散犹如火得风势，其火焰不仅不会熄减反而愈加炽烈了。

二、细考气候之寒温，详察疫病之虚实

审疫疹之症。余氏倾其数十年治疫之验总结出详尽的疫疹临床见症 52 个，并详述其产生之理，可谓驾简驭繁，为后人研究疫疹及临床治疫提供了难得的实例参校。现将其所述 52 个疫疹见症归纳总结，见表 7-6。

表 7-6　疫疹常见症及病因、病位总结

症因（病位）	五十二见症
毒火内扰	静躁不常；周身如冰；大渴不已；冷气上升；口秽喷人；满口如霜；咽喉肿痛；脸上燎疱；头汗如涌；舌上珍珠；舌如铁甲；狐惑；战汗；遍体炎炎；筋肉眴动
毒火上扰	大头；发狂；鼻衄涌泉
毒火扰心（胸、小肠）	昏闷无声；胸膈郁遏；嗒舌弄舌；舌丁；谵语；小便溺血
毒火扰肺	痰中带血；咳嗽
毒火扰中（脾胃）	火扰不寐；四肢逆冷；胃热不食；腹痛不已；嘴唇燋肿；呃逆；呕吐；发黄；头痛倾侧；齿衄
毒火扰肝（胆）	筋抽脉惕；红丝绕目；咬牙；舌衄；循衣摸床
毒火扰肾（膀胱）	骨节烦痛，腰如被杖；痄腮；颈肿；耳后硬肿；小便短缩如油；遗尿
毒火下注（大肠）	似痢非痢；热注大肠；大便不通；大便下血
房劳所伤	舌长

查疫疹之形。余氏临床辨疹不囿于其大小及颜色，而据疹毒之松活易出或毒深难拔来判断病情、治疗及预后情况。即一种疫疹之外形表现为松浮，洒于皮面，或红色，红如朱点纸，或黑色，黑如墨涂肤，或紫，或赤，此种表现为毒之外现，治疗及预后均较好。另一种疫疹一出则紧束有根，如从肉里钻出，形小如粟，其色青紫，宛如浮萍之背，多发于胸背部，此种表现为胃热

至极之色，治疗需谨慎，预后较差。正所谓"神明于松浮紧束之间，决生死于临证之顷"，可见余氏于疫疹临证体悟之深，启后世辨治疫疹贡献之著。

辨疫疹之色。余氏临证辨疫疹之色分为六色，即红活、淡红、深红、艳红、紫赤、红白砂。疹色红活，余氏认为红为血之本色，血行畅达则疹见红活，说明血荣润泽，此种疹色为疹之佳象。疹色淡红，意谓有美有疵，若淡红而润尚为佳色；若淡红而不荣，或呈娇艳、干滞，则为血热甚者。疹色深红者，较淡红稍重，也是血热之象。疹色艳红如胭脂，为血热极之象，病情比深红更重。疹色紫赤似鸡冠花而更艳者，火毒之邪比艳红者更盛。疹色或红或白，细碎如粟米者，红者谓之红砂，白者谓之白砂，此乃疹后疫毒透尽之最佳表现，愈后脱皮。

参疫疹之脉。对于疫疹的脉象，余氏强调疫疹之脉皆有数象，即浮大而数、沉细而数、不浮不沉而数、按之若隐若现。余氏认为，脉浮大而数者，表明其毒邪表浅发扬，治疗较易，只需凉散表热即可；若脉沉细而数，表明毒邪已深，治疗需大剂量清解之剂；至于脉若隐若现，或伏而不出者，表明其疫毒之邪更重、更深，其症更险。

三、推加临补泻之法，施峻凉平瘟之剂

禀五运六气之法则，施疫疹之证治。余氏于疫疹的临床辨治方面倡气运之法，在《疫疹一得》中专辟一隅论述其治验，提及乾隆戊子年的疫疹流行案甚是惨绝，一人得病，传染一家，大小同病，万人一辙，均表现为先恶寒后发热，头痛如劈，腰如被杖，腹如搅肠，呕泄兼作。所有这般，有当作三阳证治的，有当作两感证治的，还有当作霍乱证治的，由此种种恶候蜂起，如此而死者，不可数计。

疫疹之因，不外运气。余氏认为，导致疫疹发生"总不外乎气运"。据余氏前文述及六十年客气旁通图，当年戊子年为火运太过之年，少阴君火司天，主气为少阳相火，二之气与三之气合行其令，且司天之少阴君火与主气之少阳相火客主加临，可知这一年火热之亢盛程度，此正符合《素问·六微旨大论》所论"天符年"的特点，在此年份气候变化剧烈，由此对物候和病候都产生很大的影响。若医者此时仍遵伤寒之法治疫，岂不妄治？余氏述及癸丑年京师多发疫疾，癸丑年亦为太阴湿土司天，主气为少阳相火，且二之气两少阴君火客主加临。可以看出，疫病好发于二之气（春分 – 小满）或二之气与三之气相合时段（春分 – 小满 – 大暑），即春夏交接之时或夏季为疫病好发之时。

宗前人之效验，创清瘟败毒饮。余氏结合五运六气理论，参悟疫疹多为胃受外来之热毒邪侵，即前文所述"瘟毒火邪致疫说"，因毒火盘踞于内，煎熬体内津液，火性炎上，热气上腾，犹如蒸笼下烧以火，蒸气于上，故患者有头汗独多、头痛倾侧、鼻衄涌泉等症，唯有以寒胜热、以水克火之清热解毒法方能奏效。余氏从熊恁昭《热疫志验》中采用朱肱败毒散治疫得到启发，创制清瘟败毒饮，主方中配以十四味中药，以生石膏为君，治疗一切火热之邪所引起的心烦、口干、咽痛、大热干呕、谵语、不寐、吐血、衄血、热盛发斑等症，无论病程为何阶段，皆以此方为主。

清瘟败毒饮对于临床疫疹治疗影响巨大，其用十二经泄热之药的治疫经验在临床上颇为效验，被后世所推崇、研习。余氏认为，斑疹之因虽主要为胃中毒火内熏，但亦有十二经之火相助，故方中重用生石膏"先捣其窝巢之害"，即先用大剂石膏清胃腑之毒热，凉血滋阴，胃热一降，十二经之热随即而消，正所谓"非石膏不足以取效"；方中佐以黄连、犀角、黄芩泻上焦心、肺之火；牡丹皮、栀子、赤芍泻肝经之火；连翘、玄参以解体内浮游之火；生地黄、知母泻体内亢盛之火以抑阳扶阴而救体内欲竭之水；方中桔梗、竹叶载诸药上行，使方中诸药浮载，药效施于无形之中，随高下而退胸膈及十二经之热；使药甘草和胃气。

　　清瘟败毒饮原方中生石膏、生地黄、犀角、黄连四味大寒解毒之剂均标以三种剂量，即大剂、中剂、小剂，余氏意在根据患者的脉象、疫疹形色的不同，来推测患者感受热毒的浅深、轻重，应用不同的剂量，有的放矢，能更有效地控制疫疹的流行。具体分期，疫证初起阶段，患者症见恶寒、发热、头痛如劈、烦躁谵妄、身热肢冷、舌刺唇焦、上呕下泄，脉见沉细而数，此阶段即用大剂量清瘟败毒饮；若脉见沉而数者，用中剂量清瘟败毒饮；若脉见浮大而数者，用小剂量清瘟败毒饮。余氏特别指出，若服用此方如斑一出，即用大青叶、升麻以引毒外透，余氏称此治法为"内化外解，浊降清升"之法，并强调此治法在临床上"治一得一，治十得十"，可见其临床效果之著，亦足见余氏于疫疹一门之潜心独到精研之处，其治疫之验更值得我辈及后人继承发扬。

　　余氏在对《内经》、刘河间火热论、吴又可温疫学说等治疫思想的继承下，精研天行气运对疫疹发病的影响，结合人身正气在防治疫疹的重要作用和自身在疫疹临证的切身体验等，基于"一人之治人有限，因人以及人无穷"的初衷著成《疫疹一得》一书，流传于世，其普惠世人、仁心济世的大医风范可见一斑。全书治疫疹之验条分缕晰，从疫疹之源、疫与伤寒似同实异，据六十年客气旁通图论五运六气之变成疫，总结出疫疹因于五运六气、因于正气、因于毒火诸般致病因素，确立了大剂清热解毒之法，首创重用生石膏之清瘟败毒饮，给后世治疫提供了更切合临床实际的宝贵经验。对于当今新型冠状病毒感染、严重急性呼吸综合征（SARS）、禽流感及各类突发性传染性疾病的研究和治疗，具有相当实际的指导意义和参考价值，值得深入研究和继承。

扫一扫，查阅本章数字资源，含PPT、音视频、图片等

中国古代天文历法及古代气象、地理学等自然科学成果是中华优秀传统文化的重要组成部分，不仅为后世自然科学发展奠定了坚实基础，也对农业生产、医学及文化产生了深远影响。《内经》五运六气理论运用了中国古代自然科学成果，研究了人与自然规律的相应性。

第一节　五运六气与天文历法体系

一、天道节律与五运六气

周期性是一切自然现象的共性，一切宏观周期现象都是自然进化的产物。所有周期性现象都有相似的内在结构。天文是最容易观察的、信息最稳定的宏观现象，也是解读周期现象的钥匙，这就是天道。古人以天道为模板建立了对世界的认知系统。

中国传统天文学关注天道的周期性，所有的中国传统学术都喜欢从天文讲起，究天文以验人事，以天道的周期特性作为构建理论框架的灵感来源。

人体的生命活动规律同样具有周期性，同样受到天道的周期性激励和制约，作为中医学理论基础的阴阳五行、五运六气离不开中国传统天文学知识。

《内经》把天地周期性宏观变化作为疾病发生与流行的重要调控诱因。为了更好地解读《内经》及其他中医典籍中的相关理论，有必要了解相关的中国传统天文知识。

二、中国文化中的天与天文

《荀子》曰："天无实形，地之上空虚者尽皆天也。"邵子曰："自然之外别无天。"中国传统视野中，"天"与"天文"的概念与西方很不一样。中国文化中的"天"是一个无所不在的有情天，如天然、天真、天性，具有非常丰富的内涵。《周易·说卦》云"乾为天"，哲学上等价于阳或纯阳的概念，相当于求同、共性。"文"就是信息集，《周易·系辞下》云："物相杂故曰文。"《周礼·冬官考工记》注："画缋之事……青与赤谓之文。"《说文解字》云："依类象形故谓之文。"《释名》云："文者会集众彩以成锦绣。"

中国传统意义上的天文是指天空中发生的所有现象，主要有两大类：日月星辰的运动变化，大气中发生的一切现象。天文一词最早出现在《周易·贲卦》中："观乎天文，以察时变；观乎人文，以化成天下。"《周易·系辞上》云："易与天地准，故能弥纶天地之道。仰以观于天文，俯以察于地理，是故知幽明之故，原始反终，故知死生之说。"

中国古代讨论天地结构的学说很活跃，大致可归纳为三家，以日月星辰不转入地下为基本特

征的属于盖天说，主张日月星辰自然浮生于无穷尽的虚空之中的属于宣夜说，坚持日月星辰可转入地下的属于浑天说。

中国古代天文学把星空划成两个部分，即经星和纬星，经星由北极、三垣、四象二十八宿等组成，是年复一年看不出变化的恒星，纬星就是轨迹位置一直在穿梭变化的行星。经纬的概念来自织布机，预先固定于织布机两头的叫经线，来回穿梭的叫纬线。"韦编三绝"中的韦编就是把一根根竹签横编起来，竖写着文字的竹签相当于经线，因此叫做经文、经书。

三、北辰立极

北极点是地球自转轴在天球上的投影，地球自转形成昼夜，自转轴附近的天区星空常年不落，形成众星拱极的现象。在中国文化中北极往往与王权相比拟，同样起着轴心的作用，具有至高无上的地位。《论语》子曰："为政以德，譬如北辰，居其所而众星共之。"《尔雅·释天》云："北极谓之北辰。"《论语集注》云："北辰，北极，天之枢也。居其所不动也，共向也，言众星四面旋绕而归向之也。"《朱子语类》云："天如水车，北辰乃轴处，水车动而轴未尝动……北辰是那中间无星处，这些子不动，是天之枢纽，北辰无星，缘是人要取此为极，不可无个记认，就其傍取一小星，谓之极星，这是天之枢纽。"

由于岁差现象的存在，地球自转轴绕黄道面周期性顺时针转动，造成春分点每年西移50.2564″，北极点也随之变化，大约25800年转一周。小熊座的勾陈一是目前的北极星，是一颗星等为1.98的黄色亮星。约5000年前北极点在天龙座的右枢，是一颗星等为3.63的紫色中等亮星，这时巴比伦、埃及与中国开始进入城邦文明与阶级社会。12000～15000年前，在天琴座内接近0等的超级白色明亮的织女星成为北极星，则是地球刚刚走出末次极冰期，迎接新石器大暖期到来的时代。

四、北斗九星与北斗七星

北斗在中国星空中的重要性仅次于北极星，而且常常以北斗九星的形式出现。在新石器中晚期，我国大部分地区终年都可以看到北斗围绕北极旋转，基于天人合一的思想，对中华文明产生了重大影响。古代北斗有神奇的作用，如《素问·刺法论》云："五气护身之毕，以想头上如北斗之煌煌，然后可入于疫室。"《素问·天元纪大论》有"九星悬朗，七曜周旋"之语，孙星衍以为九星者，即现有北斗七星外加招摇、大角。更多的学者认为，北斗九星是现有北斗七星外加玄戈和招摇。《淮南子·时则训》云："孟春之月，招摇指寅……仲春之月，招摇指卯……季冬之月，招摇指丑。"北斗杓三星玉衡、开阳、摇光相距5°～7°，自摇光至玄戈，玄戈至招摇相距6°～7°，玄戈为四等星，招摇为三等星，和北斗七星中天璇、天玑、天权、开阳差不多，玄戈、招摇作为北斗的延伸是合适的。竺可桢说：距今3600～6000年前，在黄河流域，北斗九星可以终年出现在地平线之上。

古人根据北斗昏指来决定季节，《鹖冠子》云："斗柄东指，天下皆春；斗柄南指，天下皆夏；斗柄西指，天下皆秋；斗柄北指，天下皆冬。"《史记·天官书》云："斗为帝车，运于中央，临制四乡，分阴阳，建四时，均五行，移节度，定诸纪，皆系于斗。"又说："北斗七星，所谓璇玑玉衡以齐七政……用昏建者杓……夜半建者衡……平旦建者魁。"

北斗中第1～7颗分别叫天枢、天璇、天玑、天权、玉衡、开阳、摇光。其中第5、6、7三星即玉衡、开阳、摇光称为斗柄，第1、5、7即天枢（魁）、玉衡、摇光（杓）三颗亮星几乎连成一条直线，称为斗纲。

昏特指日落后二刻半或三刻，与民用晨昏蒙影结束时刻相当。夜半就是现在零点。平旦指日出前二刻半或三刻，与民用晨昏蒙影开始时刻相当。由于昏、夜半、平旦都有明确的定义，节气也有明确的定义，有客观的标准，这样斗建知识对应的年代也就可以大致明确。通过现代天文知识，我们可以把任意一个时间地点古人所可能看到的天象复原出来，并从中找出斗建适用的年代。我们注意到，斗纲与斗柄方向并不一致，斗纲与斗柄的指向大约有 15° 夹角，两者有一定时代差。昏刻斗纲指向与二十四节气对应的方向正合的年代大约在公元前 3300 年之前。而昏刻斗柄指向与二十四节气对应的方向相合的年代则在数百年之后。相传黄帝以公元前 2697 年为甲子纪年的起点，我们发现，公元前 2697 年前后数百年，中原地区各个节气所能看到的北斗斗柄昏刻指向与节气所对应方位有密切的关联性。

在北斗绕北极运动中，随着斗与极相对位置的变化和对应节气民用晨昏蒙影结束时间的变化，北斗昏刻指向并不均匀。在公元前两三千年，北斗指向的变化相当均匀，这是北天极的特殊位置与民用晨昏蒙影结束时间巧妙配合的结果，离开这个特殊年代，就难以重现这种奇迹。假如统一选择 18 时即西正为标准，则每个节气交节当天斗柄的方向与节气对应的方位线几乎一致，这也说明斗建思想的建立需要特殊的时空背景，传说中的黄帝时代具有相当成熟的天文历法知识。

五、星官

中国古代根据天人合一的思想，把星空中若干相邻恒星组合在一起，并以人间事物命名，称为星官。三国时期陈卓为我国古星象图的集大成与奠基者，他以甘德、石申与巫咸三家的全天星图为底本，将星空分为 283 官，共有 1465 颗星。星官主要包括三垣和四象。

（一）三垣

在我国古代，北天极的这种特殊位置被赋予非常丰富的政治、文化内涵，甚至被看成王权的象征。北极附近的天区被分为三个象征权威与尊贵的城区，这就是三垣，即紫微垣、太微垣、天市垣。各垣都有东、西两藩的星，左右环列，其形如墙垣，故名为"垣"。正中央是紫微垣，外面分别为太微垣和天市垣。

紫微垣，位于北天中央位置，所以又称中宫，或紫微宫。紫微宫即皇宫的意思，分为左垣与右垣两列。

《宋史·天文志》云："紫微垣东蕃八星，西蕃七星，在北斗北，左右环列，翊卫之象也。"左垣八星包括左枢、上宰、少宰、上弼、少弼、上卫、少卫、少丞。右垣七星包括右枢、少尉、上辅、少辅、上卫、少卫、上丞。紫微垣之内是天帝居住的地方，根据天人合一的观点，皇城之内人事与紫微垣天象一一对应。紫微垣有星官 39 个，除皇帝之外，皇后、太子、宫女等都有相应的星官。见图 8-1。

太微垣位居紫微垣之下的东北方，北斗之南。以五帝座为中枢，共含 20 个星座，正星 78 颗，增星 100 颗。太微即政府的意思，星名亦多用官名命名。太微左垣五星，分别为左执法、东上相、东次相、东次将、东上将。太微右垣五星，分别为右执法、西上将、西次将、西次相、西上相。另外还有谒者、三公、九卿、五诸侯、内屏、五帝座、幸臣、太子、从官、郎将、虎贲、常陈、郎位、明堂、灵台、少微、长垣、三台。各个星官的命名对应于国家治理的职能部门。见图 8-2。

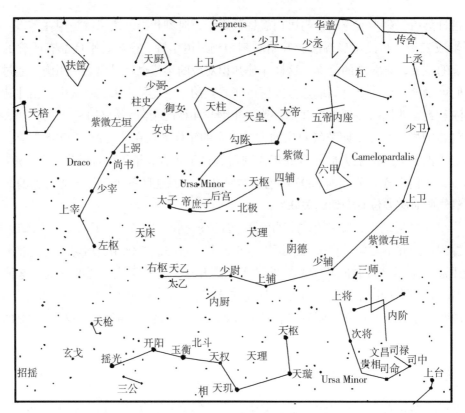

图 8-1 紫微垣图

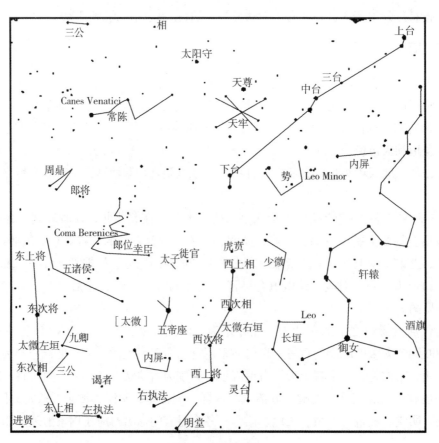

图 8-2 太微垣图

天市垣位居紫微垣之下的东南方向，它以帝座为中枢，成屏藩之状，约占天空的 57° 范围，包含 19 个星官，正星 87 颗，增星 173 颗。两旁各有 11 星组成屏藩，主四方边国，其 22 星亦为外臣。市门左星依次代表宋、南海、燕、东海、徐、吴越、齐、中山、九河、赵、魏。市门右星依次代表韩、楚、梁、巴、蜀、秦、周、郑、晋、河间、河中。唐《开元占经》引石氏曰："其星光芒，即其国有谋也。若星色微小，其国邑弱，王者修德以扶之。"

天市即天上的集贸市场，星名除代表各地诸侯之外，还多用货物、器具、经营内容的市场命名，对应于人间分散于各地的都会街市。唐《开元占经》引郄萌曰："天市者，天子之市也。"石氏曰："天市星明则市吏急，商人无利。"《宋史·天文志》中云："天主率诸侯幸都市也。"三垣之设始于哪个时代已经很难确定，其实也反映了整体框架设立者对社会架构的看法。见图 8-3。

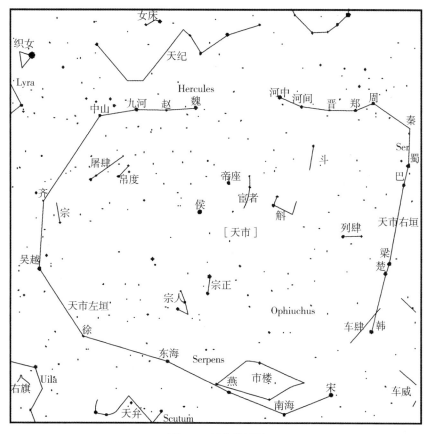

图 8-3　天市微垣图

（二）四象二十八宿

四象二十八宿是一个整体，古人把星空中天赤道附近的天区划分成四个部分，各管七个星宿，作为日月五星运行的通道，分别代表四季、四方。依次为：角、亢、氐、房、心、尾、箕为东方青龙；斗、牛、女、虚、危、室、壁为北方玄武；奎、娄、胃、昴、毕、觜、参为西方白虎；井、鬼、柳、星、张、翼、轸为南方朱雀。以壁奎居中、角轸为首尾，此即五运六气理论中的天门地户。可参见河南濮阳西水坡遗址发现的龙虎图及湖北随县曾侯乙墓出土的战国早期漆箱盖二十八宿图。

四象思想的产生相当古老，1988 年河南濮阳西水坡遗址发现了四组蚌塑殉葬图案，其中有一组是龙虎图，墓主人头朝正南而足北，左边、东边摆放龙的图案，右边、西边摆放虎的图案，

1989 年经过中国社会科学院考古研究所测定并经树轮校正，其年代为距今 6460 年。这是最早的四象实物图案，与 1978 年湖北随县曾侯乙墓出土的战国早期漆箱盖二十八宿图具有相似性。

六、七曜周旋

日月与金、木、水、火、土五大行星合称七曜，七曜周旋于天，像执行政令一样，指挥着地球上的阴阳刚柔盈虚旺衰之变，称为七政。七曜与经星明显不同，在恒星天背景下忙碌地穿梭。金、木、水、火、土五星合起来称为五纬。

太阳东升西落，主导着昼夜变化，是最直观的阴阳周期样本。在恒星天背景下可以发现，太阳每天都沿着黄道慢慢退行，退行一圈称为一个恒星年，一个恒星年大约 365.2596 日。根据圭表测影长变化周期而定的年叫回归年，一个回归年大约 365.2422 日，与恒星年相差一点，这就是岁差。二十四节气反映的是一个回归年内的阴阳气运变化，代表气候风寒暑湿燥的周年变化。我们可以根据太阳在黄道的位置计算节气，但必须考虑冬至点西移的影响。

月球是除太阳之外对人体影响最大的星体。月球运行轨迹称为白道，白道的空间位置在不断变化，变化周期约为 173 天。月球的周期运动非常复杂，大家最熟悉的是朔望月（平均 29.530588 天），当月球处于地球与太阳之间（地心黄经与太阳相同）时，看不到月亮，称为朔，即农历初一。当地球处于太阳与月球之间（地心黄经与太阳相差 180°）时看到满月，称为望。由于月球运动复杂，每两次朔之间的时间并不相等，最长与最短之间约差 13 小时。重要的月球周期还有相对于背景恒星的恒星月 27.321661 天、相对于春分点的分点月 27.321582 天、相对于近地点的近点月 27.554550 天、相对于黄白交点的交点月 27.212220 天。此外，由于太阳对月球的引力，黄白交点每年移动 19°21′，约 18.6 年完成一周。这一现象对地球的运动和潮汐有着重要影响。《内经》记录了很多朔望月对人体生命活动的影响，如《素问·八正神明论》云："月始生，则血气始精，卫气始行；月郭满，则血气实，肌肉坚；月郭空，则肌肉减，经络虚，卫气去，形独居。是以因天时而调血气也。是以天寒无刺，天温无疑。月生无泻，月满无补，月郭空无治。是谓得时而调之。"如何在五运六气理论框架内认识、理解与运用复杂的月亮周期对人体的影响，是一个值得关注的问题。

五星中木星是太阳系最大的行星，是其他七大行星质量总和的 2.5 倍，是地球的 317.89 倍，位于火星与土星之间，太阳系从内向外的第五颗行星。木星公转周期为 11.86 年，与 12 年接近，古代中国称其为岁星或太岁。

《中国大百科全书·天文卷》认为，干支纪年来源于岁星纪年。因岁星的公转周期是 11.86 年而不是 12 年整，经过约 85 年后，岁星就要超一次，后世所用的干支纪年已经与岁星无关。有学者提出，以年干支为起点的五运六气理论推算因此也失去了理论依据。其实，我们通过现代天文学方法进行精确验算，所谓观岁星而纪年是一种误解。《左传》和《国语》中所有的岁星纪年记录都不是真实的天象，而是出于星占目的从严格遵守 12 周期的纪年法中推衍出来神煞"天象"，这种方式在术数著作中很常见。理论上，由于岁星视运动的复杂性，先秦的所谓岁星纪年不可能作为一种纪年法而存在，不具备历书纪年功能，只存在于事后的星占场合。干支纪年并不起源于岁星纪年，也没有证据表明五运六气理论起源于星占术。

另外，太初元年三种不同干支问题也困扰着五运六气理论运用推广，通过细致研究发现，这个困扰是太初改历与换岁首引起的暂时混乱，并不影响干支纪年的连续性。

有学者在对照研究西汉的灾害性天气与五运六气理论的关系时发现，"西汉长达 197 年内发生的 65 次灾害性天气对照，取得高达 86% 的符合率"。但同时强调："《汉书·律历志》的纪年干支与现代通行的不同……只有用现代通行的干支纪年，可以获得最高的符合率。"为什么用正确的纪年干支对照才能获得最高的符合率？恰恰证明纪年干支与灾害性气象变化之间有着特定的关系，用错误的"《汉书·律历志》的纪年干支"进行的统计，正好起到了对照样本的作用。

土星是太阳系第二大行星，公转周期为 29.46 年，质量约为地球的 95.18 倍，中国古代称为镇星。太阳系形成之初，行星运动轨道相当不稳定。40 多亿年前，曾经出现一颗火星大小、叫做"忒伊亚"的行星撞击地球而形成月球的大事。随着木星与土星周期的稳定，太阳系才稳定下来。

五星中水星、金星、火星的许多特性与地球接近，称为类地行星。金星古称明星，又称太白，特别明亮。金星黎明时出现在东方，叫启明；黄昏时出现在西方，叫长庚。水星古称辰星，火星古称荧惑。五大行星与地球一样沿着以太阳为焦点的椭圆形轨道做变加速运动，从地球上看，或逝或往，或顺或逆，伏见无常，进退不同，忽明忽暗，难以直观把握其行踪，人们很容易把身边发生的异常现象与当时所见的某个行星行为联系起来，记录下来，留给后人遇到类似情况时参考，故古代的星占条文大多是关于五大行星的内容。显然这些经验很难通过有效统计的验证而成为有价值的知识。不容否认，作为地球的近邻，五大行星的引力摄动必然对地球乃至地球上的气候、生物有所影响，影响大小与形式则有待于进一步研究。古人以五行命名五星，当有这方面的因素。

七、圭表、日晷与漏刻

圭表测影是最古老、最简单的天文仪器，其基本原理就是立竿测影。圭是南北平放的标尺，表是直立的杆，表圭互相垂直。随着节气的推移，正午的影长会发生规律性变化，古人以此用来确定节气，也可以用来测时间、定方位。汉语中表率、表现等词即源于此，光阴（即日光的影长）一词亦源于此。近年尧都陶寺出土了 4000 多年前的圭表，佐证了《尚书·尧典》中的记录。

日晷又称日规、晷表，是我国古代利用日影测时刻的一种计时仪器。通常由铜制的指针和石制的圆盘组成。石制的圆盘称为晷，南高北低平行于天赤道，圆盘中心的晷针称为表，上指北天极，下指南天极。其工作原理是在晷面的正反两面刻画出 12 个大格，每个大格代表一个时辰，日晷的表影每个时辰移动一格，像钟表一样。

漏刻是中国古代常见的计时工具，最早出现在西周，相传为黄帝时代的发明。《漏刻经》云："漏刻之作，盖肇于轩辕之日，宣乎夏商之代。"《说文解字》云："漏以铜受水，刻节，昼夜百刻。"它实际是一个流量计，利用在重力作用下流体通过小孔向下溢出的流量均衡、稳定的原理，用壶中流体（水、水银或沙子）流出的量来表示所经过时间的长短。漏刻计时可以达到相当高的精度。《内经》中的水下某刻，使用的就是昼夜百刻的漏壶。中国历史博物馆的元代延祐三年成套漏壶即中国古代漏刻计时工具的代表。

八、历法、干支甲子与五运六气

与其他文明相比，中国古代特别重视历法，《尚书·尧典》云："乃命羲和，钦若昊天，历象日月星辰，敬授人时。"通过观察日月星辰的变化，结合其他自然物候现象制定历法，指导人们的日常生活。观天文而知历法，以历为法可知天下。"历"字甲骨文为 （甲五四四），本义为"经过"。下从止（趾），表示与脚、行走有关，上从双禾（或双木），以示意草木生长之象，或以双禾表示一升一降、一枯一荣之象，隐含一个年周期。《甲骨文编》"时"字形为 ，《金文篇》为 ，上从止、一，下从日，表示太阳视运动之节点。《说文解字》载："时，四时也，从日，寺声。"引申为四季变化。《说文解字》指出："廷也，有法度者也。"时为日之寺，日之署衙，彰显日之法度也。古有治历明时之说，"时"就是在一个涨落周期中的位相，处于上升阶段为春、下降阶段为秋、鼎盛阶段为夏、凋零阶段为冬。"明时"就是通过研究、运用"历"的思想，了解所处阶段的变化趋势，以得行动的先机。"法"就是样板、效仿对象，历法之字义就是"以历为法"。《尚书·舜典》云："协时月正日。""协"，《说文解字》云："众之同和也。"这里用作动词，"时"代表昼夜之阴阳变化，"月"代表寒暑之阴阳变化，是两个最浅显的周期结构样板。

历法分为阳历、阴历、阴阳合历三个系统。阳历又称太阳历，以地球绕太阳公转的周期为计算基础，将回归年天数机械地分配到 12 个月中，如儒略历、格里高利历。阴历即太阴历，是以朔望月为计算基础，根据朔望实际情况将 29 日或 30 日分配到 12 个月中，不考虑回归年问题，一些阿拉伯国家用的回历，就是这种太阴历。

阴阳合历综合考虑回归年与朔望月，以二十四节气标注太阳的周年变化，同时结合朔望月的变化。我国古代的各种历法和今天使用的农历，都是这种阴阳合历。

中国古代天文学史，从一定意义上来说，就是一部历法改革史。中国古代历法所包含的内容十分丰富，大致说来包括推算朔望、二十四节气，安置闰月及计算日月食和行星位置等。带有干支甲子和历注的传统历书称为黄历，大约沿用于黄帝造历之传说，沉淀着深厚的中国优秀传统文化底蕴。

干支甲子源远流长，传说公元前 2697 年，黄帝命史官大挠察天地之机，探究五行，始作甲子。甲骨文中存有完整的干支甲子表。

建立在阴阳五行基础上的干支甲子体系是独立于任何具体事物之外的纯数学结构，用于纪年、纪月、纪日、纪时，采用自相似性周期嵌套标注各个层次气运变化，是中国优秀传统文化的精华，以及研究、运用中国传统科技文化的重要工具，也是五运六气理论的重要基础。

第二节　五运六气与医学气象学

气象，是指某一地区大气中的气温、风力、干湿度、日照等物理因素，以及由此而引起的风雨、霜雪、雾露、冰雹、雷电、光象等各种物理状态和物理现象的统称。气象与人们的生产、生活密切相关。医学气象学作为生物气象学的分支，是研究气象因素对人体生命活动的影响，为诊断和防治疾病服务的一门交叉学科。

在主要以太阳周年视运动的天文背景下形成的五运六气理论，以四季节律的气候变化为主要研究内容，并在此基础上构建其相关的医学理论，蕴含着丰富的医学气象学思想。其内容之丰富、理论之系统、时间之持久，为世人所瞩目，是中医学理论中不可忽视的重要内容。

一、五运六气中的古气象学内容

五运六气通过对自然现象整体动态及全面系统的观察，主要研究大气环境中的云、雨、风、寒、暑、湿、燥、火等气象因素及其对自然界生物和人体的影响，其所涉及的古气象学内容主要有大气运动之气交、气交中的气象变化特征、季节气候划分、气候规律等。

（一）气交

"气交"是五运六气理论中所论及的重要古气象学概念，古人认为人类生存的空间充满着化生万物的大气，人类所赖以生存的地球是被大气包裹着的。《素问·五运行大论》云："帝曰：地之为下否乎？岐伯曰：地为人之下，太虚之中者也。帝曰：冯乎？岐伯曰：大气举之也。"大气分为阴阳两大类，"积阳为天，积阴为地""清阳为天，浊阴为地"（《素问·阴阳应象大论》）。天地阴阳二气升降不息，处于不断运动的状态，天气下降，地气上升，上下交会，产生"气交"。人类生活的空间处于气交之中，《素问·六微旨大论》指出："上下之位，气交之中，人之居也。"根据现代气象学的观点，包裹地球的大气称大气圈。大气圈的高度为 2000 ～ 3000km，分为对流层、平流层、中间层、暖层和散逸层五层。对流层是大气圈最低的一层，平均厚度为 12km。对流层厚度虽薄，却集中了 3/4 的大气质量和几乎全部的水汽，主要的大气现象都在这一层中发生，刮风、下雨、降雪等天气现象都是发生在对流层内，对流层最显著的特点是有以上升气流和下降气流为主的强烈的对流运动，是与人类生活关系最为密切的大气空间。气交的观点，颇同于现代气象学对大气圈对流层的认识。

　　五运六气理论认为气交具有两个重要特征，即大气的升降运动和温度的垂直分布。

　　其一，大气的升降运动。气交之中，大气处在升降不息的运动状态。《素问·六微旨大论》云："气之升降，天地之更用也……升已而降，降者谓天；降已而升，升者谓地。天气下降，气流于地；地气上升，气腾于天。故高下相召，升降相因，而变作矣。"大气的升降运动是空间因素与地面因素的相互作用和冷暖气流的升降交流运动。大气运动和"气交"是产生各种气象变化的原因，如：天气现象中最普遍的云雨的形成即因"地气上为云，天气下为雨；雨出地气，云出天气"（《素问·阴阳应象大论》）。故《素问·五运行大论》认为："燥以干之，暑以蒸之，风以动之，湿以润之，寒以坚之，火以温之。故风寒在下，燥热在上，湿气在中，火游行其间，寒暑六入，故令虚而生化也。"这些自然变化深刻影响着万物的生化和人类的生存。

　　现代气象学认为，大气直接接受太阳辐射的能力很弱，主要靠地面热量的向上传播而获得热量。下层空气因受到强烈增温的地表面的热辐射而有较剧烈的增温，密度变小而上升，此时别处的冷空气流随之补充，同样受到地面的热辐射而增温上升，但上升的热气流因绝热膨胀消耗了内能而冷却，到了一定高度之后便转为辐射下沉气流，形成气的升降，产生气的对流。大气中气的升降与对流，对于其中水汽的凝结、蒸发及与此有关的云、雨、雾等天气现象的形成有着极密切的影响。这就是"高下相召，升降相因而变作矣"的局地热力对流原理，是对大气中气的升降运动的科学解释。

　　其二，大气温度的垂直分布。气交中大气的温度随高度的增加而递减，这是气交的另一个特征。《素问·五常政大论》云："地有高下，气有温凉，高者气寒，下者气热。"《素问·六元正纪大论》又云："至高之地，冬气常在，至下之地，春气常在。"大气中的温度随地面位置的上升而下降。这一现象可以应用现代气象学的层结理论进行解释。大气中的温度随高度分布的现象称大气层结。对流层中由于太阳辐射首先加热地面，再由地面把热量传递给空气，因而靠近地面的空气受热多，远离地面的空气受热少，产生气温随高度递减的气温垂直分布现象。大气温度的层结一般是温度随高度而降低，但是有时也可以在某一层次发生温度随高度不变或增加的现象，出现逆温层。逆温层的存在必然压抑对流的发展，阻挡水汽、尘埃向上传送，容易产生雾、云等天气现象，对天气的影响很大。

　　现代气象学认为，对流层也有两个主要特征：其一，除个别情形外，气温随高度的增加而降低；其二，空气具有强烈的对流运动。现代气象学的基本观点与气交的两个特征相似，《内经》时代能够总结提炼出气交中的两个重要现象，实在是一个了不起的发现，反映医家极为高超的思辨能力。

（二）气象变化特征

气象变化的特征统称为"气候"，它是对某一地区长期气象变化规律的总结。运气学将以中华民族繁衍生息的黄河流域为中心的区域气候特征归纳为三个方面、六种类型。三个方面即气流（又称"气旋"）、温度和湿度，这是构成气象变化的基本要素；六种类型即风、热、火、湿、燥、寒，六者统称为"六气"。这是古人从我国的气候区划和气候特征方面研究出的"气交"规律。"风"是大气对流而产生的大气特征，由于"气交"无处不在，因而风四季皆有，但以春季及东部沿海地区多见。风是五运六气理论中所论及和使用最普遍的一种大气现象，在六步之气中，冬末春初的初之气，即大寒至春分为厥阴风木主令，气候特征为风；春分至小满为二之气少阴君火主令，气候特征为温热；小满至大暑为三之气少阳相火主令，气候特征为炎热；大暑至秋分为四之气太阴湿土主令，气候特征为湿；秋分至小雪为五之气阳明燥金主令，气候特征为燥；小雪至大寒为终之气太阳寒水主令，气候特征为寒。六气中的热、火、寒气候变化特征反映了大气温度的高低，而气温高低取决于日照时间和太阳光照角度，以及地势高低和风力大小；六气中的燥与湿是对气象中湿度的表达，湿是长夏季节（农历六月、七月）和中部地区的气候特征，燥是秋季和西部地区的气候特征。可见，五运六气理论中所说的风、热、火、湿、燥、寒六气是对气象变化特征最简洁的表述。

五运六气理论中还有对雾露、霜雪、云雨等气象变化的认识，如《素问·六元正纪大论》云："阳明所至为收为雾露。"《素问·气交变大论》云："雨冰雪，霜不时降。"《素问·阴阳应象大论》云："地气上为云，天气下为雨。"

（三）季节气候的划分

各地区的气象变化都有相对固定的周期节律，称为季节，季节反映了气象变化的规律。古气象学对季节气候的划分有四时、五季、六节、二十四节气和七十二候等，五运六气理论在这些方面都有运用。

四时，指春夏秋冬四季，主要反映气温的年周期变化。在太阳的周年视运动周期中，太阳直射点在以赤道为轴心的南北回归线内来回摆动，是我国以黄河流域为中心的地区有明显四季气象特征的天文背景。四时主要反映气温的变化：春温、夏热、秋凉、冬寒。五运六气理论在四季气候变化规律的气象背景下，独具特色地构建了与气象变化密切相关的病因、病机、诊断、治疗，以及养生的医学气象学理论。

五季，又称五运，是按照气候的特征将一年划分为五个阶段的季节方案。每运各73.05日，每年约从大寒日起交运。五季是一种以温度特征为主，又兼有湿度等气象因素的季节划分，更能反映一年的气候变化规律。

六节，又称六季或六气，也是按照气候特征将一年划分为六个阶段的季节方案。按五行相生次序，分为六步，每步约主60.875日，包括四个节气。每节的气候特征分别为风、热、火、湿、燥、寒，故又称为"六气"；风、热、火、湿、燥、寒六气是对全年春夏秋冬四季气候规律的划分和概括，客观地反映了气象的复杂性和多样性。

二十四节气，是根据太阳的周年视运动，将一周年365天分成二十四份，用来表示季节的交替和气候变化的季节方案，节气的名称据该时段特有的气象和物象而确定。二十四节气反映季节变化，表示气温高低、降水情况，显示物候规律，内容非常丰富。其中，立春、春分、立夏、夏至、立秋、秋分、立冬、冬至八个节气反映寒来暑往的季节变化；小暑、大暑、处暑、小寒、大寒象征气温的变化；雨水、谷雨、白露、寒露、霜降、小雪、大雪表明降雨、降雪的时间和强度；惊蛰、清明、小满、芒种反映气温升高后农作物的成熟和收种情况。五运六气理论的六步主气就是以此为据，把一年分为六步，每步主四个节气，说明一年中各季节的气候变化规律、物候及病候特点。

七十二候，"候"指气候，是气候变化最小的区划单位，每候有一个相应的物候现象，叫做"候应"。我国气象的短期变化约五日，即五日为一个气候小周期，故《素问·六节藏象论》云："五日谓之候，三候谓之气，六气谓之时，四时谓之岁。"全年共计七十二候。"候"是气象变化最直观的客观依据，也是五运六气理论的时令季节标志，《素问·六元正纪大论》《素问·五常政大论》等五运六气专篇对一年五运和六气的正常气候物候和异常气候物候均有详细论述。

（四）气象节律

"气交"产生了各种气象变化，"气象"变化复杂多样，并随着天地阴阳运动规律有相应的变化节律，如年节律、月节律、日节律、超年节律等，这些节律在五运六气理论中得到了充分体现。

日气象节律是以一昼夜为周期的气象节律，又称为昼夜节律，其阴阳"气交"消长的变化类似于一年四季，"朝则为春，日中为夏，日入为秋，夜半为冬"（《灵枢·顺气一日分为四时》）。月气象节律是依据月相变化来解释人体气血盛衰、对疾病的反应性及对治疗的敏感性和耐受性。年气象节律是伴随太阳的视运动周期而产生的气象周期，是气象变化最明显、最稳定的节律，是五运六气理论所运用的基本气象周期，如年四季、五运、六气、二十四气、七十二候等节律。日、月、年节律均是固定的、常规的阴阳消长气交变化与气象节律。超年气象节律是五运六气理论依据五运和六气的推移提出的五年、六年、三十年、六十年气象节律，即《素问·天元纪大论》所言的"天以六为节，地以五为制。周天气者，六期为一备；终地纪者，五岁为一周……五六相合而七百二十气，为一纪，凡三十岁；千四百四十气，凡六十岁，而为一周，不及太过，斯皆见矣"。超年气象节律是日、月与地球运转规律之外因素形成的气象节律，是一种非固定的、特殊的阴阳消长气交气象节律。日、月、年、超年气象节律所表现出的气候、物候及病候是五运六气理论研究的主要内容。

二、五运六气中的气象医学思想

气象是影响人类健康最重要的环境因素，五运六气理论基于天人相应的整体观思想，运用了大量的古气象学内容，通过观察和实践融汇于医学理论之中，形成了独特的中医气象学。因此，五运六气理论实际上是运用古代气象学理论研究疾病的发生发展变化及其防治规律的理论，并通过"气候－物候－病候"的关系予以表述。

（一）人体生命活动与气象变化相通应

中医学认为，人生活在自然环境之中，自然界有春夏秋冬四时交替和风热燥湿寒等气候变化，人体五脏与四时气候变化相通应。《内经》指出"在天为风""在脏为肝"；"在天为热""在脏为心"；"在天为湿""在脏为脾"；"在天为燥""在脏为肺"；"在天为寒""在脏为肾"（《素问·阴阳应象大论》）。"心者"，"通于夏气"；"肺者"，"通于秋气"；"肾者"，"通于冬气"；"肝者"，"通于春气"；"脾胃者"，"通于土气"（《素问·六节藏象论》）。因此，五脏之气必然受到自然环境，尤其是四时气候的影响，五脏的功能活动必须与四季气候的活动规律相适应。这种五脏外应五时的观点还认为除了脏腑功能活动，经络之气的运行分布也受四时气候变化的影响，产生相应的盛衰消长及沉浮升降运动，经络气血"春气在经脉，夏气在孙络，长夏气在肌肉，秋气在皮肤，冬气在骨髓中"（《素问·四时刺逆从论》）。《内经》还进一步将十二经脉之气的消长变化与一年十二个月相联系，用以阐述经络之气与四时气候寒热变化相应（《灵枢·阴阳系日月》）。人体的正常脉象也随四时气候的变化而出现相应的变化，正如《素问·脉要精微论》所云："四变之动，脉与之上下，以春应中规，夏应中矩，秋应中衡，冬应中权。"《素问·八正神明论》《灵枢·五癃津液别》等篇均明确地解释了人体气血津液在不同季节气候条件下，其分布、运行及代谢状况有明显的差异，呈现规律性。

（二）六气异常致病

五运六气理论认为，气象异常变化是导致人体疾病发生的重要因素。《素问·五运行大论》云："五气更立，各有所先，非其位则邪，当其位则正。"《素问·六微旨大论》亦云："其有至而至，有至而不至，有至而太过……至而至者和；至而不至，来气不及也；未至而至，来气有余也。"前者讲五方之气交替，先期而至的气候若与时令不符为邪气，与时令符合为四时正气；后者讲六气有应时而至的，有时至而气不至的，有先时而至的，应时而至的是和平之气，时至而气不至的是气不及，时未至而气先至的是气有余。总之，非时之气都是异常的气候。风、热、火、湿、燥、寒六种气象因素在正常情况下能够资生、长养万物，称为六气。六气太过、不及或非时而至，均影响人体的生命活动和对自然的适应调节能力，成为致病因素，则为六淫，即所谓"气相得则和""不相得则病"（《素问·五运行大论》）。

五运六气理论认为，六淫致病是五运六气病因理论的核心，指出"夫百病之生也，皆生于风寒暑湿燥火，以之化之变也"（《素问·至真要大论》）。不同的异常气候，具有不同的致病特点，即所谓"寒热燥湿，不同其化也"（《素问·五常政大论》）。

五运六气理论将引发气候异常的原因分为六气的"未至而至""至而不至"和五运的"太过""不及"，并运用五运六气历法推算预测各年的气候变化特点和发病规律，总结其一般规律为"气有余，则制己所胜而侮所不胜；其不及，则己所不胜侮而乘之，己所胜轻而侮之"（《素问·五运行大论》）。关于六淫致病的病位，《素问·至真要大论》指出"岁主脏害"，提出"以所临脏位，命其病"，根据六淫对相应脏腑的影响，对其定位定性，即所谓"各以气命其脏"（《素问·六节藏象论》）。五运六气理论认为六淫致病，在一定条件下其病证性质可循六淫所胜的方向转化。如《素问·六元正纪大论》说："太阴雨化，施于太阳；太阳寒化，施于少阴；少阴热化，施于阳明；阳明燥化，施于厥阴；厥阴风化，施于太阴。各命其所在以征之也。"六气循五行相胜规律，风向湿、湿向寒、寒向热、热向燥、燥向风方向转化，而病证性质亦随之改变。由于六淫有"各归不胜而为化"的特点，其相应脏腑器官的病变亦可发生相应传化，以此可掌握疾病的传变方向。因此，强调在审察疾病的变化时，要充分考虑六气盛衰胜复郁发之变，不要违背六气主时规律，即"审察病机，无失气宜"（《素问·至真要大论》）。

（三）必先岁气的治疗观

五运六气理论根据四时气象特点，提出"必先岁气，无伐天和"（《素问·五常政大论》）的法时而治思想。

一是因时制宜。气候特点对人体生命活动有重要影响，而使用药物时一定要遵循因时用药原则，避免药物性质与气候性质相同。《素问·六元正纪大论》提出："用温远温，用热远热，用凉远凉，用寒远寒，食宜同法。"即冬季阴盛阳弱，病易寒化伤阳，治疗当慎用寒药，以免更伤其阳；夏季阳盛阴弱，病易化热伤阴，治疗当慎用热药，以免助邪热燔灼之势。否则必然会加重病情，产生严重后果。

二是因地制宜。气候特点与地势密切相关，使用药物时宜尽量考虑地域气候特点对治疗的影响。《素问·五常政大论》云："东南方，阳也，阳者其精降于下，故右热而左温。西北方，阴也，阴者其精奉于上，故左寒而右凉。"东南方气候温热，西北方气候寒凉，居民若外出旅行或迁徙，就有"适寒凉者胀，之温热者疮"的差别，治疗时"西北之气散而寒之，东南之气收而温之"，方有疗效。

三是六淫所胜用药原则。四时气候有寒暑燥湿之别，药物性能也有寒热温凉之殊，因此治疗必须遵循人体气血顺应四时气候而变化的规律遣方用药。这是根据五运六气理论运用气象学相关知识制定临床用药方案的基本依据。就年度气候特点指导用药而言，如在"太阳司天"之年寒气相对偏盛，全年气温偏低，所用药物宜以"苦以燥之温之"；若在"阳明司天"之年，全年雨水偏少，气候相对干燥，所用药物宜咸、宜苦、宜辛，治法宜"汗之、清之、散之"(《素问·六元正纪大论》)等。如果进行审因论治，一定要结合偏盛邪气的性质选用药物，即可依据《素问·至真要大论》中的组方原则用药，即："风淫所胜，平以辛凉，佐以苦甘，以甘缓之，以酸泻之。热淫所胜，平以咸寒，佐以苦甘，以酸收之。湿淫所胜，平以苦热，佐以酸辛，以苦燥之，以淡泄之。湿上甚而热，治以苦温，佐以甘辛，以汗为故而止。火淫所胜，平以酸冷，佐以苦甘，以酸收之，以苦发之，以酸复之，热淫同。燥淫所胜，平以苦湿，佐以酸辛，以苦下之。寒淫所胜，平以辛热，佐以甘苦，以咸泻之。"这种根据六淫所胜总结的五味用药规律，至今仍有效地指导着临床实践。

四是强调"司岁备物"。由于气候变化与地上万物的化生相应，每年的气象特点不同，药材质量亦有差异，所以采备药物也要根据各年五运六气的不同情况，做到"司岁备物"(《素问·至真要大论》)。如厥阴司岁则备酸物，少阴、少阳司岁则备苦物等，这样，药物制备得天地精专之化，气全力厚，质量优良，疗效确切。非司岁物，则气散而不专，"故质同而异等也，气味有薄厚，性用有躁静，治保有多少，力化有浅深"(《素问·至真要大论》)。"司岁备物"的采备药物理念，奠定了道地药材的理论基础。

（四）顺应时气养生防病

"人以天地之气生，四时之法成"(《素问·宝命全形论》)，生命过程是按自然规律发展变化的过程。自然界的各种变化都会直接或间接地影响人体。因此，人必须掌握和了解自然环境的特点，使人体生命活动顺应自然界的运动变化，即"与天地如一"(《素问·脉要精微论》)，以保持"生气不竭"(《素问·四气调神大论》)，身心健康。因此，中医学创造性地提出了"治未病"的著名观点，这种思想，在五运六气理论中得到了充分体现。

在临床实践中，若能运用五运六气理论对各年份气运进行分析，可以预先测知每一年气候变化的大体趋势，据各年气候和疾病的大致情况则可及时采取各种措施进行预防。中医学的养生方法，旨在强调顺应自然界阴阳的消长规律以养生，即要掌握自然界的变化规律，适应性地调节生活起居、形体劳逸、饮食、情志等，做到地宜时顺，若"治（养生）不法天之纪，不用地之理，则灾害至矣"(《素问·阴阳应象大论》)，故以"法于阴阳"为养生原则。

综上所述，五运六气理论在四时气候变化规律的气象背景下，全面地构建了与气象因素密切相关的系统医学理论，形成了独具特色的中医气象学。其思想突出地表现在：其一，人体脏腑经络气血的活动与气象变化密切相关，形成了与四时气候相适应的变化规律；其二，疾病的发生、发展和变化受气候变化的影响；其三，疾病防治着重强调"因时制宜"的基本原则。这些理论观点一直有效地指导着中医临床，也是五运六气理论的突出特色。

五运六气理论充分认识到季节变化、昼夜更迭及气候的常变和地域气候的差异等与人体病因、病机、诊断、治疗和养生有密切关系，认识到生命的节律和周期现象与气候变化有密切联系，初步建立起内容丰富的气象医学框架，并对中医学理论的形成产生了巨大影响，也是对人类的伟大贡献。

第三节　五运六气与医学地理学

《内经》五运六气理论包含着丰富的医学地理学思想及内容。医学地理学是研究人体生命活动及治疗与地理环境关系的一门交叉科学。人与自然息息相关，天与地共同作用形成人体生存的自然环境，人体受地理环境直接或间接的影响，可以表现出各种生理、病理变化，因此，医者诊察疾病要"上知天文，下知地理，中知人事"（《素问·气交变大论》），强调医学不仅要研究社会因素与人体健康的关系，而且还要研究天文地理等自然因素与人体健康的密切关系。

一、地理环境与气候

古代医家在长期医疗实践过程中认识到，不同的地理环境，可以导致气候、土壤、水质及生物种类的差异。五运六气理论比较详细地阐述了地理环境与气候及人体生命的密切关系。

（一）五方地域与气候

东南西北中五方地域不同，气候及自然环境均有所不同。《素问·五运行大论》《素问·阴阳应象大论》在"天人相应"整体观指导下，用五行学说把六气、五行及五方统一起来，论述了五方五位不同地理环境情况下的不同气候及其特点，即"东方生风""南方生热""中央生湿""西方生燥""北方生寒"，并指出不同气候特征出现不同的自然征象，即"燥以干之，暑以蒸之，风以动之，湿以润之，寒以坚之，火以温之……燥胜则地干，暑胜则地热，风胜则地动，湿胜则地泥，寒胜则地裂，火胜则地固矣"（《素问·五运行大论》）。

《素问·异法方宜论》强调气候与五方地理环境有关，篇中论述了五方地域不同，水土性质及气候类型等有所差异。"东方之域，天地之所始生也，鱼盐之地，海滨傍水"；"南方者，天地所长养，阳之所盛处也，其地下，水土弱，雾露之所聚也"；"中央者，其地平以湿，天地所以生万物也众"；"西方者，金玉之域，沙石之处，天地之所收引也，其民陵居而多风，水土刚强"；"北方者，天地所闭藏之域也，其地高陵居，风寒冰冽"。人的体质和病候与所处地域气候相关。

（二）地势高低与气候

五运六气理论认为，地势高低不同，气候也各异。地势的高下南北之不同，有气候的寒热温凉之差异，这主要是"阴阳之气，高下之理，太少之异也"（《素问·五常政大论》）的缘故。《素问·五常政大论》记载"东南方，阳也，阳者其精降于下，故右热而左温。西北方，阴也，阴者其精奉于上，故左寒而右凉。是以地有高下，气有温凉，高者气寒，下者气热"。是以九宫图所示东南方地势偏低，阳气相对有余，阴气相对不足，其右为南方而左为东方，故气候左偏于温而右偏于热；西北方地势较高，阳气相对不足，阴气相对偏胜，其左为北方而右为西方，故气候左偏于寒而右偏于凉。这种地势高低与气候温凉之间相关联的观点是古人对地域与自然气候变化关系实际观察的经验总结。《素问·六元正纪大论》再一次对这一规律进行了重申和肯定，指出："至高之地，冬气常在，至下之地，春气常在。"王冰注曰："高山之巅，盛夏冰雪，污下川泽，严冬草生，长在之义足明矣。"

由此可见，五运六气理论运用阴阳五行理论，较科学地阐释了由于地区方域不同、地势高下之异，形成了不同的水土性质、气候类型的自然现象。无论是五方大范围的气候差异，还是一州之地小范围的气候差异，均系地势高下所致，都与阴阳之气的多少相关；自然界所有生物的化生都同时受到天时及地理环境的影响，均是天地阴阳之气相互作用的结果。这一观点提示了研究人体的生命活动需要注意考虑实际地域与气候的差异，如西北地高多寒燥，东南地低多湿热，"适寒凉者胀，之温热者疮"（《素问·五常政大论》）。防治疾病也应考虑实际地域与气候的差异，如"西北之气散而寒之，东南之气收而温之"（《素问·五常政大论》）。

《内经》关于地理与气候的论述，基本符合我国东南纬度低、气候温暖多湿，西北纬度高、气候寒凉多燥的特点。这些认识与现代地理、气候区划思想极为相似。中华民族先贤通过天文观察和地理勘探，认识到不同地理环境及气候与疾病之间有着内在联系。现今时代，地势地质土壤、水质水温、气象要素等与人类健康的关系已成为医学地理学研究的重要课题。因此，五运六气理论强调大生态环境平衡的观点对于如今防治疾病仍具有重要的现实意义。

二、地理环境与人体

《素问》运气七篇大论等篇章中的医学地理学知识，不仅记载了地理环境与气候的关系，也论述了地理环境对人体健康及疾病的影响，其医学地理学思想对中医临床实践有着重要的指导作用。

（一）地理环境与体质

不同的地理环境条件下，人体体质有显著差异。一般来说，北方人喜食麦面，南方人喜食大米；北方人怕热，南方人怕冷；北方人身材相对高大，南方人身材相对矮小。由于南北之人的体质差异，一旦南北易居，常常不能适应新的环境，与久居当地的人们相比，不仅会出现怕寒或怕热的现象，而且还会引起某些水土不服的病证。

人们的生活习惯、体质差异与地理环境密切相关。《素问·异法方宜论》记载东方之人"食鱼而嗜咸"，"皆黑色疏理"；南方之人"嗜酸而食胕"，"皆致理而赤色"；中央之人"食杂而不劳"；西方之人"华食而脂肥"，"不衣而褐荐"；北方之人"乐野处而乳食"，多"脏寒"，均说明五方之人生活习惯及体质特点的形成直接受到地理环境、气候等因素的影响。《内经》关于地理气候条件与人体体质关系的论述，对我国人群体质状况地域性差异所做的评估，体现了"因地异质"的学术思想，是中医学"因人制宜""因地制宜""因时制宜"及"同病异治"治则的理论依据。

后世学者在此基础上进一步认识到地理环境与人的智慧德行也有密切关系。如元代虞裕指出："太平之人仁，东方也；丹穴之人智，南方也；太蒙之人信，西方也；崆峒之人武，北方也。此四方地气形之不同也。"这种东方人多仁、南方人多智、西方人多信、北方人多武的记载，既是前人实际观察的结果，又是对《内经》"因地异质"思想的丰富和发展，还是深受五行思维影响的具体表现。

地理环境与寿命关系密切。五运六气理论还论及了地理环境与寿命的密切关系。《素问·五常政大论》明确指出地域不同，寿夭有别，即使同一区域，地势的高低也是影响寿命的因素之一。如"东南方，阳也，阳者其精降于下……西北方，阴也，阴者其精奉于上……阴精所奉其人寿，阳精所降其人夭"。又云："一州之气，生化寿夭不同，其故何也？岐伯曰：高下之理，地势使然也……高者其气寿，下者其气夭，地之小大异也，小者小异，大者大异。"可见，无论区域范围大小，人群寿命都依地势高低、气候寒温而存在着一定差异。产生这种差异现象的原因，在于"高者气寒""下者气热"，地势高者节气迟至，地势低者节气早到；地理环境不同，物候变化有迟早之异，人之寿命也随之有所差别。《素问·五常政大论》认为，东南地区天气温热，长寿者少；西北地区天气寒凉，长寿者众。因而，中医学养生思想首先强调顺应自然、积精敛阳。《内经》这一观点与客观实际大致相同，据现代有关研究报道，长寿老人以高寒地区相对多见。

（二）地理环境与发病

地方性疾病的发生与地势地质、生活的地理环境及其形成的体质类型等因素有较为密切的关系。《吕氏春秋》记载了不同地区的水质差异，并指出："轻水所，多秃与瘿人；重水所，多尰与躄人；甘水所，多好与美人；辛水所，多疽与痤人；苦水所，多尪与伛人。"人的体质及疾病的发生与该地域饮水中所含矿物质的种类及其含量有关。

《内经》对地理环境与人体发病关系的论述，主要涉及地方性常见疾病的发病特点及发病规律。《素问·五常政大论》根据我国东南地势低下、气候温热，西北地势高峻、气候寒凉的特点，提出"温热者疮""寒凉者胀"的地域多发病的观点。《素问·异法方宜论》则强调地域环境不同，易发生某些地区性疾病。如东方之人易患痈疡、南方之人易病挛痹、中央之人易病痿厥寒热、西方之人其病生于内、北方之人脏寒生满病等。

特异的地质环境不仅会引起地域性常见病、多发病，还会导致地域性疫病的发生与流行。《素问·刺法论》提出"天地迭移，三年化疫"，主要是由于"气交失易位，气交乃变，变易非常，即四时失序，万化不安，变民病也"，强调在气交失易位的情况下，气候反常、四时失序是疫疬发生的主要原因，但亦不排除地质环境不良而蕴生毒气、瘴气的重要作用。如《淮南子·地形训》有"障气多喑，风气多聋，林气多癃，木气多伛，岸下气多肿"的记载。

后世医家受到《内经》整体观思想的启示，对地理环境与发病有进一步认识。清代医家吴有性在《温疫论》中认识到："西北高厚之地，风高气燥，湿证希有；南方卑湿之地，更遇久雨淋漓，时有感湿者。"俞弁在《续医说》中指出："西北之地，山广土厚，其俗所食黍麦粱肉，故其禀差壮，而多风痹之疾；东南之地，土薄水深，其俗所食粳稻鱼虾，故其禀受差弱，而多脾胃之病。"现代流行病学研究资料也表明，许多疾病与地理环境有关，如有与病区微量元素缺乏有关者、有与病区营养物质缺乏有关者等，这方面的研究已经被西医学所重视。

（三）地理环境与治疗

《内经》根据不同地理环境的常见疾病情况，确立了相应预防和治疗措施。《素问·五常政大论》认为，"治病者，必明天道地理，阴阳更胜"，只有遵循包括地理环境在内的自然规律，灵活变通地治疗疾病，才能取得如桴应鼓、如影随形的疗效。

五运六气理论重视"因地制宜"的医学思想，并据此提出了用药原则。正如《素问·五常政大论》云："西北之气散而寒之，东南之气收而温之，所谓同病异治也。"《素问·异法方宜论》则谓："一病而治各不同，皆愈。"文中从不同角度强调合理运用"因地制宜"治则的重要性。

《素问·异法方宜论》记载的来自东方的砭石、南方的九针、中央的导引按跷、西方的药物、北方的灸焫等，则是我国古代劳动人民在同疾病做斗争的过程中，根据各地人们的体质及其地域性多发病的特点，创造的适用于各种不同病证的具体治疗手段和医疗方法。

《素问·五常政大论》结合东南西北的地域气候特点，发现西北之地"气寒气凉"，人们多因寒邪外束而热郁于内，容易出现表寒里热证，在治疗原则上宜"散而寒之"，具体治疗方法是用寒凉药物治其里热、用热水浸洗以散表寒，即"治以寒凉，行水渍之"。东南之地"气温气热"，人们多因阳气外泄而内生虚寒，治疗原则上宜"收而温之"，以防阳气外脱，具体治疗方法是用温热药物以治其里寒、固其表虚，即"治以温热，强其内守"。又根据"高者气寒""适寒凉者胀"的情况，总结推导出"下之则胀已"；根据"下者气热""之温热者疮"的情况，归纳推导出"汗之则疮已"的具体治疗方法。这些治疗及用药方法都是"因地制宜"治则的具体体现，对后世医家临床诊治疾病具有重要的指导作用。如徐大椿《医学源流论·五方异治论》指出："人禀天地之气以生，故其气体随地不同。西北之人，气深而厚，凡受风寒，难于透出，宜用疏通重剂；东南之人，气浮而薄，凡遇风寒，易于疏泄，宜用疏通轻剂。又西北地寒，当用温热之药，然或有邪蕴于中，而内反甚热，则用辛寒为宜；东南地温，当用清凉之品，然或有气随邪散，则易于亡阳，又当用辛温为宜。至交广之地，则汗出无度，亡阳尤易，附桂为常用之品。若中州之卑湿，山陕之高燥，皆当随地制宜。"其实质就是强调了应根据地理环境的不同确立合理的治疗方法。

此外，临床治疗用药时，还应考虑地理气候环境对中药药效的影响。中药大多来源于天然的植物和动物，受不同地区土壤、气候、日照、雨量等因素的影响，其生态及内含的物质成分会出现明显差异，药理作用也可因产地不同而出现差异。《素问·至真要大论》提出"司岁备物"的观点，认为采备主岁所化所生之药物，则因得天地精专之化而气全力厚。采备适宜种植之地域环境生长的道地药材，也可得到气全力厚之效用，用之于临床则能产生药同而功效异等的效果。

总之，《内经》五运六气理论从气候、体质、寿命、发病及疾病的防治等多方面系统地阐述了地理环境对人体健康的影响，体现了中医学"天人相应"的整体观念，对于中医临床诊治疾病有重要的指导意义。

第四节　五运六气与医学物候学

《内经》在天人相应整体恒动观思想指导下，较系统地描述了时令气候与物候、病候的相关性及其变化规律，认为物候变化与气候变化密切相关，人体的生命活动规律及其变化与物候变化同步，同受气候变化的影响，人体脏腑功能与物候现象之间有着较为一致的生物学特性。

一、五运六气与物候学规律

物候学是研究自然界植物和动物的季节性现象与环境的周期性变化之间相互关系的科学。其主要通过观测和记录一年中植物的生长荣枯、动物的迁徙繁殖和环境的变化等，比较其时空分布的差异，探索动植物发育和活动过程的周期性规律及其对周围环境条件的依赖关系，进而分析气候的变化规律及其对动植物的影响。它是介于生物学和气象学之间的交叉学科，研究对象包括各种植物的发芽、展叶、开花、叶变色、落叶等；候鸟、昆虫及其他动物的迁移、始鸣、终鸣、始见、绝见等；也包括周期性发生的自然现象，如初雪、终雪、初霜、终霜、融冰及河湖的封冻、融化、流凌等。物候现象不仅反映自然季节的变化，而且能表现出生态系统对全球环境变化的响应和适应，因而被视为大自然的"语言"和全球环境变化的诊断"指纹"。物候学的两个主要规律是物候现象一年一度的循环，以及物候以气候为核心有规律的变化。中国最早的物候记载，见于公元前1000年以前的《诗经·豳风·七月》，以及其后的《夏小正》《吕氏春秋·十二纪》《淮南子·时则训》《逸周书·时训解》和《礼记·月令》等。

物候学的主要规律在《内经》中，尤其在五运六气理论中得到了比较完整的体现。首先，《内经》认为物候现象有年度循环的规律。《素问·六节藏象论》指出："终期之日，周而复始，时立气布，如环无端，候亦同法。"候，即指物候。即物候变化受气候年度变化的影响，具有年度循环的规律，并指出计算年度循环的方法，即《素问·六节藏象论》所云："立端于始，表正于中，推余于终，而天度毕矣。"《素问·六微旨大论》亦云"移光定位，正立而待之"，指出要使用圭表来进行精确计算年度循环，进而指出年度循环是可以用四时、二十四气和七十二候来表述的，并认为一年当中由于阴阳盛衰的变化，使自然界产生四时、二十四气和七十二候的物候现象，因此这种物候观察是以年为单位周而复始的。

其次，自然环境变化有一定的规律存在，但是实际的物候现象并不一定准时出现。由于物候是以气候为转移的，并不完全随着时日而改变，因此，应该根据实际气候变化观测物候变化，指出"天地阴阳者，不以数推以象之谓也"（《素问·五运行大论》）。《素问·至真要大论》中也概括性地指出："胜复之动，时有常乎？气有必乎？岐伯曰：时有常位，而气无必也。"即节气是固定的，物候却是可以波动的。

最后，五运六气理论认为物候存在地区差异，我国幅员辽阔，地势高低、物候有异，地域南北东西、物候有别，并运用阴阳之气盛衰的理论加以论述。如《素问·五常政大论》指出，"天不足西北，左寒而右凉，地不满东南，右热而左温""是以地有高下，气有温凉，高者气寒，下者气热"。《素问·六元正纪大论》云，"春气西行，夏气北行，秋气东行，冬气南行"，以及"至高之地，冬气常在，至下之地，春气常存"等，均指出了地势高低之异、地域南北东西之别。阴阳之气的多少盛衰，直接关系到物候的变化，《素问·六节藏象论》指出："天地之运，阴阳之化，其于万物，孰少孰多。"春夏之季，生物生荣蕃秀，是由于"阴气少，阳气多"，阳气盛而阴气衰；秋冬之季，生物凋落枯槁，是由于"阳气少，阴气多"，阴气盛而阳气衰。可见四时的更迭及其与之相应的物候变化，都是天地阴阳之气运动变化的结果。

二、气候、物候、病候的整体恒动观

五运六气理论在论述各年度气运物候变化时，始终以整体恒动观为指导思想，认为物候变化以气候变化为前提，气候变化以天地阴阳之气的相互盛衰为基础。即天地、四时、六气、天人、万物是一个完整的统一体，并且这个整体处在不断运动变化之中，它们之间相互影响、相互作用、密切关联，不同年份，其运、气、物候、病候均不同。

首先，《内经》反复强调了气候与物候、病候的相关性，在《素问·气交变大论》《素问·五常政大论》《素问·六元正纪大论》等篇章中均有反映。如《素问·五常政大论》指出：木运正常的"敷和之纪"，气化宣发协调，植物"其化生荣"，气候"温和"，病候"其病里急支满"，类似的诸多认识突出了气候、物候、病候一体观，从时间和空间的统一整体上考察和研究三者所遵循的同一自然规律。即天地阴阳盛衰使气候发生春夏秋冬、寒热温凉的四时变化，四时气候变化则又使物候随之发生变化，如植物的生长枯荣、动物的生息往来等。人亦是自然界生物之一，其变化同样对人体健康和疾病都有相应的影响。

其次，《内经》进一步强调了气运有太过不及、胜复郁发等变化，气候、物候、病候也会随之发生相应变化。《素问·气交变大论》《素问·六元正纪大论》详细论述了各太过不及之年六气司天在泉的气候物候变化，以及人体因气候、物候异常变化所致的病变。如《素问·气交变大论》云"岁土不及，风乃大行"，导致土气不能正常发挥，出现"草木茂荣"，但是"秀而不实"，容易生"飧泄霍乱，体重腹痛，筋骨繇复，肌肉瞤酸，善怒"。因"岁土不及"，水气反侮，冬令闭藏之气早到，出现"蛰虫早附"，而生病多为"寒中"。岁木不及之年，由于"风乃大行"，木气偏胜，所以到了一定时候金气来复，由于金主肃杀，所以草木会出现"名木苍凋"的现象，疾病症状表现为"胸胁暴痛，下引少腹，善太息"。若遇厥阴风木司天之年，则风气更甚。风温同属一类，这一年气候偏温偏热，因而出现"流水不冰""蛰虫来见"的现象。以上认识均体现了《内经》的整体恒动观思想。

三、日地月五星与物候现象

（一）日地月与物候现象

气候、物候现象与日地月位置关系最为密切。《素问·天元纪大论》引用《太始天元册》文曰："九星悬朗，七曜周旋，曰阴曰阳，曰柔曰刚，幽显既位，寒暑弛张，生生化化，品物咸章。"意思是由于天空有日月星辰的运行，所以才有了昼夜更替，也就有了阴阳柔刚。有了昼夜、阴阳，在大地上才有了寒暑冷热。因为有寒暑的变化，所以才有不同季节；因为有了不同季节，所以才有大地上各种物质的正常生长和变化。自然气候之所以有盛有衰，是天体中日月星辰运动的结果。现代天文学认为，四季的形成是由地球公转的倾斜角决定的，而潮汐及大气的环流都与月亮与地球的相对位置密切相关。这些日地月相对位置的关系表现出相对固定的周期，从而形成了由日地月运转而产生的日节律、月节律、年节律，以及由此产生的相对固定的大气环流和洋流运动节律，这些节律反映了常规的、相对恒定的阴阳消长节律。古人建立了候、气、时、岁的概念，如《素问·六节藏象论》有"五日谓之候，三候谓之气，六气谓之时，四时谓之岁"的论述，将"候"作为最基本的观察气候、物候的单位（这一概念至今仍为气象工作者沿用）。古人针对日地月位置关系制定出了相应的观测方法，如观察日地关系，设计了专门的仪器圭表，以正午阳光的投影位置测定节气及日期的方法，这一方法也为《内经》所记载。如《素问·八正神明论》云："因天之序，盛虚之时，移光定位，正立而待之。"

（二）五星变化与物候现象

五星，指木、火、土、金、水五大行星。五星应五运是五运六气理论中的重要问题之一。《内经》认为，气候、物候变化的原因除受五运六气、地势高低、地域东西南北等因素影响外，还与五星变化关系密切。《素问·气交变大论》中记载了古人通过长期观测发现的五星运行的规律及其对地面的影响，说明了五运六气理论中五星运行规律有其古代天文学基础。

《素问·气交变大论》论述五运太过不及年份的气候变化和物候表现时，特别注明各年份木火土金水五星亮度及色泽变化，并专门论述了五星运动的特点，即"徐""疾""顺""留""守"，指明了五星复杂的运行轨迹。近年来，有关学者从天文学角度研究《内经》，认为其中的一些记载是古代天文史料的一部分。《内经》时期已经认识到行星的视运动有"徐""疾""顺""留""守"的运动变化规律，并有"以道留久，逆守而小""以道而去，去而速来，曲而过之"，以及"久留而环，或离或附"三种运行轨迹。这些古天文学知识在

《汉书·天文志》《隋书·天文志》上均有类似记载。现代天文学认为，行星的这些复杂视运动，以及"高而远则小，下而近则大""大则喜怒迩小则祸福远"，是由行星、地球在围绕太阳运行时各自运动速度不同及相对位置发生变化造成的。行星运行的速度快慢、相对位置的变化，以及其运行与地球距离的远近都会影响对地球引力的大小，从而可能使地球气候发生不同程度的异常变化，进而使自然物候发生相应变化。可以说，五星也是导致地球发生异常气候、物候变化的因素之一。

　　地球生物圈的气候、物候变化与太阳、月亮、地球本身运行的相对位置变化都有密切关系，也与五星的运动变化有一定的关系。气候、物候变化至关重要的影响因素是日地月的位置关系；五运六气理论还认为，气候变化与五星相关，在不同年份、不同气候情况下，五行星的位置与亮度变化都有差别。这种气候、物候变化与空间、时间紧密联系的观点，其正确性是毋庸置疑的。从太阳系宏观角度研究气候变化给自然带来的物候及各种变化的观点与方法，对于研究大自然生态平衡也具有重要意义。

四、五运六气变化与物候现象

（一）岁运与物候

　　五运六气理论特别注重不同年份的物候表现，并以此探求物候变化规律。《内经》详细论述了五运太过不及、淫郁胜复、六气司天在泉、运气相合而出现的复杂气候变化，以及这些气候致使自然界出现的物候现象与如何通过物候现象了解气运的太过与不及。如《素问·气交变大论》在描述五运太过之年的物候现象时载："岁木太过，风气流行……岁火太过，炎暑流行……岁土太过，雨湿流行……岁金太过，燥气流行……岁水太过，寒气流行。"指出了木运太过之岁，风气流行，故天下云物飞动，地上草木摇动不宁，甚至草木倒偃摇落；火运太过之岁，水气来复，雨水寒霜降临，若遇少阴君火、少阳相火司天，炎热如大火燔灼，出现水泉涸枯，万物干焦枯槁；土运太过之岁，又遇土旺之时，则可见泉水涌出，河水泛滥，干涸的沼泽中出现鱼类，若木气来复，则风雨大作，堤坊崩溃；金运太过之岁，燥气流行，金气峻急，生发之气被削弱，草木生气收敛凋谢；水运太过之岁，水胜土复则大雨骤降，湿气郁蒸，而天空中雾露迷蒙，若遇太阳寒水司天则雨雪冰霜不时下降。

（二）六气与物候

　　五运六气理论在论述一年六气六步主时时，明确指出了六气敷布能促使万物出现不同的生化现象，如《素问·六元正纪大论》云："厥阴所至为生化，少阴所至为荣化，太阴所至为濡化，少阳所至为茂化，阳明所至为坚化，太阳所至为藏化，布政之常也。"即当厥阴之气所临能促进万物生发，少阴之气所临能促进万物荣华，太阴之气所临能促进万物滋润，少阳之气所临能促进万物茂盛，阳明之气所临能促进万物坚实、成熟，太阳之气所临能促使万物蛰藏。

（三）六气与生化

　　五运六气理论在论述一年六气六步主时时，还明确指出了六气所至在正常情况下对动物生长繁殖能够产生不同的影响。如《素问·六元正纪大论》云："厥阴所至为毛化，少阴所至为羽化，太阴所至为倮化，少阳所至为羽化，阳明所至为介化，太阳所至为鳞化，德化之常也。"即厥阴之气所临则较适合毛虫化育、少阴之气所临则较适合羽虫化育、太阴之气所临则较适合倮虫化育、少阳之气所临则较适合羽虫化育、阳明之气所临则较适合介虫化育、太阳之气所临则较适合鳞虫化育，即生物生化也是自然物候变化之一，气候变化直接影响着生物的生化。

五、人体变化与物候现象

（一）脉象变化与物候同步

《内经》认为人体脉象随着四时春温夏暖秋凉冬寒、春生夏长秋收冬藏的气候物候变化而呈现春弦、夏洪、秋毛、冬石的变化。如《素问·脉要精微论》中描述四季正常脉象时指出，"春日浮，如鱼之游在波；夏日在肤，泛泛乎万物有余；秋日下肤，蛰虫将去；冬日在骨，蛰虫周密""四变之动，脉与之上下，以春应中规，夏应中矩，秋应中衡，冬应中权"。《素问·玉机真脏论》指出了不与正常物候时令相应的病脉，即根据脉之所动的异常情况，去测候病之所在。《素问·至真要大论》论述了脉象与季节气候之间的关系，指出"厥阴之至其脉弦，少阴之至其脉钩，太阴之至其脉沉，少阳之至大而浮，阳明之至短而涩，太阳之至大而长"。总结出"脉从四时"为顺、"脉逆四时"为病，以及"至而和则平""至而甚则病"的规律。《素问·五运行大论》对五运六气与脉象的关系也作了专门论述，明确指出"先立其年，以知其气，左右应见""尺寸反者死，阴阳交者死"，认为脉象变化与自然气候相应，与物候同步。

（二）脏腑功能与物候同步

《内经》认为人体脏腑功能随着四时春温夏暖秋凉冬寒、春生夏长秋收冬藏的气候物候变化而呈现相应的变化。《素问·阴阳应象大论》指出："天有四时五行，以生长收藏，以生寒暑燥湿风。人有五脏化五气，以生喜怒悲忧恐。"《素问·金匮真言论》明言："五脏应四时，各有收受。"即说明五脏在不同的季节，功能活动的强弱不尽相同。《素问·六节藏象论》更是具体指出："心者，生之本……通于夏气。肺者，气之本……通于秋气。肾者主蛰，封藏之本……通于冬气。肝者，罢极之本……通于春气。"《素问·四气调神大论》中也明确指出了"春三月，此谓发陈，天地俱生，万物以荣……此春气之应，养生之道也。逆之则伤肝""夏三月，此谓蕃秀，天地气交，万物华实……此夏气之应，养长之道也。逆之则伤心""秋三月，此谓容平，天气以急，地气以明……此秋气之应，养收之道也。逆之则伤肺""冬三月，此谓闭藏，水冰地坼……养藏之道也。逆之则伤肾"。其他篇章也有多处肝应春、心应夏、脾应长夏、肺应秋、肾应冬的论述，均表明了脏腑功能的强弱与自然界气候物候有着同步的关系。

此外，脏腑功能还表现在经络之气循行所在部位上。《素问·四时刺逆从论》云："春气在经脉，夏气在孙络，长夏气在肌肉，秋气在皮肤，冬气在骨髓中。"而经脉、孙络、肌肉、皮肤、骨髓分别与五脏相关，这就反映了脏腑经络之气在循行所在部位上也与自然界气候物候变化有着同步的关系。

六、五运三纪的物候与病候

《内经》的五运六气理论详述了各岁运、岁气的物候及有关病候表现，认为病候表现与物候变化同步，并受气候变化的影响。《素问·五常政大论》《素问·气交变大论》《素问·六元正纪大论》等篇详细论述了五运三纪（五运平气、太过、不及之岁）的物候与病候，《素问·至真要大论》及《素问·六元正纪大论》详述了六气司天在泉、胜复的物候变化与病候表现，并指出了不同岁运岁气之纪的药食五味之所宜，其内容十分丰富，下面以五运三纪为主概述之。

（一）平气之纪的物候与病候

平气，即平和之气，出现在"运太过而被抑"或"运不及而得助"的年份。平气之岁，气候较平和，物候变化基本趋于正常，疾病流行较少，如果得病，病情也比较单纯。

《素问·五常政大论》指出了五运平气之岁的名称，即："木曰敷和，火曰升明，土曰备化，金曰审平，水曰静顺。"说明木气敷布调柔、火气上升光明、土气备具生化、金气平顺无妄、水气清静顺流，这就是五运各守其平的征象；并且详细归纳了这五个平气之岁的气候、物候、病候特点，以及其与自然界植物生长、人体脏器的相应关系。

"敷和之纪，木德周行，阳舒阴布，五化宣平，其气端，其性随，其用曲直，其化生荣，其类草木，其政发散，其候温和，其令风，其脏肝，肝其畏清，其主目……其养筋，其病里急支满"。指出木运平气之年，气化平正，阴阳敷布正常，运气调和，自然界气候较正常，生物生长变化也较正常，草木生长繁荣，气候温和，在脏腑中与肝相通应，其易病里急胀满。

"升明之纪，正阳而治，德施周普，五化均衡，其气高，其性速，其用燔灼，其化蕃茂，其类火，其政明曜，其候炎暑，其令热，其脏心，心其畏寒，其主舌……其养血，其病眴瘛"。指出火运平气之年，气化平正，运气调和，自然界气候较正常，生物生长变化也较正常，草木生长茂盛，气候炎热，在脏腑中与心相通应，其易病肢体抽搐掣动。

"备化之纪，气协天休，德流四政，五化齐修，其气平，其性顺，其用高下，其化丰满，其类土，其政安静，其候溽蒸，其令湿，其脏脾，脾其畏风，其主口……其养肉，其病否"。指出土运平气之年，气化完整，运气调和，自然界气候较正常，生物生长变化也较正常，草木生长丰满，气候潮湿，在脏腑中与脾相通应，其易病胸膈痞塞不通。

"审平之纪，收而不争，杀而无犯，五化宣明，其气洁，其性刚，其用散落，其化坚敛，其类金，其政劲肃，其候清切，其令燥，其脏肺，肺其畏热，其主鼻……其养皮毛，其病咳"。指出金运平气之年，气化完整，运气调和，自然界气候较正常，生物生长变化也较正常，草木成熟而脱落，气候清凉干燥，在脏腑中与肺相通应，其易病咳嗽。

"静顺之纪，藏而勿害，治而善下，五化咸整，其气明，其性下，其用沃衍，其化凝坚，其类水，其政流演，其候凝肃，其令寒，其脏肾，肾其畏湿，其主二阴……其养骨髓，其病厥"。指出水运平气之年，气化完整，运气调和，自然界气候较正常，万物闭藏，气候阴寒凝结，在脏腑中与肾相通应，其易病厥逆。

（二）太过之纪的物候与病候

五运太过之纪，气化有余，本运之气偏盛，本气流行。《素问·五常政大论》不仅指出了五运太过之纪的名称（木曰发生，火曰赫曦，土曰敦阜，金曰坚成，水曰流衍），并对五个岁运太过之年的气候、物候及人体疾病的变化规律进行了详细论述。岁运太过之年，气候、物候变化较相应的时令来得早，本气偏盛；表现在人体脏腑疾病方面是由于气候、物候变化致使相应脏气受损，且发病较急暴，如《素问·六元正纪大论》所云："太过者暴，不及者徐，暴者为病甚，徐者为病持。"《素问·五常政大论》记载了这五个太过之岁的气候、物候、病候特点，以及其与自然界植物生长、人体脏器的相应关系。

"发生之纪，是谓启敶，土疏泄，苍气达，阳和布化，阴气乃随，生气淳化，万物以荣，其化生，其气美，其政散，其令条舒，其动掉眩巅疾……其病怒"。指出木运太过之年，生发太过，万物秀美，其病表现为振掉、眩晕、巅疾。其主病善怒。

"赫曦之纪，是谓蕃茂，阴气内化，阳气外荣，炎暑施化，物得以昌，其化长，其气高，其政动，其令鸣显，其动炎灼妄扰……其病笑、疟、疮疡、血流、狂妄、目赤"。指出火运太过之年，生长太过，万物茂盛，其病表现为热势灼烁，妄言躁扰不宁。其主病嬉笑无常、疟疾、疮疡、出血、发狂、目赤。

"敦阜之纪，是谓广化，厚德清静，顺长以盈，至阴内实，物化充成，烟埃朦郁，见于厚土，大雨时行，湿气乃用，燥政乃辟，其化圆，其气丰，其政静，其令周备，其动濡积并稸……其病腹满四肢不举"。指出土运太过之年，生化盈满有余，万物充实而成形，其病表现为水湿积聚等。其主病腹部胀满，四肢不能抬举。

"坚成之纪，是谓收引，天气洁，地气明，阳气随，阴治化，燥行其政，物以司成，收气繁布，化洽不终，其化成，其气削，其政肃，其令锐切，其动暴折疡疰……其病咳"。指出金运太过之年，生化收敛成熟，植物成熟结果，其病表现为急骤的损伤、疮疡和皮肤疾患。其主病咳嗽。

"流衍之纪，是谓封藏，寒司物化，天地严凝，藏政以布，长令不扬，其化凛，其气坚，其政谧，其令流注，其动漂泄沃涌……其病胀"。指出水运太过之年，生化寒冷封藏，万物封藏不显，其病表现为漂动、下泻、灌注、涌溢等。其主病腹胀。

此外，《素问·气交变大论》也论述了岁运太过之年的自然界气候、物候变化特点，人体受病脏腑及临床表现，并指出了气候、物候、病候变化的胜复变化规律。例如：木气偏胜，所胜（土）受邪，所不胜（金）来复（即所胜之子来复）。胜指胜气，复指复气。复气的轻重由胜气的轻重来决定，即《素问·五常政大论》所谓："微者复微，甚者复甚。"

（三）不及之纪的物候与病候

五运不及之纪，本运气化不足，气候、物候变化较相应时令来得较晚，物候表现不能与季节相应。《素问·五常政大论》指出了五运不及之年的名称，即"木曰委和，火曰伏明，土曰卑监，金曰从革，水曰涸流"，详述了岁运不及之年的气候、物候变化及人体疾病的相应变化规律。

"委和之纪，是谓胜生，生气不政，化气乃扬，长气自平，收令乃早，凉雨时降，风云并兴，草木晚荣，苍干凋落……其动软戾拘缓，其发惊骇……其病摇动注恐"。指出木运不及之年气候、物候现象均不正常，春行秋令，气化作用反常，应温反凉，应生反杀，植物未秀而早实，影响人体则表现出痉挛拘急等肝病的症状。

"伏明之纪，是谓胜长，长气不宣，藏气反布，收气自政，化令乃衡，寒清数举，暑令乃薄，承化物生，生而不长，成实而稚，遇化已老……其气郁，其用暴，其动彰伏变易，其发痛……其病昏惑悲忘"。指出火运不及之年气候、物候现象均不正常，夏行秋令，气化作用反常，应热反凉，植物生而不长，果实不能成熟，影响人体则表现出以疼痛为主或者多见昏蒙、惑乱、悲哀、健忘等心病的症状。

"卑监之纪，是谓减化，化气不令，生政独彰，长气整，雨乃愆，收气半，风寒并兴，草木荣美，秀而不实，成而秕也，其气散，其用静定，其动疡涌分溃痈肿，其发濡滞……其病留满否塞……其病飧泄"。指出土运不及之年气候、物候现象均不正常，长夏行春令，生发作用独强，雨水失调，风寒并作，植物枝叶虽繁荣华美但不能结果实，影响人体则表现出疮疡溃烂流脓、水湿停滞、肿胀痞满等脾病的症状。

"从革之纪，是谓折收，收气乃后，生气乃扬，长化合德，火政乃宣，庶类以蕃，其气扬，其用躁切，其动铿禁瞀厥，其发咳喘……其病嚏咳鼽衄"。指出金运不及之年气候、物候现象均不正常，秋行夏令，万物生长茂盛，影响人体则表现出咳嗽气喘，或咳声不出、神志昏乱、厥逆，或喷嚏、流涕、血衄等肺病的症状。

"涸流之纪，是谓反阳，藏令不举，化气乃昌，长气宣布，蛰虫不藏，土润水泉减，草木条茂，荣秀满盛，其气滞，其用渗泄，其动坚止，其发燥槁……其病痿厥坚下"。指出水运不及之年气候、物候现象均不正常，冬行长夏令，化气昌盛，蛰虫失于封藏，草木繁茂而丰满，影响人体则表现出大便硬结，或干燥枯槁水液不足，或见痿证、厥逆等肾病的症状。

此外，《素问·气交变大论》也讨论了岁运不及之年的气候、物候及人体发病规律及特点，并论述了不及之年气候、物候及病候都有胜复变化规律，即本气不及、所不胜来乘、所胜反侮（不及之子来复）等现象。

七、运气郁发的物候与病候

郁发，即五运之气克制所胜之气，使所胜之气被郁，抑郁至极就会发作，出现被郁之气气化亢盛的气候、物候及病候表现。如木运太过之年，风气偏胜就会出现土郁的气候、物候现象，土被郁至极，就会因郁极而发，出现土郁之发的气候、物候及病候表现。

《素问·六元正纪大论》专门讨论了郁发问题，认为郁发是自然界气候变化中的一种自稳调节现象。郁发的规律是郁积之极就要暴发，即所谓"郁极乃发，待时而作也"。同时又指出自然气候变化很复杂，不能机械对待，即"政无恒也"，指出郁发没有定时。

郁发虽无定时，但有先兆可知。《素问·六元正纪大论》中"有怫之应而后报也，皆观其极而乃发也"即是此意。该篇还详细描述了五运郁发之兆，若见"长川草偃，柔叶呈阴，松吟高山，虎啸岩岫"，则是木郁将发的先兆，发现此先兆时，应考虑对肝脾疾病的预防；若见"华发水凝，山川冰雪，焰阳午泽"，则是火郁将发的先兆，见到火郁发气的先兆时，应考虑心肺可能受到影响而加以预防；若见"云横天山，浮游生灭"，则是土郁将发的先兆，提示要警惕肝脾可能被波及；若见"夜零白露，林莽声凄"，则是金郁将发的先兆，出现这一先兆时，应注意肝肺可能受累；若见"太虚深玄，气犹麻散，微见而隐，色黑微黄"，则是水郁将发的先兆，发现此先兆时，应考虑对心肾疾病的预防。这些均说明自然气化异常，就会出现自然物候的先兆现象。

《素问·六元正纪大论》也详细描述了五郁之发的气候、物候及人体疾病的表现，并指出人体疾病的性质与郁发之气的性质基本一致。如描述土郁之发时云："土郁之发，岩谷震惊，雷殷气交……洪水乃从，川流漫衍……故民病心腹胀，肠鸣而为数后，甚则心痛胁䐜，呕吐霍乱，饮发注下，胕肿身重……以其四气。"指出土郁之发，雷雨大作，山谷震动，阴云密布，天昏地暗，山洪暴发，田地被淹，暴发过后气候正常，生物恢复正常生长。土郁之际，人体脾胃运化功能失常，因而出现相应的临床表现，如腹痛、胁肋胀满、恶心呕吐、上吐下泻、浮肿、身重等脾虚湿盛的表现。郁发的时间大约在四之气，即大暑以后、秋分以前，约农历六月至八月这段时间。

此外，五运六气理论中还记载了六气司天在泉的物候与病候、六气胜复的物候与病候等，对于临床分析病候、辨证论治均有深刻的指导意义。

从《内经》对平气之纪、太过之纪、不及之纪的物候与病候的详细描述，对五郁之发时的气候物候还有五运郁发之预兆的详细描述，再结合《素问·五运行大论》"夫阴阳者，数之可十，推之可百，数之可千，推之可万，天地阴阳者，不以数推，以象之谓也"，以及"夫候之所始，道之所生，不可不通也"，不难发现，《内经》五运六气理论在判定运气时注重对自然界气候、物候变化之"象"的分析。

以往的物候学理论认为，生物物候，特别是植物物候变化主要是受气温影响，运气七篇大论将五运、六气、日月五星、地域等作为影响物候变化的环境因素，扩展了物候期影响因素的范围。同时，运气理论以草木、雷雨、雾露、冰雪、蛰虫等作为物候观测对象，拓宽了物候观测对象的渠道。七篇大论记载了非常丰富的物候信息，这些物候记录属于更加客观的自然证据，充实了物候学的研究内容，对物候学的发展作出了积极的贡献。物候变化对气候变化具有明显的响应关系，七篇大论十分强调气候、物候、病候之间的关系，气候影响着动植物的生长，动植物的生长发育又反映了气候的变化状况。因此，通过物候观测来掌握气候的变化规律，并利用物候的先兆对气候作出预报，有利于对疾病的防范和辨证论治，对于探讨疾病发病规律、指导养生防病、研究医学模式等均有重要的指导意义。

第五节　五运六气与时间生物医学

自然界生物在长期适应自然环境的周期性变化过程中，形成了固有的生物节律。中医学早在两千多年前就已经认识到了人体生命现象的节律性，并将其应用于临床实践中。现代生物医学对生物节律现象的观察和认识开始于18世纪，时间生物学和时间医学在近几十年才迅速发展成独立完整的现代科学体系。生命现象的整体观和时间观是中医学的基本原则，中医节律研究分为年节律、月节律、日节律，时间生物医学把中医学的这一思想引入现代生物学和西医学，是中医学宝贵遗产的一个重要方面，将会对人类的健康发挥重大的作用。

时间生物医学的概念虽然是西医学根据时间的规律提出来的，但早在两千多年前的医学专著《内经》中就已经比较系统地论述了四时昼夜时辰对人体气血运行的影响及与疾病的关系。《内经》提出"天人相应""生气通天""脏气法时""因时之序"的观点，并阐明了人体疾病的发生转归与四时昼夜的相应关系，提出了"谨候其时，病可与期，失时反候者，百病不治"（《灵枢·卫气行》）的治则。《内经》的这一思想为历代医家所遵循并发挥。古人遵循天人相应的思想，以气一元论为立论依据，建立起以五运六气为系统的时间生物医学模式。五运六气理论以时间为辅线，以五运阴阳调控运转机制为纲，建立了以五运六气历法、干支序列形式为主的系统控制程序，自成体系，形成了独具特色的五运六气时间生物医学模式，深入探讨时间理论与人体关系，对于进一步研究人体的奥秘、更好地认识疾病、指导临床预防和治疗工作均具有十分重要的意义。

一、年月日节律与人体生命节律

（一）年节律与人体生命节律

地球围绕太阳旋转，形成年周期和春、夏、秋、冬四时变化，出现了温、热、凉、寒的气温变化。人类为了适应自然界春生、夏长、秋收、冬藏的气候变化，也随之形成明显的年和季节的生命周期节律。

1. 阴阳消长的年节律　《内经》认为人体生命活动节律与自然界一年四时阴阳变化相关。如《素问·厥论》云："春夏则阳气多而阴气少，秋冬则阴气盛而阳气衰。"《素问·生气通天论》云："夫自古通天者生之本，本于阴阳。天地之间，六合之内，其气九州九窍、五脏、十二节，皆通乎天气。"即人是自然界生物之一，其生命活动与自然界的变化规律是相通应的。故《灵枢·顺气一日分为四时》云："春生夏长，秋收冬藏，是气之常也，人亦应之。""五脏应四时，各有收受"（《素问·金匮真言论》)，所以，人体脏腑存在"脏气法时"节律。具体来说，心为

"阳中之太阳，通于夏气"；肺为"阳中之太阴，通于秋气"；肝为"阳中之少阳，通于春气"；肾为"阴中之太阴，通于冬气"；脾为"至阴之类，通于土气"。如《素问·诊要经终论》载："正月二月，天气始方，地气始发，人气在肝。三月四月，天气正方，地气定发，人气在脾……十一月十二月，冰复，地气合，人气在肾。"文中说明随着一年十二个月的气候变化，人体五脏之气各有其不同的侧重；人体各部的经气运行也随四季交替而呈现周期性盛衰。

　　疾病预后的善恶亦受阴阳时序的影响，如阳胜病"能冬不能夏"，阴胜病"能夏不能冬"（《素问·阴阳应象大论》）。《素问·四气调神大论》提出"逆春气则少阳不生，肝气内变，逆夏气则太阳不长，心气内洞，逆秋气则太阴不收，肺气焦满，逆冬气则少阴不藏，肾气独沉"的疾病季节变化趋势，以及五脏各在其所主之时容易感邪而发病的时间规律性。《素问·平人气象论》亦云"肝见庚辛死，心见壬癸死，脾见甲乙死，肺见丙丁死，肾见戊己死"，提示临床应根据四时（或日、时辰）的五行属性来判断疾病。

　　2. 五脏主时的年节律　在人体生命活动中，肝、心、脾、肺、肾五脏的精气活动与一年春、夏、长夏、秋、冬五季的气候变化相应，表现出不同的年节律模式。后世医家在此基础上将五脏精气的周期性消长归纳为相、王、休、囚、死五个状态，以标示五脏精气活动量消长的多少、盛衰。"相"为五脏精气逐渐旺盛的状态，"王"为旺盛状态，"休"为逐渐衰退状态，"囚"为衰弱状态，"死"为极度衰弱状态。五脏精气呈现出不同的年节律特征。如肝脏精气活动王于春、休于夏、囚于长夏、死于秋、相于冬；心脏精气活动王于夏、休于长夏、囚于秋、死于冬、相于春等。其他以此类推。以木为例，春天是木当令的季节，所以木旺；火为木所生，所以火相；水是木之母，现在木已长成旺盛之势，母便可退居一旁，所以水休；春木旺盛，金已无力克伐，所以虚衰而金囚；土为木所克，现在木既当令，气势强旺，所以土死。这种五脏应五季的节律性变化称为"五脏主季"节律，其基本特点是肝主春、心主夏、脾主长夏、肺主秋、肾主冬（《素问·脏气法时论》）。故"春者木始治，肝气始生……夏者火始治，心气始长……秋者金始治，肺将收杀……冬者水始治，肾方闭，阳气衰少"（《素问·水热穴论》）。

　　在病机辨别上，《内经》认为五脏病性因时而异，病位因时而变，预后也因时而别。如"四时之气，更伤五脏"（《素问·生气通天论》）。"东风生于春，病在肝，俞在颈项；南风生于夏，病在心，俞在胸胁；西风生于秋，病在肺，俞在肩背；北风生于冬，病在肾，俞在腰股；中央为土，病在脾，俞在脊"（《素问·金匮真言论》）。此即因时而病位不同。"春善病鼽衄，仲夏善病胸胁，长夏善病洞泄寒中，秋善病风疟，冬善病痹厥"（《素问·金匮真言论》）。此指因时而病性不同。又《素问·三部九候论》云："察其腑脏，以知死生之期。"诊察出邪气所侵犯的脏腑，可以预知"死""生"的时间。如《素问·玉机真脏论》云："一日一夜五分之，此所以占死生之早暮也。"即将一个昼夜分为五份以对应五脏，当有病之脏进入克己之脏所主的时段时，病情会恶化，甚至死亡。这就是"占死生之早暮"的方法，即《素问·脏气法时论》所言"夫邪气之客于身也，以胜相加，至其所生而愈，至其所不胜而甚，至于所生而持，自得其位而起"。故有"病在肝，愈于夏，夏不愈，甚于秋，秋不死，持于冬，起于春……病在心……甚于冬，冬不死……病在脾……甚于春，春不死……病在肺……甚于夏，夏不死……病在肾……甚于长夏，长夏不死"（《素问·脏气法时论》）。后人归纳为五脏病"愈、甚、持、起"学说。《素问·标本病传论》云："心病……三日不已死，冬夜半，夏日中。肺病……十日不已死，冬日入，夏日出。肝病……三日不已死，冬日入，夏早食。脾病……十日不已死，冬人定，夏晏食。肾病……三日不已死，冬大晨，夏晏晡。胃病……六日不已死，冬夜半后，夏日昳。膀胱病……二日不已死，冬鸡鸣，夏下晡。"这又是把四季、旬日、时辰等诸节律用于分析五脏病的发展变化。上述这些病机因时变化，对于五脏病证的诊断辨证、病情进退、转归预后及临床治疗都有重要的意义。

在诊法上，脉象能否与四时相应也能反映脏腑经络气血的常与变。《内经》强调脉应四时，掌握了正常脉象的脉位、脉形及脉势随四时的周期性正常变化，就能以常识变，指导临床的辨证施治。《素问·脉要精微论》提出"四变之动，脉与之上下，以春应中规，夏应中矩，秋应中衡，冬应中权"等提示脉诊需应四时，具体而言："春日浮，如鱼之游在波；夏日在肤，泛泛乎万物有余；秋日下肤，蛰虫将去；冬日在骨，蛰虫周密，君子居室。"又因为脉象的形成及其变化，是与脏腑盛衰密切相关的，如《素问·玉机真脏论》提出"春脉者肝也""夏脉者心也""秋脉者肺也""冬脉者肾也"。所以，将脉象周期变化节律称为"四时五脏脉"，简称"时脏脉"。也可从脉象与四时的关系上来判断疾病的预后，如《素问·脉要精微论》云："冬至四十五日，阳气微上，阴气微下；夏至四十五日，阴气微上，阳气微下。阴阳有时，与脉为期，期而相失，知脉所分，分之有期，故知死时。微妙在脉，不可不察，察之有纪，从阴阳始，始之有经，从五行生，生之有度，四时为宜。"

（二）月节律与人体生命节律

月亮圆缺与人体气血变化的相关性早在《内经》中就有记载。《素问·八正神明论》云："月始生，则血气始精，卫气始行；月郭满，则血气实，肌肉坚；月郭空，则肌肉减，经络虚，卫气去，形独居。是以因天时而调气血也。"即"朔"时气血空虚，人体抵抗力下降；上弦月时气血逐渐旺盛，临满月时气血最旺，抵抗力最强，其后逐渐减弱；下弦月时气血更弱；"晦"月气血极弱，而后进入下一个周期。如此循环往复，表明了人体的气血随着月亮的望朔而有盛衰变化。特别是《灵枢·岁露论》中提到月亮的圆缺与潮汐涨退及人体气血的关系，指出："月满则海水西盛，人血气积……至其月郭空，则海水东盛，人气血虚。"充分说明了月亮的盈亏不仅影响地上水流的变化，更引起人体气血的变化，且这种变化与其盈亏保持一致的节律性。《内经》的阐述说明古人对月之盈亏与人之气血的关系已有所研究。后世张介宾、李时珍、吴崑等诸多医家均对此进行了探讨，也得出了月亮盈缺与人体气血变化密切相关的结论。

女子月经节律是人体月节律的典型代表。早在《素问·上古天真论》就有"月事以时下"的论述，后世医家更明确地指出月经与月相的同步规律。如《医贯》云："女人之经水，期月而满，满则溢。"《本草纲目》云："女子，阴类也，以血为主。其血上应太阴，下应海潮，月有盈亏，潮有朝夕。月事一月一行，与之相符，故谓之月水、月信、月经。"对月经节律的深入研究将在探讨女性的生命活动和生殖功能、疾病防治等方面发挥作用，具有重要的理论和实践价值。

（三）日节律与人体生命节律

人体脏腑功能及经络气血循行是随昼夜阴阳二气的变化而变化的。如《素问·金匮真言论》云："平旦至日中，天之阳，阳中之阳也；日中至黄昏，天之阳，阳中之阴也；合夜至鸡鸣，天之阴，阴中之阴也；鸡鸣至平旦，天之阴，阴中之阳也。故人亦应之。"故《素问·生气通天论》云："平旦人气生，日中而阳气隆，日西而阳气已虚，气门乃闭。"昼夜随着天地阴阳的盛衰消长节律变化，人体昼夜阴阳盛衰节律与之相应，人体阳气也晨起始旺，中午最盛，午后转弱，半夜最衰。故《灵枢·顺气一日分为四时》提出了人体疾病昼夜变化规律："夫百病者，多以旦慧昼安，夕加夜甚，何也？岐伯曰：四时之气使然。黄帝曰：愿闻四时之气。岐伯曰：春生夏长，秋收冬藏，是气之常也，人亦应之，以一日分为四时，朝则为春，日中为夏，日入为秋，夜半为冬。朝则人气始生，病气衰，故旦慧；日中人气长，长则胜邪，故安；夕则人气始衰，邪气始生，故加；夜半人气入脏，邪气独居于身，故甚也。"

人体脏腑之气的昼夜盛衰变化，同样受到昼夜节律的影响，表现出相应的脏腑旺盛与衰减的节律性变化。根据天人相应的观点，一昼夜分为五个时段与五脏是相应的。即《素问·玉机真脏论》所云："一日一夜五分之，此所以占死生之早暮也。"这些节律性的盛衰变化，就形成了脏腑的日节律。以五脏为例，肝气长于夜半，旺于平旦，衰于下晡；心气长于平旦，旺于日中，衰于夜半；脾气长于下晡，旺于日昳，衰于日出；肺气长于夜半，旺于下晡，衰于日中，肾气长于下晡，旺于夜半，衰于四季。所主之时脏功能增强，对外界的感受性增强。故"肝病者，平旦慧，下晡甚，夜半静……心病者，日中慧，夜半甚，平旦静……脾病者，日昳慧，日出甚，下晡静……肺病者，下晡慧，日中甚，夜半静……肾病者，夜半慧，四季甚，下晡静"（《素问·脏气法时论》）。即时脏功能旺盛时，本脏疾病常处于舒适状态，克己之时病便会加剧，生己之时，子得母助，本脏之病又会得到缓解，体现了周期性日节律变化的特点。

人体营卫之气也存在日周期节律，昼夜循周身运行五十周次。营行脉中，始合于手太阴肺经，昼夜依次周流运行十二经脉五十周次，形成了营气运行的日节律；卫行脉外，始合于足太阳膀胱经，昼行于手足三阳经二十五周，夜则入足少阴肾经，依次按五行相克的顺序运行于五脏二十五周。卫气运行的日节律如《灵枢·卫气行》云："卫气之行……昼日行于阳二十五周，夜行于阴二十五周，周于五脏。"营卫之气随昼夜阴阳运动，运行于不同的脏腑经络，产生不同的功能效应，如《灵枢·大惑论》云："夫卫气者，昼日常行于阳，夜行于阴，故阳气尽则卧，阴气尽则寤。"《灵枢·口问》云："卫气昼日行于阳，夜半行于阴。阴者主夜，夜者卧……阳气尽，阴气盛，则目瞑；阴气尽而阳气盛则寤矣。"若营卫的日节律运行失常，就会发生"昼不精，夜不寐"的情况，如《灵枢·大惑论》云："黄帝曰：病而不得卧者，何气使然？岐伯曰：卫气不得入于阴，常留于阳。留于阳则阳气满，阳气满则阳跷盛，不得入于阴则阴气虚，故目不瞑矣……黄帝曰：人之多卧者，何气使然？岐伯曰……肠胃大则卫气行留久，皮肤湿则分肉不解，则行迟……留于阴也久，其气不清，则欲瞑，故多卧矣。其肠胃小，皮肤滑以缓，分肉解利，卫气之留于阳也久，故少瞑焉。"以"卫气运行说"为中心，认为睡眠有赖于卫气的正常运行，如果卫气不得入于阴分与营气相交，即阳不入阴则会导致失眠。

二、五运六气节律与人体生命节律

《内经》重视人体生命节律，并把"因时之序"的辨治疾病及养生防病的医学思想贯穿于始终。五运六气理论运用干支来推演六十年一甲子周期节律，并以此来分析逐年气运对人体生命活动及疾病的影响，阐述时序递迁与人类疾病的内在联系，即所谓"天地之大纪，人神之通应也"（《素问·至真要大论》）。正如《素问·六节藏象论》云："谨候其时，气可与期，失时反候，五治不分，邪僻内生，工不能禁也。"又云，"不知年之所加，气之盛衰，虚实之所起，不可以为工矣"，强调了时间与发病的重要关系。如五运的木火土金水、六气的风热火湿燥寒的节律异常变化使人体的五脏和三阴三阳六经六腑随之变化而发生各种各样的疾病。五运致病、六气致病、胜气复气致病、郁气发作致病等均有时间节律。

五运变化影响人体健康。在五种不同时序模式中，人体的藏象经络呈现不同的通应性，这种以时间时序为特征的致病方式为五运主病。《素问·五运行大论》指出五运主病原因是"五气更立，各有所先，非其位则邪，当其位则正"。《素问·气交变大论》详述了岁运太过和岁运不及时，所累及脏腑的病变和表现的主要症状共十种情况。岁运太过的一般规律是：当年以本运之气淫胜为主，兼以己所胜之气郁发而为患，影响人体时病位表现为与岁运太过同属相应的脏腑和其所胜脏腑的疾患。而岁运不及的一般规律是：当年为本运之气不足，以胜气和复气为主，影响人体时病位在与岁运不及同属相应的脏腑和其所不胜及其相生相应的脏腑系统。《素问·六元正纪大论》叙述了五运回薄，盛衰不同，郁积乃发，发生五郁的情况。基于天人相应，五季有五郁，人的五脏也呈现五郁而发生五郁之证，《内经》论述了五郁之证的特征，并提出了相应的治则治法。

六气变化影响人的健康。在六种不同的时序模式中，人体的藏象经络呈现不同的通应性，这种以时间时序为特征的致病方式为六气主病。《素问·六元正纪大论》论述了六气同化之常导致的六大类型常见病、多发病的情况，称为"病之常也"。此六类疾病模式可以"各归不胜而为化"，转化为另一类疾病模式，论中称为"十二变"。《素问·至真要大论》以六气胜复和司天在泉为基础，阐述了六气相胜、六气之复、六气司天和六气在泉，每项分六类共二十四类的病型证候，是对各季节流行病的纲领性概括。值年的司天、在泉之气都表现为太过，所以其辨证特点是：以本气淫胜所导致的相应脏腑系统病变为主，也可影响所胜之气相对应的脏腑系统而为患。其中化代违时致病成为明清温病学派"原温病之始"的理论依据。

五运、六气与脏腑的配属关系表明，五脏系统不仅是人体生命活动的系统，而且还是一个与自然五运五时六气时段变化相适应的调控系统，所以在五运五时的每一时段中，与其相通应的脏腑系统功能也相对旺盛。如果当旺而不旺，或者旺而太过、旺而不及，都是异常状态。它既可表现为本脏系统的病变，也可影响与其生克相关的系统，特别是其所克的脏腑系统。因此，临床上某一病证的发生，往往与运、气有着密切的关联，可以用来判定是哪些脏腑系统的病变，以便指导临床辨证用药。也就是说，同一病证，由于所处的时间不同，即处在不同的运、气状态下，可影响相应的脏腑系统，故其病机、病位、病证往往也不相同。

三、时间节律在临床中的运用

人体生命活动与自然时间节律密切相关，疾病的发生和转化存在着自然时间节律。掌握这些节律，可为疾病的治疗开辟有效途径。时间养生治疗学就是利用人体与时间的关系，根据时间变化而施行不同调养治法的理论，即所谓"因时施治"。时间养生和时间疗法都属于应用性医学理论。中国古代时间医学中的摄生行为和医疗行为从一开始就受"顺天因时"行为准则的深刻影响。"顺天因时"不仅是人们生产、生活和政治宗教等各种行为活动的准则，也是时间医学中时间养生学和时间治疗学的总则。中医学中时间医学的应用，有着悠久的历史。《内经》把辨时养生和辨时论治作为主要的养治原则。就时间养生而言，《素问·生气通天论》云："苍天之气，清静则志意治，顺之则阳气固，虽有贼邪，弗能害也，此因时之序。"就时间治疗而言，《灵枢·百病始生》云："有余不足，当补则补，当泻则泻，毋逆天时。"这是后世所谓的"因时养生""因时制宜"的治疗原则，即根据时令气候节律特点，来制定适宜的养生治疗原则，这里的"时"包括年、月、日的周期节律变化。

（一）时间节律与养生

《内经》的养生学说，就是根据"四时五脏阴阳"整体观思想，顺应四季的特点，调养五脏系统的功能活动，使之适应时序变化的调控能力，增强生命活力，达到健康防病的目的。其主要体现在时间与饮食调摄、药食补养、养生起居、养练健身等的关系上。《内经》提出"顺天时""法于阴阳""和于术数""食饮有节""起居有常""因时之序"等时间养生理论。《内经》对一年顺天因时的养生方法及其理论论述得最具体、最明确的篇章为《素问·四气调神大论》，该篇云："春三月，此为发陈，天地俱生，万物以荣，夜卧早起，广步于庭，被发缓形，以使志生，生而勿杀，予而勿夺，赏而勿罚，此春气之应，养生之道也……此冬气之应，养藏之道也。"强调了人的行为起居和情志活动应与四时天地万物的生、长、收、藏的规律相一致。还有逐月择日选时养生法，是按月日时（多是节令日、日四时）行服食药饵、导引按跷等法，以达到顺应天时、保养元气、预防疾病的目的。其中的一些方法都已演化成民间的风俗。唐代孙思邈是中国医学史上著名的养生学家之一，时间养生学是他养生学说的重要组成部分。他在《备急千金要方》中列《养性》专篇对"道林""居处""按摩""调气""服食""杂忌""房中"等各种养生方法及其理论做了全面的论述，进一步发挥、充实和发展了《内经》的时间养生学。

（二）时间节律与治疗

《素问·脏气法时论》有"合人形以法四时五行而治"，反映了"人与天地相参，故五脏各以治时"（《素问·咳论》）的生命活动规律，否则"失时反候者，百病不治"（《灵枢·卫气行》）。说明治疗疾病要顺乎自然，择时治疗。《素问·疏五过论》云："圣人之治病也，必知天地阴阳，四时经纪。"《素问·阴阳应象大论》云："治不法天之纪，不用地之理，则灾害至矣。"说明作为一名合格的医生，必须"因天时而调血气"（《素问·八正神明论》），确立了中医学的时间疗法。张仲景及历代医家不断发展完善了中医的时间医学。特别是近些年来，随着时间生物医学的发展，中医时间疗法作为一种独立的治疗方法已在临床中发挥着越来越重要的作用。

1. 时间节律与中医治疗　由于年节律、月节律、日节律等各种辨时识病的方法不同，它们的因时立法和用药也各有特点。

（1）应年节律调养阴阳　《内经》指出根据疾病在不同时令中，人体阴阳消长、气机升降和五脏盛衰的特定状态，采取相适应的治疗措施，遵循春夏养阳、秋冬养阴、冬病夏治、夏病冬治的四时疗法，宜补则补，宜泻则泻，使治病与应时令在方法上达到和谐与统一，防止治法、用药犯"伐天和"之弊，是本法运用的基本特征与目的。

用药寒热宜应四时阴阳消长，在一年阴阳消长节律的影响下，疾病在春夏时因"阳长阴消"而易于热化，在秋冬时因"阴长阳消"而易于寒化。为了适应时令，防止其易热易寒，保证其疗效，《素问·六元正纪大论》提出了"热无犯热，寒无犯寒""用寒远寒，用凉远凉，用温远温，用热远热"等治疗原则。后世医家禀承经训，效法发挥"远用"者颇不乏人。张仲景运用白虎加人参汤要求"立夏后，立秋前，乃可服……正月、二月、三月尚凛冷，亦不可与服之"。李东垣提出"冬不用白虎，夏不用青龙"。

治疗宜应四时升降浮沉，人体气机随四时升浮降沉，是生命运动的体现。春夏之令，自然界阳气由生而长，若人体阳气不能与自然界阳气相应升浮，则阳郁而为病；秋冬之时，若人体阳气不能降藏，则阳气亏损，寒从内生。故前人云："天地之气，以升降浮沉乃从四时，如治病不可逆之。故《经》云：顺天者昌，逆天者亡。"可见，在治疗上必须考虑人与自然四时升浮降沉同步的相应问题，如《脾胃论·用药禁忌论》云："春宜吐……夏宜汗……秋宜下……冬使阳气不动也。"《素问·阴阳应象大论》云："形不足者，温之以气；精不足者，补之以味。"认为虚则补之之道，不外阴阳两途。阳虚者，于春夏之季，宜用辛甘温热之剂，当升当浮，如李东垣曰："补之以辛甘温热之剂，及味之薄者，诸风药是也，以助春夏之升浮者也。"阴虚者，于秋冬之季，宜用滋养填补之品，当降当沉，以顺秋冬之收藏。

补泻之法应四时五脏盈虚，《素问·脏气法时论》提出了"合人形以法四时五行而治"的法则，这是应四时五脏盈虚变化的立法与用药的基础，对后世临床强调参照五行五脏主时节律，权衡治法用药，影响颇深。临床上往往以据证立法用药为主，兼调主时之脏。而对于某些疾病发作止息，有明显时间节律的，可据其病发作时间和停止时间，直接从主时之脏进行治疗，但务必要辨清盈虚变化，宜补则补，宜泻则泻。同时还可从五脏之间生克制化的关系出发，除了重视调治主时之旺脏外，由于"乘所胜而侮所不胜"，该时令中被克之弱脏，亦不能忽视。若"治不法天之纪，不用地之理，则灾害至矣"（《素问·阴阳应象大论》）。

（2）月节律、日节律的临床运用　就顺应月节律而言，《素问·八正神明论》云："月生无泻，月满无补，月郭空无治，是谓得时而调之。"提出根据月相的盈亏采取不同的补泻针法。基于日节律的调治方法主要有以下三方面：其一，辨阴阳气血而治。温补阳气药适宜于清晨至午前服用，滋阴养血药则宜入夜服用，以适应机体阴阳消长的需要。其二，辨时辰脏腑而治。临床上依据疾病的主症能否揭示脏腑病位的情况，或治其相应主时之脏，或疾病主症已提示出脏腑病位，可据其发作变化的时间，兼调其相应的主时之脏。其三，辨营卫运行而治，以调和营卫。

2. 时间节律与针灸治疗　《内经》指出针灸必须"法天则地，合以天光"（《素问·八正神明论》）。其一，根据月相的盈亏来决定补泻的宜忌或针刺的多少；其二，根据四时之气所在来决定针刺部位的深浅或宜忌。指出了气血和日月的关系及对针灸的影响，"凡刺之法，必候日月星辰，四时八正之气，气定乃刺之。是故天温日明，则人血淖液而卫气浮，故血易泻，气易行；天寒日阴，则人血凝泣而卫气沉。月始生，则血气始精，卫气始行；月郭满，则血气实，肌肉坚；月郭空，则肌肉减，经络虚，卫气去，形独居，是以因天时而调气血也"。"得时而调之"，要随月节律采取不同的治疗方法，"月生无泻，月满无补，月郭空无治"。在治疗过程中还要根据四时之气所在的部位不同而掌握针刺的深浅，"春取络脉，夏取分腠，秋取气口，冬取经输，凡此四时，各以时为齐"（《灵枢·寒热病》）。此外，《灵枢·顺气一日分为四时》提出"冬刺井""春刺荥""夏刺输""长夏刺经""秋刺合"等因时序不同而治疗选穴位及手法各有不同。《素问·四时刺逆从论》等章专门论述了针灸"逆四时而生乱气"的危害，指出"春刺络脉，血气外溢，令人少气，春刺肌肉，血气环逆，令人上气，春刺筋骨，血气内著，令人腹胀""刺不知四时之经，病之所生，以从为逆，正气内乱，与精相薄""则生气乱相淫病"，足见古人对"因时制宜"的重视，说明季节与治疗有着密切的关系。后世在《灵枢·卫气行》"谨候其时，病可与期，失时反候者，百病不治"等理论指导下，在因时针刺方面有了长足的发展，如提出"病在于三阳，必候其气在于阳而刺之；病在于三阴，必候其气在阴分而刺之"，为后世"子午流注""灵龟八法"针法的创立提供了理论依据，再一次表明了时间与针刺的密切关系。

当代，时间医学专家在生物节律及其应用方面做了大量的研究，但对产生这些节律的环境背景和生物节律与外部环境周期性变化的相关性缺乏探讨。历代医家及现代研究均已证明，五运六气理论是系统完整、独具特色、临床实用的时间生物医学。因此，现代时间医学的研究应当充分重视对五运六气理论的研究，并借鉴其中的思想，探讨五运六气时间医学模式的优点，从而逐步完善其内容。

第九章
五运六气学现代研究与探索

扫一扫，查阅本章数字资源，含PPT、音视频、图片等

第一节　国内研究进展与探索概述

五运六气理论是《内经》的重要组成部分，从其产生之日起就受到历代医家的重视，对其进行的研究从未中断，出现了大量的研究成果，指导着医学实践。近代以来，随着西学东渐，中医学的发展遇到了挫折，五运六气理论尤其受到影响。1949年以来，"尤其是近50年来五运六气理论的研究，是其自发生之日至今的最为重要、最为辉煌的时期。无论是介入该领域研究团队的水平，还是在该领域研究的深度和广度；无论是研究的手段和方法，还是研究的结论和成果，都是空前的、前无古人的"。目前，通过国家图书馆馆藏目录检索，可以检索到《五运六气》《运气学说的研究与考察》《运气学研究》《中医运气学》《中医运气学解秘》《医易时空观》《疫病钩沉》《中医运气学说解读》《运气学说的研究与评述》《五运六气研究》《五运六气探微》《五运六气百问百答》《五运六气医案评析》《五运六气临床病案传真》《张登本解读五运六气》《五运六气经典理论导读》《疫病论：五运六气解读新冠肺炎疫病》《五运六气挈要》《五运六气论析》《顾植山运气医论选》等关于中医五运六气理论的专著近40部，还有大量中医学研究著作中包含运气学的内容。通过中国知网检索到包含"五运六气"关键词的学术论文近6000篇，还有大量的相关硕士博士学位论文，可见五运六气研究成果之巨。

根据收集到的近45年众多研究五运六气的成果，下面从五运六气的发生发展研究、《素问》运气七篇和遗篇研究，以及五运六气的多学科研究、基本理论研究、运用研究、评价研究等方面进行分类概述。

一、五运六气的发生发展研究

（一）五运六气的起源

对五运六气起源问题的争论，自宋代到今天就没有停止过。有人认为是王冰补入，有人认为起源于汉魏之后，也有人认为产生于中唐等。张登本认为：五运六气理论形成于东汉，其整体内容最早见之于现存的《素问》"七篇大论"之中，据现存资料而言，王冰是发掘并传承五运六气之学的第一人。廖育群根据东汉天文机构的人员组成中含有医生这一线索及整个社会文化背景，认为五运六气理论产生于东汉中后期。常存库等认为，五运六气理论产生于唐以前，流行于宋以后，宋代理学的求理学风为五运六气理论提供了思想条件和新的哲学论证。关于五运六气理论的产生研究，学者们做了大量的工作。如五运和六气与运气理论起源的研究；时令、月令与运气理

论起源的研究；谶纬、卦气与运气理论发生的研究；占候术与运气理论发生的研究等。这些研究运气理论发生的成果，都是从古人在长期的生产生活实践过程中对物象、气象、各种各样的灾异现象、人体自身的生命活动现象仔细观察、深刻分析、认真总结、逐渐升华而成的，绝不是古人凭空的想象和无端的臆猜。因此，孟庆云认为：五运六气是中国古代的灾害预测学。中国古代灾害的频发与历代有关预测理论的积累，产生了灾害预测学——五运六气。孟庆云对五运六气的来源进行了研究，他认为：天文历法、医学及灾害知识、术数之学，是构建五运六气的三方面认识来源。朱红俊认为中医五运六气学说起源于上古五行、六府等文化，在周时提出了五运、六气的概念，在西周至春秋战国期间融会阴阳学术，至西汉初期或之前形成了完备的中医五运六气理论体系，并记载于《内经》中。

（二）五运六气的发展演进

关于五运六气理论发展的历史分期，孟庆云认为，五运六气理论的发生发展历史久远，经历了滥觞期（从远古到周代）、酝酿期（春秋战国时期）、奠立期（两汉）、隐传期（从魏晋南北朝至隋代）、经传期（唐代医学家王冰将"七篇大论"补入《素问》之后）等多个历史时期。正如他所述，从宋代开始，因《素问·六元正纪大论》有"五运六气应见"之语，医界称为"五运六气"，此后，或称"五运六气"，或简称"运气"，直到今天。苏颖以历史朝代为线索，以"五运六气"标志性事件为节点，分先秦至汉、唐代、两宋金元时期、明清时期、清末至民国年间五个时期，对五运六气的发展演进历程进行了评述，梳理了与"五运六气"有关的标志性人物、著作和观点。

二、《素问》运气七篇和遗篇研究

《素问》运气七篇是传载五运六气理论的源头，是展示五运六气理论全部内容的主要典籍。因此，运气七篇是五运六气学者首先要研究的对象。纵观这方面的研究，有把运气七篇融合到《内经》的整体研究中的，也有独立式研究。张登本等对60年来运气七篇的研究情况进行了梳理，将包括"七篇大论"在内的《内经》理论进行了解释。还有学者从药性理论、"大系统科学哲学方法"等一系列专题解读七篇大论。著名中医学家方药中对运气七篇进行了全面、系统而深刻的解读。一些学者对运气七篇的来源进行了研究。王树芬认为，运气七篇是《素问》所失之卷，否认了七篇是后世所撰之说。王树芬还认为最早论述气候与疾病的是古代医家，系统讨论气运产生及综合考察气运疾病的是《内经》。黄柳泉从自然科学角度论述了《内经》，尤其是运气七篇的形成与古代自然科学有密切关系，其理论依据是当时最先进的科学，如天文、历法、气候等大量科学资料与数据，都被《内经》引用到主要的理论中去。李学勤认为，运气七篇与《内经》其他部分有颇为密切的关系，认为七篇大论在王冰以前便存在于《素问》中，没有证据表明其原为《阴阳大论》，并指出七篇大论在思想上带有纬学影响的鲜明痕迹。王庆其探讨了运气七篇的学术思想，认为七篇大论的基本精神是将气候、物候、病候置于时间和空间的整体上加以考察和研究，三者遵循着同一自然规律。从人与自然的相互关系中把握人体的生命活动规律，当今以六气十二支划分南北政具有不确定的随意性，只有将五运与六气相结合，才对临床有指导价值。东汉末期名家郑玄精通易理医理，文学造诣也极深，孟庆云认为七篇大论的文笔冠世、医理深刻，极有可能为郑玄所撰，七篇大论中所阐述的诸多观点和郑玄注《易纬》的说法多有一致，提出运气七篇是郑玄独特的解易之作《天文七政论》，后被王冰发现并编入《内经》。李今庸先生赞同林亿《新校正》的说法，认为运气七篇即《阴阳大论》，并且根据干支纪年的使用，认为其出自东汉建武年间以后。任应秋先生以干支纪年为证据，判断七篇大论不会晚于章帝时期。钱超尘先生认为"七篇大论显示出来的音韵特点是东汉时代的文章"。廖育群先生则从重要观念的发展角度进行了考察，结合史料反映的时代特点，认为运气七篇成书于东汉中后期。

完整的五运六气理论，除了"运气七篇"之外，还有"两遗篇"，即《刺法论》《本病论》。一般认为，其成书于北宋年间，在医学史上有重要作用。张灿玾认为，从现在"两遗篇"的内容分析，是作者根据"运气七篇"中"司天""在泉"的规律，发挥出了"升天降地""迁正退位""五星窒抑""刚柔失守"等理论；在治疗方面，则根据七篇大论"资其化源"的原则，提出了"抑其运气，资其化源"的具体方法。顾植山、苏颖等都从疫病的角度对"两遗篇"进行了研究，对指导临床有重要意义。邹勇对《素问遗篇》的相关论述进行全面考证，认为《素问遗篇》为刘温舒所作。王晓霏等通过研究发现，《素问遗篇》内容反映了宋朝将运气学说与病机、治疗结合起来，将理论引入临床用以指导临证对病机的分析和选穴防病，并把运气理论与针刺治疗这两个独立不相干的体系紧密结合在一起形成五运六气针法。王国为等通过研究发现，《素问遗篇》以"正气存内，邪不可干，避其毒气"为疫病防治总则，重视疫病防护中的"鼻窍关"，提倡疫情期间的主动隔离，主张五疫五疬的分类论治。

三、五运六气的多学科研究

近年来，对五运六气理论进行多学科研究已成趋势，学者们从各自从事的自然科学和人文社会科学的视角，对包括五运六气在内的《内经》理论，从哲学、信息理论、系统论、天文历法、医学气象、物候、时间生物医学、分子生物学等方面进行了研究。在运气学的多学科研究方面，多集中在历法、气象、物候、时间医学等方面。

（一）天文历法方面

孙理军等从天文学角度对五运六气理论进行了研究，运用回归年、近月点、朔望月、交月点及地球自转日等多种周期叠加作用予以解释。孟庆云将《内经》中的历法进行归纳，认为《内经》记载的历法有三种：第一种是以一年为十二个月，365.25天的阴阳合历；第二种是采用"大小月三百六十日成一岁"的六十干支历法（即太阳历）；第三种是《内经》特有的五运六气医学气象历法。孟庆云认为，《内经》中的五运六气是用"五六相合"来编历，从历法学角度看，它属于阳历历法系统。郝葆华等通过对《内经》"六六为节，九九制会"的新释，更进一步证明了《内经》有的篇章如《素问·六节藏象论》中保留了上古将一年分为十个阳历月的太阳历。郑彝元进一步对《素问·六节藏象论》进行研究，认为"正天度"用的是制日月之行的阴阳合历；"纪化生"用的是干支配合的三百六十日历法，三百六十日历法是根据太阳在黄道一周天360度来划分的，并且以干支配合来记录；还认为中国历法中的二十四节气、七十二候与五运六气都是在三百六十日法的基础上产生的。关于改历对运气学的影响，杨仕哲等撰文认为：中国历代历法迭有变迁，在史籍中有具体内容记载的有100多种，加上约略提及的则总数在200种以上，但是从汉代到明朝正式颁用的历法仅有49种，探讨改历的原因，不外乎历算与实际天象不合（81%）和政治思想的因素（19%）。五运六气与历法的运算有密切关系，而中国历代的改历，又以清初汤若望的变革最为特殊。选择此事件来探讨改历对运气学的影响，会发现原本在天文学界争议最大的觜参顺序问题，对运气学几乎毫无影响，而其时刻制和节气的变革，只会让运气学的历算更精确。

　　郑军认为，干支纪年方法是用《易经》无量纲的数学模型研究月地日运动的具体应用。它反映了一个完整周期的 60 种三体位相关系，天干主要表达的是日月（日地）关系，地支主要表达的是月地关系。五运六气理论则是以这一宇宙环境为根据，对天象、气象、地象、人象周期变化进行预测的科学方法。付立勤计算了以冬至点为参考系的日地月三体运动最小相似周期为 742.1 个朔望月，即六十年零三天，认为这就是天、地、气六十年准周期产生的主要机制。

　　郝葆华在分析了西汉太初历制定中的年干支变化后认为，五运六气的推理工具——年干支，在汉时就有多种说法，在历史上历法迭有变化，年的历元计法也有所不同，其中哪种方法符合五运六气理论的原意需重新认真断定，干支和五运六气对应的规律是什么也应慎重认真研究。张承龙等撰文认为，五运六气理论的推演工具干支历，其干支间的相互作用方式反映天文因子对地球的作用特点，天干之间的生克合、地支间的生克合、干支间的生克等作用关系动态反映了不同时空的宇宙天体，包括太阳、月球、太阳系五大行星等对地球的综合万有引力特征，才使地球保持了其运行轨道三要素在一定时期的相对稳定和在更大时间单位内的周期性变化规律。在干支历反映的宇宙天体对地球的作用，赤道坐标系是以天干为物化符号的，黄道坐标系是以地支为物化符号的。赤道坐标系主要反映整个宇宙（包括银河系）对地球万有引力的影响，黄道坐标系主要反映了太阳系、银河系对地球万有引力的影响，那么干支历记录的地球年月日时则综合反映了整个宇宙对地球的时空作用。因此认为，中医基础理论组成的重要部分——五运六气理论应该是系统论研究中医的一个重要切入点。柯资能等对五运六气中干支纪年的若干问题进行了系统研究，化解了五运六气理论中认为严重矛盾的问题。苏颖研究发现，五运六气理论以古四分历为基础，根据日、月、地三者运行规律，运用天干与地支的谐调编排，创立了独特的五运六气历法，从历法学角度来看，它属于阳历历法系统。张登本认为运气历若从其精确度量的太阳回归周期时间及其应用意义来看，是一种完全意义上的太阳历法。田合禄解读出《黄帝内经》中基于"地中"说的两种太阳历及两套黄道，并将《黄帝内经》原文与《太始天元册》《日月星辰天纲图》及《周髀算经》"七衡六间图"等相联系，剖析《内经》中所述太阳历、太阴历和阴阳合历。

　　孟庆岩等分析古天文学中 3 种天文坐标系特点发现，天文坐标系是解释某些运气问题的基本工具，可用于解释运气学说相关理论；运用天文坐标系分析运气学说时应选用正确的坐标系，防止理论阐释出现偏差；通过分析天文坐标系，可以进一步深化现有的运气理论观点，从多角度深化运气学说理论内涵。宋爽等分析七篇大论中五星相关论述，发现其相对视运动轨迹与五气经天化运图符合。崔人匀等计算了五星运行的周天视运动周期，其平均周期近似符合六十年一周期的甲子循环规律，说明《黄帝内经》中所言五运上应五星是有其天文和理论基础的。但通过对照现代天文学研究最新进展，认为气候的变化应该是五星综合作用甚或有另外三星（天王星、海王星、冥王星）、太阳黑子及月亮引潮力的变化加成而成的。尉若山等亦是通过对太阳活动、天体运行等数据进行分析，认为五运六气学说中的天干、大运和主运可能与稳定黑子有关，地支、客运可能与不稳定黑子有关，而主运和主气可能与地球公转有关。

（二）医学气象学方面

　　五运六气理论中包括了气象学知识。夏廉博等从人与自然环境、气象与生命活动、气象与疾病、气象与治疗用药等方面论述中医学中的气象学思想。张德二则从人与自然界的关系、《内经》对气候及气候变化的论述等方面讨论了《内经》中的若干气象学问题，指出五运六气理论及古代医疗气象学是《内经》论及古代气象学问题的重要组成部分。孙兴根据《内经》对自然界的认识和天人相应的整体观念，结合有关运气学的自然规律，阐述了《内经》的气象医学现象。阎自力认为,《素问·六元正纪大论》中关于五郁的论述较系统地提出了一套医学气象学理论。陈全功认为,《内经》的生物气象学理论中蕴藏着丰富的、很值得现代生物气象学深入发掘的"六气胜复"理论。现代气象学研究提出的"温室效应"可以说类似《内经》的六气之胜,"阳伞效应"类似《内经》的六气之复。但是"温室效应""阳伞效应"都只是描述了气候变化的现象和过程,远没有达到《内经》论述气象气候变化规律的最高境界。张爱青等以《内经》理论为依据,阐述了气象对人体生命活动和疾病的影响,以及气象与诊断治疗的关系。汪正宜探讨了"六淫学说"与医疗气象学的关系,阐述了天气(六气)变化、季节变化对人体的影响,气候影响人体的途径,以及六淫的实质。刘玉芝从气象和流行病学角度证实了运气学中所包含的气象医学理论的科学性和实用性,指出了掌握气候变化与疾病发生流行的同步关系及规律对防治传染性疾病有重大的指导作用。

如今更多的学者运用各地气象资料进行着验证性研究。苏颖在总结五运六气研究现状时,用专章梳理了近30位学者的五运六气医学气象模式研究成果,从现代气象医学模式研究五运六气理论的提出、现代气象资料对五运六气理论的论证研究、五运六气理论指导气象因素对疾病的研究、气象资料和流行病学资料数据处理中统计学方法的运用等方面进行了详细介绍。许多学者对各地的气象资料进行分析,发现北京、天津、沈阳、杭州、蚌埠、成都、郑州、包头等地区近20年或30年的气候变化与运气学推测结果基本一致或基本相符,相符率在70%左右。其中郑州符合率96.6%～100%。田文将烟台地区1978～1980年三年的气候资料与中运、司天、在泉、间气等进行对照,其符合率在90%以上。刘忠第、陈震霖等通过研究证明,北京地区60年实际气候变化基本符合五运六气理论。张年顺以《中国近五百年旱涝分布图集》一书为依据,分析了1470～1979年(总时限510年)全国各地的旱涝气候,对五运六气理论进行验证,但其结果是,符合率最高的是昆明(50.6%),而不是郑州、西安。分析其原因似乎与正常气候年数的多少密切相关,并认为要对五运六气理论做出最后评价,似乎为时尚早。陈璧羡对近1200年里发生263频次疫病的再研究表明:干支纪年的不同年份,疫病发生的概率不尽相同。丁壬木运年、戊癸火运年、丙辛水运年和丑未之岁疫病发生的概率较高,"火"是疫病的根本动因。2005～2009年将是连续5年的气候灾害期,2024年前后全球气候将迈入一个长达380年的寒冷期,艾滋病等温疫将随之销声匿迹。张年顺统计近1200年疫病流行情况,得出了疫病流行与干支纪年无必然联系的结论。有学者从更大的时间跨度上来分析气候资料对五运六气的价值,如张剑宇等验证了山西省35个县2320年气候资料对五运六气理论的价值,结果是五运六气理论不能用来推断山西省实际气候变化情况,对五运六气理论的实用价值还不能做出肯定的结论。张年顺通过对河南省3000年异常气候资料对五运六气理论价值的研究,结果是各项指标符合率均很低,认为以五运六气理论推测河南省气候变化是不适宜的,进而又分析了有的研究者能得到50%以上甚至100%的符合率的各种原因,最后认为目前要对五运六气理论做出恰当评价,为时尚早。石可镂以《汉书》中记载的灾害性天气的性质及发生的年月,同《素问》五运六气理论的有关论述相对照,计算其符合率高达86%以上,认为五运六气理论的科学性是不容否定的。但若在计算时,把平气之年去掉,则灾害性天气的符合率会大幅度下降,这就从另一侧面暴露了五运六气理论的缺陷。李文海等从古今气象变化规律的重大差异、研究方法失当、五运六气理论本身的缺陷三方面进行了剖析,认为五运六气理论对未来气象变化的预测不具有科学意义上的实用价值。刘玉芝等对300例肝火上炎型眩晕患者出生时相运气特征的研究显示,该类患者出生时相年干以丁、壬为多,属中运风木之年,年支以寅、申、巳、亥为多;并认为出生时相的运气特征,实际上反映了当时的日月地球五大行星等星系的相对位置关系,即当时的宇宙环境特征,在人的生命节律上打下了深刻的烙印，必然影响人的生命活动。王奕功等运用五运六气理论探讨了近百年世界范围内大流感暴发的某些规律，发现在天符、太乙天符年里，流感发病可能比较频繁、迅速、严重，甚至危及生命，并预测1998年暴发流感的概率较大。岳冬辉等在对《温疫论》《伤寒温疫条辨》《疫疹一得》《温病条辨》四部书防治温疫的药物和方剂进行整理、分析的过程中发现，温病学家均重视五运六气与发病、治疗的关系。程彦杰等对北京地区双月值（六步）平均气候资料与自然监测人群连续2年中风发病资料做相关分析，发现无论出血性中风还是缺血性中风的发病均存在明显的季节分布特征，高气压、低气压和低气温条件，尤其是这些因素的剧烈变化与人群中风发病季节性增多关系密切。王树芬利用《中国古代重大自然灾害和异常年表总集》所提供的数据，对奇寒、酷暑、暴雨久雨、大旱、风灾等六种特征明显的古代自然灾害所对应的干支分布做统计学处理，并以之与运气干支所代表的气候因素相比较，以观察运气格局的科学性，发现自然灾害的发生在干支分布上有一定规律性，即某种自然灾害好发于某个或某几个干支。这种现象表明，天干地支似与气象因素风、寒、暑、湿等有某种内在联系，从而启示人们：五运六气理论中的"天干化运""地支化气"并非凭空编排，很可能是从更为古老、更为久远的自然灾害记录的总结分析中得出来的，值得进一步研究。赵辉认为，运气平气的各种推算方法都是由果循因的可能性解释，现代气象学认为我国夏季受北太平洋副热带高压控制，冬季受西伯利亚冷高压控制，这与司天、在泉之气各影响半年气候有相似之处。因此，在特定的地域、特定的时间相应气团是否应时而至，是决定本年气候变化的太过、不及与平气的关键。程彦杰等探讨了运气产生与适合的疆域问题，认为五运六气正是古代中国大陆自然地理气候的反映性描述，是中国古代先民生存智慧的反映，其适合的地区为南岭以北的中东部地区，将之定位于黄河中下游地区比较局限，认为其广泛适用于全球的观点是站不住脚的。徐建华对连云港（新浦）电视台1954～1983年的气象资料分析，结果排除平气之年，即非平气之年的符合率较高，最低85.8%，最高达100%，基本符合率为90.1%，五运六气理论对连云港只有测定异常气候方面有实际意义。汪寿鹏收集了6年来治疗病毒性肝炎疗效显著的病历资料，从流行季节、辨证分型与血清ALT（丙氨酸氨基转移酶）单项指标等方面进行分析，结果表明秋、夏两季是本病发病率较高季节，湿热蕴蒸型多发于秋季，湿邪困脾型多发于夏季，肝血瘀阻型以冬季偏高。研究结果还提示，季节性气候与病毒性肝炎的证型及ALT指标有一定相关性，表明中医的湿热、毒邪与ALT的变化相关。谌洁对首都钢铁公司总医院8年间487例中风患者发病情况与季节、气候变化的关系进行探讨，结果发现中风发病与四时气候变化有关，尤与风寒气候变化有密切关系。出血性中风多在冬春季发病，缺血性中风多在秋冬季发病，均与风寒气候变化有关。刘言训等对山东省27年钩端螺旋体病发病情况进行统计，结果表明各年度发病高峰日期主要在7月中旬至9月中旬，尤其在8月中旬发病例数更集中，这与7、8月份正是山东地区的多雨季节密切相关。刘变英、刘海涛通过对当地脑出血病例进行分析，结果显示春季、冬季发病率高。蔡世同等通过分析广西168例高血压住院病例与相应时期气象资料，结果表明高血压发病高峰在冷暖交替频繁、气象要素变化大的春季和秋季，雨前高温低压的闷热天气和转至降温升压是高血压的多发时段，特别是气压、气温变化较大时应预防高血压不良并发症的发生。苏颖对长春地区气候特征及常见流行病发病的四时规律进行了研究，总结出了痢疾、流脑、乙脑、麻疹、百日咳、肝炎、甲肝、乙肝等11种病的50年高发月份和季节，认为长春地区流行性疾病与气候、季节有着密切关系，其发病机制及高发病年份有待于进一步研究。苏颖等认为今后研究五运六气理论的方向和亟待解决的问题是运气学气候变化规律的自然科学基础与现代气象学的相关性，以及气候变化导致疾病发生的机制。于蔚洁等发现广东省不同司天、在泉时段日平均相对湿度，和不同在泉时段累计降水量实际变化与运气理论描述相符，但广东省实际风速变化特点则与运气理论描述不符。汤巧玲等提出连续观测的完整气象资料的推演和对极端气候事件的推演相比，连续观测的气象资料可能更有利于评价干支运气与实际气候的关联性。吕菲菲等发现东、南、中、西和北 5 个代表站点 60 年平均气温情况与五运六气理论的推算结果吻合度很高，验证了五运六气学说对我国不同区域气温的气候演变推算的准确性。张乐等提出自然气候变化是吉林省松原地区脑出血疾病发病率上升的外因，在临床预防及治疗脑出血过程中，需要特别关注在木运太过之岁及秋分至立冬时间段中寒、风、燥邪对脑出血发病的影响。蔡佳丽等指出吉林省四平地区老年肺炎疾病的发生发展变化规律与五运六气变化有相关性。付琨等发现吉林省长春地区在岁运的金运太过之岁及六气主气的终之气时段冠心病发病率最高，且在平均气温越低、降水量越少时冠心病发病率越高。此外，还构建了吉林省冠心病心绞痛发病的五运六气高风险时段等一系列预警模型。徐艺连等认为在猩红热发病的预警机制构建方面，可结合五运六气、气象、人工智能多学科交叉研究，构建更具针对性的预警模型。关惠芳研究认为缺血性中风急性期的罹患例数与温度、降水量呈正相关，与风速呈负相关。高甜甜研究发现寻常型银屑病的发病风险与风速、大气压呈正相关关系，与气温、相对湿度、降水量呈负相关关系。马文静研究提出对乳腺癌发病影响最大的气象因素是气压。廖昱等结合五运六气、三年化疫等理论分析 2019 年末新型冠状病毒感染前后的气候特征，发现温度、降雨量、空气湿度等气候因素与新型冠状病毒感染的发展和扩散密切相关。刘晓东等发现新型冠状病毒感染发病在反常气象因素和独特运气学规律下具有很强发病力，病因之机为燥、湿、寒，论治以润燥、化湿、散寒为主，且临床施治时应做到因时、因地、因人制宜。

（三）物候学方面

陈吉全认为运气学的核心思想是气象、物候、病候一体观，运气学是五行学说的进一步发展，提出了亢害承制、五行乘侮胜复等复杂关系。郝葆华等认为在中医药文献中，物候学很多定律都得到了反映，尤其在《内经》中，这些定律反映得更为完整。史鸿章认为人们很早就发现气候变化可以影响人的行为和情绪，并通过影响人的脏腑功能来影响精神状态。苏晶等通过精神分裂症的临床研究和 1991、1992 两年度北京地区地面气象资料的统计分析，认为人的精神活动与自然界的四时阴阳消长变化相一致。苏颖从五运三纪的物候与病候、六气司天在泉的物候与病候两方面，对运气七篇中的医学物候学思想进行了系统梳理，认为人体脏腑功能活动有着与物候现象一致的生物体特性，病候表现与物候表现同步，物候与病候均受五运六气周期气候变化节律的影响，是随气候变化而变化的，这种思想对于研究生命节律、总结发病规律、指导临床养生防病及治疗均有重要的意义。苏颖从现代物候学角度，通过对《内经》有关物候学思想的研究与分析，发现《内经》不仅较完整地体现了物候学定律，突出了整体恒动观思想，注重五运六气之岁的物候现象，并且把物候与天象变化密切联系，尤其突出的是把物候变化与人体生命活动相联系。张登本等提出按《素问·六节藏象论》所言，在一个太阳回归年气象气候影响下发生的物候现象，计有 72 个物候变化的时间单元，此种物候变化周期，完全与太阳回归周期年同步，故而在各年份主气影响下的物候变化，都是可以逐年预测的。史梦茹等认为天之气候、地之物候同人体脏腑、疾病、情志相关，牵一发而动全身，充分体现出了天地与人体的关联性。

（四）生物节律方面

张剑宇对 1128 例住院患者的死亡时间用电子计算机进行了统计学分析，结果表明，五脏病的死亡时间与运气学有密切的关系，与年月日时有相适应的节律性，从而揭示了五脏病死亡脏腑定位律。刘济跃发现阴阳五行是日月五星与生命和人体周期节律变化的高度概括，五行理论和运气学的"上应五星"与木火土金水五大行星之间有对应关系。西医学的发展可借鉴五运六气时间医学模式。在探讨生命节律与气候变化及时间节律的研究方面，田仁、陈心智从生命活动方面探讨了人体的日月节律。王洪图从病证变化与时辰等方面对时辰与脏腑的经脉关系进行了研究。赵明锐认为由于地球和太阳相对位置的改变，引起电离层和地磁发生有规律的日节律变化，由于电离层电子浓度有白天强夜晚弱的变化，故人体阳气随之有白天旺盛、夜晚衰弱的变化，电离层的种种变化是由于太阳辐射的改变而发生的。赵明锐进一步认为太阳黑子的活动与中医学的岁火太过理论有一定关系，值得进一步研究。覃保霖通过对古今物候现象与太阳黑子活动的研究认为，太阳黑子最多年常为物候特迟年份，太阳黑子活动存在着 11 ～ 12 年小周期和 62 ～ 250 年长周期的现象。黄惠杰认为岁火太过不及与古代记载的黑子分布情况吻合，太阳活动是人类某些疾病流行和骤发的重要生态因素。张悌又进一步论述了太阳黑子 11 年周期与运气学的干支节律相吻合，阐述了二者有内在一致性的客观原因和根据，证明了五运六气理论的客观性和科学性。牛媛媛等指出，人体病理、生理及疾病的发生发展过程中与五运六气密切相关，有其四季节律、月节律、日节律，在治疗上遵循其时间规律和五行之气，择时治疗往往可取得意想不到的效果。段阿里认为人体生命活动随自然界时序变化呈现的时间节律具有"因时可调"的平衡性和"因时而变"的动态性，这些规律集中见于《内经》运气七篇中。临床施治时，要从整体出发、辨证论治，对于"常"证要遵循"因时制宜"原则，对于"变"证要注意"舍时从证"规律。马宏宇等发现冠心病的发病特点，于四时节律则冬季、夏季加重，于日节律则夜间及上午多发，于年节律则火运太过与水运太过之年、阳明燥金司天之年、少阴君火在泉之年发病人数最多，时支午时、未时发病人数最多，提出如根据冠心病患者病情的时间节律选择适合的时间治疗可显著提高疗效。赵静基于中医学"五运六气理论"和西医学"生物钟基因"，发现急性心肌梗死患者发病日期和出生日期的五运六气分布存在一定的规律，而一天之中的发病时刻也存在一定规律性，总体发病高峰时间集中于 2：00 ～ 7：59，且发病高峰时间段随着不同的危险因素和诱因而有差异。陈赟等通过运气理论结合女性生命周期生物钟规律分析女子七七天癸竭时潮热节律特点，发现临床诊治时，根据绝经期阴阳盛衰、昼夜节律及潮热发作、加重的峰值时辰辨证施治，随证化裁，帮助绝经期女性建立阴阳消长转化的新平衡，可达到事半功倍之效。张煌辉运用五运六气日节律结合六经辨证思路治疗失眠，相比于运用常规安眠药（奥沙西泮片）治疗，患者的睡眠质量有显著提高。刘美红等研究发现运气节律影响人体先天的睡眠周期、后天的睡眠状况，同时影响着人体的阴阳消长、气血盛衰、脏腑强弱和经络循行，通过天干、地支等符号推演的运气格局可以推测睡眠的正常与否，以及睡眠 – 觉醒时相的长短。郭斐研究发现，"春夏调周，秋冬进膏"是一种符合卵巢生物钟节律的，以"运气学说"为指导的"年节律"时间医学治疗方法，对于卵巢生物钟节律具有调控作用从而改善卵巢储备功能。

（五）分子生物学和基因组学方面

吕海婴等认为，中医学现代化必须结合分子生物学，以及当代发达的生命科学技术、环境科学等进行新的探讨，赋予五运六气理论新的科学意义。马淑然等在"肾应冬"调控机制的分子生物学实验研究中，采用大鼠松果体摘除模型，运用原位杂交技术，探讨了在冬至、夏至 SD 雄性大鼠睾丸 c-fos 和 c-jun 的 mRNA 的变化规律，证明了"肾应冬"在生殖方面的调控机制是通过对肾所藏的生殖之精的两种调控成分，即促进生殖之精的物质和抑制生殖之精的物质而起作用的，说明中医学"肾应冬"是具有客观物质基础的，揭示了中医学"以时测脏"的正确性和科学性。王米渠等结合现代分子生物学研究，从运气跨入基因研究的转轴、气候运气疾病与基因、适应性易感性等基因组示意、寒暑气候的适应性四个方面初步探讨了运气学的分子基础，认为人类体内确实有一套适应气候寒热、季节寒暑、温度高低等因子变化的易感性基因，直接相关的如适应性、冷敏感、耐热抗体、耐热抗原、应激控制、易变等，还有间接相关的易感细菌、易感病毒、中毒易患性等。在极度寒热条件下，有反应为寒热病的百余个基因组，它们与气象的寒热因子大多相关。近年报道气象与气候条件对疾病的影响，多与人体易感、易患及抗原等基因相关，这与中国古代观察到的不同气象变化（每60年为一周期）中的相同年所能诱发的疾病证候有一定相似性。个体在五运六气中发病不同，可能与适应（防御）性、敏感性、传染易感性等基因组相关，也与中毒易患性及抗微生物侵染性组合等基因有关。马雨薇通过研究肺癌发生、演变的疾病规律发现，五运六气要素可能与某些肺癌临床病理参数存在相关性，五运六气要素分析显示不同生辰五运六气的骨转移、脑转移和肌肉组织部位转移比例显著不同。

四、五运六气的基本理论研究

（一）学科概念属性研究

近年来，对五运六气理论进行文献研究的著述较多。任应秋归纳总结了自《内经》以后历代医家对运气学的评价、贡献及应用，认为运气学是结合医学来探讨气象运动规律的一门科学，具有一定的实践意义和科学价值，应该用现代科学手段对"医学－生物学－太阳地球物理学－气象学"进行详细的同步观察与研究。王孝先等认为张仲景在《伤寒论》中全面继承和发展了《内经》的运气学，结合外感热病的实际情况，创立了《伤寒论》气化学说，经伤寒学家张志聪、张令韶、陈修园、黄元御、陆九芝等共同努力，使其学说更加完整。苏颖认为刘温舒《素问入式运气论奥》的成书与流传对五运六气之学的传承起到了关键性的作用。其运用图表将复杂的推算及运气之理清晰表明的理论成果，为后人运用图表学习和研究五运六气奠定了基础。杨毓隽认为刘温舒是将《内经》运气学运用于临床医学的实践者。北宋末年研究运气学盛隆，刘温舒功不可没，他启发影响了金元明清许多医家。万碧芳探讨了刘完素对《内经》运气理论的发挥和应用，分析了其"亢害承制"的学术思想。盛国荣对陈修园《灵素集注节要》中运气部分的内容及注释进行了研究，认为其注文节要集注、深入浅出、由博返约、启发后学、影响甚广。

苏颖提出，五运六气理论是我国古代研究天时气候变化规律，以及天时气候变化对生物（包括人体）的影响的一门科学。研究者进而对这一体系进行了学科化构建，包括绪论、干支甲子、五运六气、五运六气与医理、五运六气理论的临床应用、五运六气与相关学科等内容。

杨力认为，运气学的核心理论是气化理论，运气气化着重于揭示宇宙气化与人体气化的宏观整体关系，这个关系即"天道－气化－物候"的关系，气化便是连接天道与物候关系的枢纽。因此，只有掌握气化理论才能把握天道对物候的影响，以及物候对天候应答的规律，这就是运气学的精髓所在。孟庆云指出，五运六气是在天人合一及在以气为本一元生成论基础上，以天五地六为框架，用五六相合的术数推步方式，通过探究天人之际，进而推求从天象到测病论治的医学体系范型，其内容来源于气一元的生成论宇宙观、《易经》体系《系辞传》的天五地六说、术数的推步方法，其三个组成部分为医学气象历法、五运值年和六气纪节的推演格局、应年、应节的常、病契因证候与治法等医学内容。李艳杰等指出，宋代理学家们对"理本论""格物致知"等哲学命题的思考与讨论推动了中医运气理论的快速发展，并使之成为医家理论探索的新方向。杨必安等研究发现，五运六气尤其是大司天的变化，直接影响了明清温补学派和温病学派的形成。李爽姿等从自然逻辑概念、朴素的辩证思维形式、逻辑思维方法及逻辑认识问题等方面，对五运六气学说展开思考，认为其基本形式和逻辑思维方法所特有的"天人相应"象与类"取予"统一的形式，是古代归纳与演绎两种逻辑思维方法的密切结合。

（二）作用价值研究

孟庆云从医学、自然科学角度，探讨了运气学对中医学的贡献及其局限性。张登本系统综述了 1949～1989 年国内对运气学的研究概况，提出了对运气学研究的初步设想，还认为应对运气学进行专题深入研究。杨威等认为明代杜文燮《药鉴》虽以药名书，贯穿着以五运六气理论（运气）为纲的医疗思维模式，指出百病根源，运气为先；百病生于气（六气），生死决于运（五运）；治病以六气为本、五运为标；运用药物气味顺逆而达脏腑补泻之效。周丽雅等对于吴鞠通学术成就进行了研究，发现《温病条辨》的寒疫论、补秋燥胜气论、寒湿论等篇章均有运气变化对疾病影响的阐述，可见吴氏对五运六气理论的重视，认为五运六气变化对疾病的影响是现今值得发掘和研究的重要内容。苏颖等对余师愚《疫疹一得》论疫特色进行了研究，认为余师愚对运气理论阐述透彻，如六气为司天之步、南政北政、药之主宰等。余氏提出了运气为疫疹之因，运气变衍为火毒的重要观点。岳冬辉等发现《伤寒温疫条辨》在卷一中首先提出治病须知运气，指出在治疗温疫类疾病时应根据该年气运选择治疗方法。汪德云证明了人体胎儿形成期某年某运决定出生后易患某病的疾病定位律的客观存在，认为该领域研究对探讨生命的起源、疾病的发生，以及优生等有学术价值和意义。靳九成等在汪氏研究的基础上，提出了"胚胎发育期值岁运气病理定位表"，在实际应用中，发现在常岁，医院就诊人群预测符合率可达 90% 以上，社会自然人群预测的符合率在 50% 左右；在非常岁，医院就诊人群预测符合率为 94.7%，社会自然人群预测的符合率达 91.8%。李锡安将推算结果和推算方法编成六十花甲运气简表，并做出分析，给运用者提供了一个简捷便利的工具。柯资能等研究了五运六气中关于干支纪年的问题，提出秦颛顼历以亥为岁首而年各减一位，说明其基础正是延续到现在的干支纪年，太初元年"岁在丙子"是依颛顼历以公元前 105 年 12 月冬至为基准的年，而"岁在丁丑"则是太初改历后以公元前 104 年 12 月冬至为基准的年。至于《史记》中"年名焉逢摄提格"（甲寅）的问题，是司马迁采用了太阴纪年的缘故。干支纪年并不起源于岁星纪年，因而"岁星超辰"问题与纪年干支无关，这样就化解了五运六气理论中两个关键矛盾。晏向阳通过对运气南北政的探讨指出单运气南北政脉不应的本质内容；五运主运在地球上表现为厄尔尼诺现象的波动，五运客运在天空中表现为五大行星综合影响的起伏；研究了六气比五运多一个数的问题。晏向阳在六减五原理的基础上，对脉不应、反其诊、左右同等疑难问题进行了重新认识，提出反其诊不是覆其手诊之，而是当在反政中求之，左右同不是指左右手的脉象相同，而是指左右间气与司天在泉的不应脉位相同。张瑞麟对六淫内容的演变及六季划分问题进行了探讨，认为宋代陈无择根据《素问·至真要大论》正式提出"六淫"这个名词，并应用于中医病因病机的诊断及治疗；还认为一年平分为六季，是源于《素问·六节藏象论》。周学胜对运气学的气机气化相关论进行了探讨，认为气机气化是中医学中气理论内容的主要组成部分，但两者内涵又有区别。刘晓庄对《内经》气化学说运用现代科学语言提出了新的理论，认为气化是精气化生万物的激发因素，气化是人体生命运动的普遍属性等。胡建平指出"气化"是中国传统科学中的核心思想，也是中医学的核心理论，是描述脏腑组织如何发挥其功能特点的重要依据。根据人体各部的气化特点，以三阴三阳为标准将人体划分为各有特点而又紧密联系的六大系统，并引入运气和标本中气学说可以分析阐述各系统的气化（功能和特点）。谷万里进一步对中医学，特别是中国传统文化进行剖析，发现"气"是中医学与中国传统文化的交汇点，指出应全面继承和发展中医学术思想。彭增福探讨了运气学对子午流注学说形成的影响，认为现行的纳支法是受运气式纳支法的启发而来的，并提出纳甲法的形成可能与运气学有关。张灿玾对《灵枢·九宫八风》的"太一""九宫""八卦""八风"等概念进行了分析，认为与古代天文学、气象学、历法学等有密切关系。而黄自元则认为《灵枢·九宫八风》与古代占星术有关。其根据是 1977 年在汉墓中发现了两具古占盘，其中一具是太乙九宫占盘，其形与《灵枢·九宫八风》的九宫图酷似，揭示了该篇内容的占星术性质。也有学者根据运气理论分别推论肾、肝在主运、客运、六气司天在泉，以及运气胜复等情况下的发病状况，列举了依据运气治疗的验案。林琳探讨了中国古代官制文化对《内经》运气学的影响。苏颖认为运气相合理论应当包括运气同化和运气异化两个方面，这样才能全面反映《内经》运气理论内容及思想，才能全面分析气候变化规律及疾病流行规律；并对明代医家张介宾在五运六气方面的贡献进行了研究，发现张介宾不仅精于医术，而且精通象数、易理、天文、气象、星纬之学；并运用天文历法解释运气疑难，重视物候现象及气候、物候、疾病三者的关系，他从河图洛书入手研究医易同源关系，制图 58 幅，图文互释。

苏颖认为《内经》众多的运气治疗原则及具体治法以整体观念为指导，是根据岁运太少、六气司天在泉及其胜复、地域东西南北不同所致不同气候、物候、病候情况而确立的，体现了中医治疗疾病的原则性和灵活性。苏颖根据《素问·六元正纪大论》总结出客运五步、太少相生规律，纠正了以往推求方法容易出现的错误。薛辉等在总结运气理论五年研究状况时，发现在预测气象变化和推测某年疾病的大致流行情况方面尚有一定价值，认为目前运气理论推理演绎性研究较多，实践性的实证研究则相对较少，应该加强运气学的科学实证性研究，加强运气学同其他学科间的交叉研究。傅景华研究了运气之道与温疫之化，认为运气是天地人和通的大道，而不是古代朴素的气象学。运气之道囊括空间结构、空间运变、空间数序、空间态势、空间效应，乃至宇宙生成、地质演变、生物进化、天文历法、气象物候……现代物理学所谓波粒二象，以及信息、能量、物质的演化亦在其中，指出五运六气就是地日空间运变的节律性周期。孟庆云指出，五运六气的学术价值体现在七个方面，即把天人合一的思想观念系统化、提高拓宽了中医药理论体系大厦的构架、对气一元论阴阳五行的整合创新、首创气化学说、提出"病机"的概念、对时病有预测性、在运气养生中增加了中华养生学的特色。王国为等首次仿《千字文》文体，以王肯堂《医学穷源集·运气总论》为蓝本，旁参诸家，把中医五运六气基础知识汇编成四言歌诀，并参以注释说明，朗朗上口，易诵易记。陈金红等总结发现郁久乃发、郁发待时、郁发之象是疫疠发生的三个必要条件，缺一不可，对今后疫病预测方面的研究具有重要的指导意义。杨蕊从五运六气理论出发，依托三阴三阳开阖枢对月经周期形成新的认识，为妇科调经种子提供了新的思路。郭谦等发现五瘟丹组方谨遵岁运规律，其制方思想是五运六气理论与临床治疫遣方紧密结合的典范，其预防瘟疫以人体正气充足为前提，为瘟疫的治疗及预防提供思路。陆曙等认为在临床诊治过程中，应学会运用司天、司人、司病证相结合的临床诊疗体系，分析病因时天、人、邪合参，诊断时辨天、辨人、辨病证，治疗时司天、司人、司病证，进一步结合"标本中气"及其从化理论、"欲解时"理论、"开阖枢"三阴三阳时相论等进行处方用药，并酌情考虑加减运气方药、开阖枢方药、运气靶向药等。董思含等发现新安医家孙一奎医学思想及临床经验集中体现在明辨时疫与外感、详辨主症与兼症、祛邪与扶正兼顾、依运气时令因时制宜、遵《内经》组方原则顺六气变化加减用药、创补散降治时疫三法等方面。清代名医何梦瑶于其著作《医碥》中尤重人身之气在人体生命活动中的重要作用，朱小艳等研究指出人体生命的根本在于气，疾病之所以会发生是由于人身之气出现了异常，治疗方面立足于对人体气机的调节，其中对脾胃的调理是关键环节。芦天怡等认为明代汪机《运气易览》秉承《内经》五运六气理论，阐发了元会运世的运气变化大周期及甲己土运为南政等五运六气理论的重要问题。《心印绀珠经》为明代医家李汤卿所著，郭谦等从运气之要、至真南北、天气之脉、标本运气、防治之径等方面对该著作的五运六气医学思想特点予以阐述，对于深入挖掘古代医家五运六气理论及其临床运用具有指导意义。《慈航集三元普济方》为清代医家王勋所著，孙畅等研究发现王氏治疗春温、瘟疫的遣方用药遵循《内经》"必先岁气，毋伐天和"的原则，根据司天在泉不同自创瘟疫用方，并且重视瘟疫的瘥后调理。《脉诀汇辨》为清代医家李延昰所著，孙畅等认为李氏遵循天人相应之理，创新性地阐发脉与天地、阴阳五行、运气的关系，传承和发展了《内经》五运六气理论及南北政脉法。《运气商》乃明末医家徐亦稚所著，徐艺连等对《运气商》的五运六气医学思想及医案的用药特点予以阐述，创新性地提出徐氏认为司天只主三之气、客气先至主气随后、四间气应分野及灾害之说，结合十二则医案、四则运气征应以明运气理论在临床中的运用。张乐等以五运六气视角对王肯堂《医学穷源集》的医学思想及临证用药特点予以梳理研究，并创新性地结合五运六气理论分析医案病机及五行制化理论组方用药。聂金娜等发现刘完素《新刊图解素问要旨论》对脉诊知晓"脉候神明"之理，也重视"适气之用"以判断脉之虚实，所以临床通过脉诊既可以候神，又可以候五运六气之变化。此外，其还发现汪机《运气易览》论述汇集前人研究五运六气之精要，并列举临证医案，对五运六气理论的传承起到承前启后的作用。胡亚男等研究发现吴鞠通提出疫病发生及寒温之差异与气运条件密切相关，首创三焦辨证体系以治疗温病，并运用五运六气之理结合自己的临床经验，对疫病、伏暑、痘症的发病运气条件、分类、辨证治疗等作了全面阐述。

五、五运六气的运用研究

（一）临床研究

数千年来，历代医家应用运气理论指导临床预防、诊治，不仅取得了较好的疗效，验证了运气学理论的科学性和正确性，而且在理论和临床上又多有发挥，推动了中医学的发展。

近年来，有关学者从不同角度对运气学的临床应用进行了研究，论述较多。张登本通过回顾 60 年运气研究进展，梳理了岁运理论的临床运用、六气理论的临床运用、运气与内脏系统疾病关系的研究、运气标本中气理论的临床应用研究、其他类型的疾病与运气关系的研究，并进行了评价。在预防方面，郑国柄认为运用《内经》四时八节理论，随气候变化调整治法，指导临床预防和治疗，效果较显著。林飞等人通过梳理 41 篇与运气相关的文献，总结了五运六气在疾病预防和治疗中的作用，主要研究了如何运用运气理论防治登革热、SARS 等传染病，以及呼吸系统疾病、内分泌疾病等非传染性疾病。在预防新型冠状病毒感染方面，黄丹等人基于"和"的原则，提出了中医预防疫病的要点是保持天人合一，论述了以五运六气理论为指导对庚子年疫病进行防治。杨威根据新型冠状病毒感染发病年的运气，提出其是寒热错杂、脾虚湿困证之时令疫病，治疗时需在清热透表、调畅枢机的同时兼顾脾胃、相火。罗红英基于青海地域地理因素，结合五运六气理论分析新型冠状病毒感染发病时期的运气特点和发展趋势、发病特点，并提出了具有中医特色的防治方法。黄宇等人基于中医"治未病"思想，通过经络诊察结合五运六气理论，总结了中医在预防秋冬季节新型冠状病毒感染的重要性及具体预防措施。在发病方面，患者出生年的运气特点受到广泛关注。黄嘉莹等人通过研究慢性疲劳综合征（CFS）与出生日期五运六气的关系进行了探讨，结果表明，运气因素会影响 CFS 的体质罹患倾向。马湘婷通过调查季节性变应性鼻炎患者先天运气体质并对其进行研究，指出出生日期运气相合为太乙天符年份的人罹患变应性鼻炎风险较高。任玥研究发现肺间质纤维化患者出生时客气为少阳相火、司天为阳明燥金、在泉为少阴君火与此病发病关联性最高，二者具有相关性。付琨等人基于《内经》五运六气理论，研究发现心系疾病的罹患与先天运气禀赋相关。对运气理论临床运用医案的报道，目前主要有肺病、脑病、心病、糖尿病及并发症、关节病、胃病及在肠道疾病等方面的应用。瞿岳云认为，《内经》防治学思想包括法时养生防病、法运气节律而治、法四时阴阳而治、法昼夜节律而治。程士德认为五运六气与发病不仅关系密切，而且情况非常复杂，有一般规律，也有特殊情况。雷瑗琳等对心肌梗死发病时间及运气变化进行了探讨，其结果表明，急性心肌梗死不同证型发病时间存在一定规律，并与运气变化有着密切关系。尉平平探讨了抑郁症季节性发作，指出抑郁症季节性发作提示了情志活动的季节问题，对诊断和预防抑郁症起到了积极的作用。汪德云阐述了运气与临床病因、病机、病证、治则、方剂组成、药物归经等方面的密切关系。对运气理论临床运用验案的报道，主要有肝病、痹痛、胃脘痛、肺病、胆结石、肺脓疡、口腔炎、膀胱炎、哮喘、胆囊炎，以及在儿科方面的应用。樊黔江提出运气学研究的重点不是季节性疾病，而是气候性疾病，即气候突变所致的疾病。运用《内经》时间医学思想及理论指导临床实践的报道也较多，如按时取穴法、择时服药法，临床疗效显著。在时令与用药方面，毛水泉认为一要用寒远寒、用热远热，二要顺四时之气，三要春夏养阳、秋冬养阴，四是不正之气要变通。周萍等探索了运用"时间治疗"疑难杂症的治则，具体方法是选择在一昼夜或一年阴阳消长节律中病情起伏明显的病，进行"时间治疗"，疗效优于一般治法。在具体服药时间上，安培祯强调要"顺天之时，而病可与期"，介绍了数十例病例，采用因时制宜，按人体阴阳气血节律性的不同变化，择时择法给药与常规法给药相比较，前者疗效卓著。在《内经》天人相应观与死亡关系探讨方面，王永涓通过大量事实证明了死亡的病种与时辰月份、季节、年运有密切关系。在补阳法的临床应用方面，吴越人专门在 1980 年 2 月 16 日日全食时，对人体及动物体进行了观测，证实人身中的阳气与太阳有一定关系，其观察到的患者所出现的症状都可用阳气虚衰或阳气受到干扰来解释，应用升阳、温阳、通阳、养阳、潜阳法疗效显著。在治则方面，杨威等提出了以岁运太过不及同病异治，以六气胜复因时制宜，以干支纪日、纪辰把握最佳治疗时间，以生辰运气特征治病求本等运气学治则。杨文平指出，每年的气候变化不相同，所以在疾病的治疗中应有相应的变化。杨金月等人将基于运气理论指导下的三因司天方作为临床治咳的突破口，疗效颇佳。聂金娜等人根据《三因极一病证方论》中民病证治方剂特点，提出尊经旨运用六气方，并进行适当加减、灵活运用。高宇等人研究发现《三因极一病证方论》六气时行民病证治方 6 首方剂组方用药规律，体现了因时制方、阴阳配伍、五行配伍的特点。何圣等人提出光变时空理论，并用其解读《内经》五运六气时空结构，建构了疾病发生的原理系统，确立了指导疾病治疗的原则系统和疾病治疗的选方用药原则系统。

（二）实验研究

对《内经》理论进行实验研究，也是研究《内经》的手段之一。近十年来，有学者从这方面着手研究，取得了一定的成绩。张六通关于外感湿邪致病机制的研究，提出了外湿的科学内涵是季节气候环境、生物致病因子及机体反应性相结合的综合概念。此项研究深化了对外湿致病机制的认识，使之提高到一个新的水平。郭霞珍昼夜阴阳消长节律的实验研究，证明了《内经》所论人体阳气在一日里具有昼夜阴阳消长同步的自然盛衰节律，揭示了《内经》人体阳气昼夜消长节律的科学内涵。徐砚通等"时脏相应"生理机制的实验研究，从生物信号转导角度，探讨了肾与冬时相通相应的神经内分泌和细胞信息转导的物质基础，从而阐述《内经》中脏与时相应归类脏腑功能的科学性。卢全生等"肾应冬"的实验研究，从肾主生殖出发，以松果体为切入点，观察了冬夏季节变化对 SD 雄性大鼠血清睾酮（T）、黄体生成素（LH）、卵泡刺激素（FSH）的影响，初步探索了肾与冬相应的生理机制。他们还在实验中从肾的生殖功能出发，进一步探索了生殖季节性变化的生理机制。马淑然等在中医学"肾应冬"生理机制与褪黑素关系的实验研究中，进一步证明了肾应冬的生理机制是具有分子生物学基础的。罗卫芳等通过观察雄性金黄地鼠在生理状态下性腺功能相关指标的四季变化，从"肾主生殖"的角度探索了《内经》"肾通于冬气"的内涵。吴娟等人通过比较强直性脊柱炎肾虚督寒证组及肾虚湿热证组患者的实验室指标及临床情况等相关因素，发现五运六气与强直性脊柱炎肾虚督寒证及肾虚湿热证有相关性。赵静等人经过临床病例研究发现，急性心肌梗死患者外周血单个核细胞的生物钟基因昼夜节律性基本消失甚至呈现与正常人相反的低振幅节律性改变，与运气关系密切。

（三）疫病研究

近年来，随着医学的不断发展，人体生命与自然之间的关系愈加被人们重视，尤其是 SARS、禽流感等疫情后，五运六气理论在疫病的防治中发挥了重要作用。邓铁涛认为应重视《内经》中的运气理论，可以认为它是战胜 SARS 的理论依据。顾植山认为五运六气失常是疫病发生的病因，《内经》论述疫病的发生非常注重"伏气"的概念，其中"三年化疫"理论是中医伏气致疫说的极致。曹雷等基于五运六气理论对中医疫病流行的现代研究进行了梳理，诸多学者从不同的角度验证了五运六气的变化与疫病流行的关系。张玉栋等认为五运有盛衰即"太过"和"不及"，六气偏盛衰则变六淫，"六淫"和"太过""不及"即阴阳失衡，以此测流行病，十应七八，类似当今的概率论、模糊数学和经验公式，可惜到目前为止，对这一国粹的发掘还远远不够，应用甚少。2002 年末至 2003 年春夏在我国流行的 SARS，患者症状相似，传染力强，确属温病范畴。其根据《素问·六元正纪大论》之"丑未之岁，二之气，温疫大行，远近咸若，子午之岁，五之气，其病温"分析了 SARS 的发病与运气有密切关系。许家松认为 SARS 属于中医温病范畴，并指出温疫的发生及流行与自然气候的反常变化密切相关，这些理论在《内经》中有相关阐述。梁华龙根据《内经》中的有关论述，依据 SARS 的传播规律、发病和症状特征，认为 SARS 是伏气温病。白贵敦等从 2001～2003 年运气气候特点来分析 SARS 病毒的变异成因，认为客气的周期是 6 年，每隔 6 年就会出现一次在泉相火的暖冬气候和一次主客君火加临。暖冬的异常气候条件使病毒变异并携带"火"的生物信息。这一规律可以解释流感 5～6 年或 10～12 年会有一次全球大流行。陈凤芝等在分析了温病 SARS 的发生、发展特点后，根据《素问·六元正纪大论》中对温病发生规律的论述，从运气学角度阐述了温病在不同年份、不同季节、不同气候条件下发生、发展的规律及其防治方法。毛绍芳等根据运气学认为 2002 年岁次壬午，木运太过，少阴君火司天，阳明燥金在泉，冬季出现了应寒反暖的"暖冬"气象，2003 年岁次癸未，火运不及，太阴湿土司天，太阳寒水在泉，春季出现了应暖反寒的"倒春寒"气象，使人体处在"寒包火"的异常生理状态之下，在主运主气恰逢厥阴风木当令之时，风、寒、湿、毒（变种冠状病毒）共同侵犯阳热伏邪充斥的人体，决定了 SARS 起病急骤、病势凶猛、传变迅速的发病特点。SARS 病毒，若离开风、寒、湿三气之载体，其单独不足以让人发病，因此，当少阴君火主令，或者说在炎热的夏季，SARS 的蔓延趋势，自然会如强弩之末、无源之水。余瑾等分析了 SARS 的流行和临床特点，从"天人相应"的角度出发，应用中医五运六气理论分析了 2003 年 SARS 流行的时空运化背景和特点，认为五运六气的气候变化造成了 SARS 形成和流行的特殊外在环境与宿主内在环境，外环境火运不足，寒湿偏盛，疠气萌生，内环境阳气不足，抵抗力不足，外邪乘虚而入，导致 SARS 的发生和流行，提出了防治 SARS 的针对性措施和初步时间预测。顾植山从运气的角度分析了 SARS 的病因病机，认为庚辰年刚柔失守产生的"燥"和"热"是伏气，故初起即见内热肺燥证候，发病急暴，癸未年的升降失常及二之气的"寒雨数至"造成的"寒"和"湿"则是时气，由疫毒时气引动伏气，燥、热郁于内，寒、湿淫于外，伏气和时气交互作用，导致了 SARS 内燥外湿、内热外寒的病机证候特征，SARS 早期即出现极度乏力是伏燥伤肺的重要指征。

在疫病的病因病机研究方面，不少学者强调要重视"三虚相合易发疫病"。苏颖对《素问·本病论》《素问·刺法论》中三虚相合易发疫病的观点进行分析，认为某些年份的异常气候是导致疫病发生的重要外在因素，人体五脏之气不足、精气与神气失守是致病的根本。顾植山分析《素问》"两遗篇"的"三虚"致疫说，阐释了疫病产生的三大因素。杨威认为对五运六气从每岁天人邪气变化特点及相应临床诊治趋势进行分析，是中医天人相应整体观念、三因制宜辨治思维的具体体现。可见，五运六气对疫病的病机证候分析及治则具有重要指导意义。刘杰运用其研制的五运六气电脑应用系统及五运六气系统工程的研究成果，并结合历史与现代临床资料，对 SARS 进行了天候、气候、物候、病候、证候相关性分析，认为该病属于中医传染性热病之时气疫毒范畴，并对治疗法则、预防法则、气味用药法则等涉及中医药防治中的几个重大基础理论问题提出个人认识，强调要正本清源，进一步加强和深化五运六气的科学研究，发挥中医药这一独特优势，为控制 SARS 作出应有的贡献。顾植山认为五运六气对中医药辨治 SARS 有重要启示，并指出疫病的发生，虽然不能单纯用运气因素来解释，但古人观察到，疫病的出现与五运六气周期有一定的联系，并且，不同的疫病往往具有不同的五运六气特性，而相同五运六气的不同疫病，在证候病机上又有一定的相似性。2003 年发生的 SARS 疫情，比较清晰地显示了五运六气对疫病的影响。通过对《素问》"两遗篇"中"三年化疫""刚柔失守"理论的研究，分析了 2001、2002、2003 年气候观察与"金疫"（肺性疫病）发生的关系，并分析了 SARS 的证候与病机，认为五运六气理论对临床治疗 SARS 有重要指导意义。张焱认为运用五运六气，便可对 SARS 类疾病的疫情作出科学的预测，这充分体现出中医学"治未病"的预防思想，突显出中医学的高明之处，也使人们开始反思五运六气极其珍贵的实用价值。陈曦等通过对 2003 年 SARS 病例的统计分析，发现气象条件与 SARS 证候的产生密切相关，对北京、广州两地 SARS 患者初诊证候进行对比统计分析，发现两地患者初诊证候有所差异，五运证候分布不同。北京资料显示：燥金类＞热火类＞寒水类＞湿土类＞风木类；广州资料显示：热火类＞湿土类＞燥金类＞寒水类＞风木类。证明了五运六气对 SARS 病机解释的合理性。古继红等分析了广州地区 SARS 流行期间的气候特征，并对 SARS 患者证候与运气的关系按五运分类方法进行统计，发现气象因素与 SARS 的流行密切相关，发病高峰集中在 2～5 月，证候以热火类多见，表明五运六气理论能够为 SARS 的发病和流行趋势提供较正确的时间预测。刘敏雯等初步探讨了 SARS 的发病特点及与中医时间和五运六气的关系，为该病病机研究提供线索。其结合广州市 2003 年 1～4 月收治的 103 例 SARS 病例，运用中医传统辨证方法及运气学说，初步阐明 SARS 的某些发病特点，建议将 SARS 的中医病名定为"传染性非典型肺炎疫病"，其发病极可能与气候异常相关。其运气特点有二：一为在阳热之火夹风运基础上，太阳寒水主气被阳明燥金客气扰动为病；二是在火运不及的基础上，太阴湿土被厥阴风木所扰动发病。"湿热蕴毒（火）并易夹瘀"贯穿于整个疾病动态演变过程之中，总结出根据 SARS 的中医证候特征及其演变规律，提倡中西医结合个体化治疗。尹正等认为五运六气对于 2003 年 SARS 疫情发展趋势的成功预测充分说明中医经典理论可以正确反映自然规律和正确指导实践，具有很强的科学性和实用性，五运六气可以用于临床疾病的预测、治疗，以及每年可能发生的重大疫病和自然灾害的预测。吴奇认为医学理论的发展必须与哲学相结合，才可能有生命力，这也是中医学历经几千年不衰的重要原因。中医学和古代先贤留下来的《内经》五运六气理论和温病学说，对 SARS 的分析治疗作出了不可磨灭的贡献。他建议在中医今后科教研过程中，要结合中国古代哲学等多种学科，结合高等数学、统计学、气象科学、地球科学、天文学、电脑三维多维模拟实验，多层面、多角度地综合研究。关于运气学与禽流感关系的研究，近年来亦有部分学者关注此事，如傅景华撰文认为凡遇客火加临，易成温疫流行之化，人患禽流感属温疫，中医完全能够应对。

对于五运六气理论应用于疫病防治的研究，许多学者提出需要辩证对待。邢玉瑞认为近年来对五运六气理论的研究逐渐趋于理性，越来越基于其合理内核，而抛弃了干支推算等不科学的成分。苏颖等对明清时期《增评伤暑全书》等十六部温病著作中防治瘟疫的医学思想进行了研究，整理统计了防治温疫的方剂及药物，提出了温疫发生与运气相关、治疗温疫扶正祛邪并重的观点。杨威等提出疫病发生、流行与自然、社会、人身的多种变化规律相关联，需对其复杂规律进行多角度深入探讨，以期发现疫病发生的规律，增强疫病辨证论治的能力。对于五运六气理论预测疫病流行的理论，顾植山提出需用科学的态度对待，用辩证的方法运用现代科技手段，为现代防病治病及疫病预测作出应有贡献。徐倩霞等人发现疫病总特点以寒热虚实错杂之证最具代表性。郭谦研究指出《内经》所载瘟疫的发生与五运六气理论之间存在必然关联，在瘟疫治疗原则、瘟疫治疗气味用药及瘟疫的预防上均以五运六气气候变化规律为依据。瘟疫的发生与地域因素也有关系，例如高学斌等人运用《内经》五运六气理论探讨西北地区局部新型冠状病毒感染疫情特点，并指出运气学说可预测西北地区疫情变化趋势。罗红英等人通过分析 2019 年 12 月中下旬国内气温呈现升高趋势的运气变化情况，提出本次新型冠状病毒感染患者证候以风热居多，结合青海局部地理环境特点，防治应以疏风清热、扶正祛邪为主，从用药、艾熏、调摄等多方面制订了青海地区新型冠状病毒感染的防治方案。杨威等人根据五运六气理论及公开的疫情、气候等相关资料，提出己亥年终之气时段，新型冠状病毒感染疫情发生缘于外寒内郁、脾胃虚弱、内外湿相兼，易见外寒内热证，认为新型冠状病毒感染是寒热错杂、脾虚湿困证之时令疫病，同时强调天人气化、"扶正祛邪"是中医防治时令疫病的重要指导原则。苏颖指出己亥岁六气和五运的终之气，皆提示气候温暖，但要注意会有疫疠发生。其基于吉林省地域气候特点及长春地区未来 30 日气候分析，指出长春新型冠状病毒感染在春分或春分前能得到全面控制，提出防治要点，首先减少外出，做好防护；还要外防春季风寒，内调饮食起居及情志，饮食要减酸增甘，顾护阳气，饮食宜平和，过于温补则易加重内热，过食寒凉则损伤人体阳气，其次根据南北地域不同，应预防春季易发疾病。

此外，近些年对登革热、烂喉痧、猩红热、鼠疫、手足口病等烈性传染病与五运六气理论的关系的研究也逐渐增多。徐艺连对全国及七大地理行政分区猩红热发病与五运六气相关性进行统计分析，发现猩红热高发于岁运为火运不及、火运太过、土运太过、水运太过的年份；六气主气高发时段与猩红热在春夏之交、冬季高发相符合；客气、司天在泉、客气加临主气时段猩红热发病亦集中于火气郁遏时段。王欲晓等人通过分析近代岭南、东北地区三次大型鼠疫流行期间均有阳明燥金主气的运气特点，提出鼠疫病因病机以燥邪侵袭为主。李宇欣等人通过研究明确登革热患者发病主要分布在四之气和五之气，认为五运六气对登革热中医证候特点具有一定的影响，并发现登革热患病与年龄和性别相关。李林康等人基于《内经》七篇大论所载疫病与五运六气的周期变动的关联，以手足口病为主体进行研究，发现干支运气时段及五方地域、气候因素等均可影响手足口病的发病态势。

六、五运六气的评价研究

五运六气理论作为我国的一门古老科学，以整体恒动观为指导思想，以古代自然科学为基础，产生于自然变化对人体影响的实践观察中，具有一定的科学基础。它首创医学气象历法，从系统整体角度研究自然气候变化规律、自然变化与人体的关系。

对待五运六气理论，自古就有不同的认识和态度，如有以刘温舒、沈括为代表笃信运气理论者，也有如明代缪希雍、清代徐灵胎等为代表的持怀疑和否定态度的学者。在今天，也有学者认为，五运六气"完完全全是一个建立在阴阳五行学说基础上的虚幻图景"，"只能被束之高阁，独享寂寞"。还有学者表达了同样的观点，认为是"空中楼阁，沙上之塔"。

对待五运六气要有科学的态度。方药中对运气理论表达了科学的态度：我们对于运气理论的正确态度应该是认真研究，但对其中的具体运用，又不能机械地对号入座，一定要把理论和实践结合起来。因此，对待运气理论，应该是以肯定为前提的批判继承和深入研究。

对于今后的研究，苏颖提出，应该运用系统整体恒动的认识方法，取其合理内涵。首先，要继续研究天干地支的天文学基础及运气理论的自然科学基础。其次，要深入研究气候变化对人体生命活动影响的机制，以及与中医诊治的密切关系，尤其为流行病、传染病的预测与防治提供相关依据和资料。同时，还需要结合现代天文、气象学等方面的知识，准确认识气候变化的规律，设计多学科长远的科学研究计划，进行大范围、多地区、较长时间多学科的认真研究，以深入挖掘运气学的科学内涵，总结现代气候变化规律与人体疾病及治疗规律，以更好地指导临床防病治病。另外，在运用五运六气理论指导临床时，必须结合患者本身的状况、所处的生活环境及地域特点等因素，细心综合分析，准确辨证后处方用药，只有这样才能将运气理论防病治病的精髓彻底发挥出来。有的学者整理分析了近 20 年五运六气与气象相关的研究进展，分别从研究的问题、地域、周期、方法及团队特征等方面进行述评，发现虽然取得了明显进步，但在研究的系统性与规范性方面仍有不足，建议今后应重视研究的方案设计，加强多地域、多学科、多团队等系统整合，针对关键问题建立研究范式，以期更客观准确地揭示运气理论的科学内涵。

第二节　国际研究进展与探索概述

韩国、朝鲜、日本等国学者均对五运六气理论有所研究及应用。此外，澳大利亚部分学者认为由于中国和澳洲的季节是明显的反季节，南北半球的运气计算应该是不同的。五运六气的研究越来越受到各国中医学界及多学科专家学者的重视。

一、韩国、朝鲜的五运六气研究

（一）韩国、朝鲜的五运六气研究简史

朝鲜初期刊行的《医方类聚》通过引用《伤寒直格》的内容，解释了十干夫妇配合形成五运和十九病机等内容。同时该书也收录了《三因方》中的五运论、五运时气民病证治、六气叙论、本气论、六气时行民病证治、六气凡例等内容。此外还介绍了《阴证略例》的运气处方和加减法。

到了 16 世纪中期，乙亥字活字本《黄帝内经素问》将《素问入式运气论奥》附加在书籍的前

半部分一起出版，而后 1615 年刊行的《素问》也延续了相同的形式。如此说来，既然《内经》是朝鲜时代最受推崇和广泛研习的医书，那么能够与它一起出版的运气学的重要地位便也不言而喻了。

不仅如此，1610 年刊行的《东医宝鉴》在其《杂病篇》的开头就以"天地运气"为标题记载了运气学的相关内容。该运气学的理论部分援引自《黄帝内经素问》《皇极经世书》《金丹正理大全》及《素问入式运气论奥》等书籍，而临床治疗部分则主要采用了宋代陈无择在《三因极一病证方论》中记载的运气处方。

1725 年，儒医尹东里以自己的号"草窗"命名编写了运气学著作《草窗诀》。该书的运气学理论与《内经》不同，有其独有的特点。首先根据五行的太过与不及，按照相克原理将十干分为甲辛、乙戊、丙癸、庚丁、壬己 5 组。书中还记载乙戊、丙癸、庚丁的 6 年会因为火过于旺盛而生病；甲辛、壬己、丙癸的 6 年会因为寒湿而生病；而甲辛、乙戊、庚丁、壬己的 8 年则会因为风而生火病。在上述分组的基础上，根据患者出生年份的天干与问诊当年年份的天干可以预测他有可能罹患的疾病，并且开具患者应当服用的处方。例如乙戊年出生的人遇到甲辛年，或者甲辛年出生的人遇到乙戊年，就会因为心火过盛而产生肺金受损的症状。不过这两种情况并不完全相同。因为乙戊年生的人遇到甲辛年时会先心火盛而后才出现阴虚的症状，而甲辛年生的人遇到乙戊年则会先阴虚而后出现心火盛的症状。对此，书中记载前者应先服用黄连茯苓汤降心火，然后服用滋阴降火汤、清离滋坎汤等；而后者则应先服用滋阴降火汤、滋肾丸等来补充阴精，再服用六味、八味等处方。《三因极一病证方论》中的运气处方在该书中也被广泛使用。这种先将患者出生年份的天干与问诊年份的天干进行组合，然后在组合的基础上开具运气处方的方式是《草窗诀》一书的特点，因此可将其称为具体体质具体分析的运气医学。

在针灸治疗领域，成书年代被推断为 17～18 世纪的医学巨著《舍岩道人针灸要诀》，第三章"天地运气"中分别记载了十天干各自的 6 年所对应的针法。例如第六个甲年是土运太过之年，很容易出现肾水不足的症状，所以就要使用肾正格的针法作为补肾的一种治法，肾正格补经渠、复溜，泻太白、太溪。

（二）韩国、朝鲜的现代五运六气研究

进入 20 世纪以后，金海秀于 1928 年在翻译《素问入式运气论奥》的基础上添加了部分内容，从而刊行了《图解运气学讲义录》。赵元熙在 1938 年编写了《五运六气医学宝鉴》。该书以每个人在母体内成为受精卵的日期为基准开始计算 60 年，将这 60 年中的每一年都按照五运五步和六气六步的组合分别配制了 12 个处方。如 8 月 15 日成为受精卵后出生的人，其成为受精卵的日期在五运的五步中属于第三步，而在六气的六步中则属于第四步，因此被称为"三运四气"，也就是五行中的"土金"。如果出生那年恰好是壬寅年，那么此人就会出现胃肺经湿痰、咳嗽、血分不足、胸胁骨节痛、阴多阳少等症状，这时就应该使用加减四六汤（白茯苓，黄芩，白术，桔梗，枳壳，木香，当归，川芎，桂枝，甘草，姜三枣二）。书中每 60 年都会开具一运一气、一运二气、二运二气、二运三气、三运三气、三运四气、四运四气、四运五气、五运五气、五运六气 10 个处方，同时再加上运和气相同时，即一运一气、二运二气、三运三气、四运四气、五运五气时所使用的基本处方"天干药"，以及运和气相异时，即一运二气、二运三气、三运四气、四运五气、五运六气时所使用的基本处方"中元药"这两个处方，一共是 720 个处方。720 个处方中有一部分是相同的，还有一部分包含药物的加减法。后世出现了众多对《五运六气医学宝鉴》进行重新编辑和刊行的著作，其中包括《五运六气汉医学宝鉴》（吴大永，1964 年）、《运气学（处方选）》（东洋体质分类学会，1971 年）、《五运六气治病药法》（金于齐，金庄善，1972 年）

及《运气医学》（朴英培，金泰熙，2005年）等。1987年刊行的许充的《五运六气经验处方》对《五运六气医学宝鉴》中的方法进行了变通，根据出生日和受精日推算出客运和客气的五行性质，在此基础上将五行再按照五行重新分类，一共计算出25种五行体质，之后又按照每个体质分别列出了各体质可以服用的补药及治疗时疫的处方，并且针对每种体质可能出现的50种病证开具了相应的处方。无独有偶，《运气体质学辑要》（姜镇春，2004年）中也采用了通过综合分析出生年月日的干支来出具治疗处方的方法。他们所运用的五行运气体质论的渊源可以追溯到《灵枢·阴阳二十五人》篇。五运六气体质理论通过柳泰佑撰写的《运气体质总论》得以与针法相结合，而白熙洙在1993年编著的《运气与脉诊和治疗》又将其与脉诊相结合，并在此基础上列出了治方。

在韩国，《素问》"运气篇"的翻译著作主要包括《黄帝内经运气解释》（白允基，1975年）和《内经运气七篇精解》（昌玟等，2002年）等。此外，1990年由姜镇春和弘起编著的《内经运气学正解》也对《内经》的运气学进行了整理和说明。而《素问》"运气篇"的代表性注释书则是《黄帝内经素问运气七篇注释》（朴赞国，2009年）。近年来，解说运气学历史和五运六气学内容的《运气学的历史·五运六气学》（尹畅烈，2023年），探讨《素问入式运气论奥》有关内容的《素问入式运气论奥与冈本为竹的谚解全译本》（尹畅烈，2023年）等书相继出版。

韩国与运气学相关的主要研究论文有《关于运气体质》（金基郁，1996年）、《论痴迷于伤寒论的运气学说》（金基郁，1997年）、《对九宫八风的相关研究》（金容辰，1998年）、《关于运气学说起源的研究》（尹畅烈，1999年）、《论运气学的三阴三阳与周易乾卦六爻间的关联性》（朴赞国，2000年）、《对内经运气篇的气味运用之研究》（白裕相，2002年）、《关于宋代运气学的研究》（尹畅烈，2003年）、《金元时代运气学的历史》（尹畅烈，2016年）、《对于〈素问入式运气论奥〉与五行大义的五行和干支的解释与比较研究》（白裕相，2016年）、《关于韩国运气学的研究》（洪珍妊等，2017年）、《关于日本运气学的研究》（尹畅烈，2017年）、《关于明代运气学的研究》（尹畅烈，2018年）等。

二、日本的五运六气研究

（一）日本的五运六气研究简史

日本对运气学的研究在16世纪曲直濑道三编著《启迪集》时就已经形成了一定的规模。1611年，最早的日本版本梅寿刊古活字本《素问入式运气论奥》正式刊行。随着日本版《素问入式运气论奥》的问世，各种注释书和运气学书籍如雨后春笋般相继刊行。1635年，玄璞（号回生庵）的《运气论口义》（全3卷，附录1卷，4册）与《运气论奥得助图》（1册）合刊，该合刊本对《素问入式运气论奥》的内容进行了说明，并且为了使说明更加通俗易懂，还添加了表格和图片。1646年，鹈饲石斋刊行了《运气论奥句解》（全3卷，附图1卷），同时成书年代被推断为1540年的《素问运气七篇》和《素问入式运气论奥》的注释书《运气一言集》也于1654年发行。1665年，松下见林编写了《运气论奥疏钞》（10卷，10册）和《论奥辨证》（3卷，3册）。《运气论奥疏钞》在收集了诸医家对《素问入式运气论奥》详细注释的同时，还添加了自己独有的注释，而《论奥辨证》则对运气学理论进行了全面整理。

1684年，闲流子（元仲）的《运气论奥纂要全解》（3卷）及《运气纂要图说》（3卷）、《或问》（1卷）、《付录》（1卷），1704年冈本一抱的《运气论奥谚解（素问入式运气论奥·运气论奥谚解）》（全7卷），1727年香月牛山的《运气论奥算法俗解》（3卷），1757年志津大二郎的

《素问入式运气解》（1 册）相继出版。其中《运气论奥谚解》一书用汉文和日语解说运气学方便初学者理解其特征，著者冈本一抱通常被称为冈本为竹。

日本的运气学自 17 世纪起便开始与医学之外的天文学、历法、气象学、农法、占术等各领域相融合，这大大拓宽了其影响力。近代以后，充满西方色彩的南蛮运气论开始传入日本并逐渐得以传播。

（二）日本的五运六气研究状况

在日本，《素问》"运气篇"的翻译著作主要包括 1973 年小曾户丈夫与浜田善利合著的《意释黄帝内经运气》，以及 2006 年刊行的《运气》（小曾户丈夫新释，小曾户丈夫、小曾户洋编）；主要研究论文包括《运气论与北宋的儒学者们——对于其关联性的序说》（多田知子，1985 年）、《对东亚科学理论的批判性分析——所谓的运气论到底是什么》（山田庆儿，2000 年）、《南蛮运气论的传播与扎根》（平冈隆二，2010 年）、《论曲直濑道三的运气论研究》（町泉寿郎，2012 年）等。不仅如此，运气医学在临床领域，尤其是针灸和药物治疗方面也得到了充分运用。

主要参考书目

[1] 王冰. 黄帝内经素问 [M]. 北京：人民卫生出版社，1963.

[2] 赵府居敬堂刻本. 灵枢经 [M]. 北京：人民卫生出版社，1963.

[3] 刘温舒. 素问运气论奥校注 [M]. 北京：学苑出版社，2009.

[4] 陈无择. 三因极一病证方论 [M]. 北京：中国医药科技出版社，2019.

[5] 张元素. 医学启源 [M]. 北京：人民卫生出版社，1978.

[6] 黄元御. 黄元御医学全书 [M]. 北京：中国中医药出版社，1999.

[7] 冯兆张. 冯氏锦囊秘录 [M]. 北京：中国中医药出版社，1996.

[8] 方药中，许家松. 黄帝内经素问运气七篇讲解 [M]. 北京：人民卫生出版社，1984.

[9] 王琦，王淑芬，周铭心，等. 运气学说的研究与考察 [M]. 北京：知识出版社，1989.

[10] 王玉川. 运气探秘 [M]. 北京：华夏出版社，1993.

[11] 张年顺，方文贤. 运气学研究 [M]. 重庆：重庆出版社，1993.

[12] 张家国. 神秘的占候——古代物候学研究 [M]. 南宁：广西人民出版社，1994.

[13] 杨力. 中医运气学 [M]. 北京：北京科学技术出版社，1995.

[14] 冯时. 中国天文考古学 [M]. 北京：社会科学文献出版社，2001.

[15] 杨威，白卫国. 五运六气研究 [M]. 北京：中国中医药出版社，2001.

[16] 田合禄，田蔚. 中医运气学解密 [M]. 太原：山西科学技术出版社，2002.

[17] 顾植山. 疫病钩沉 [M]. 北京：中国中医药出版社，2003.

[18] 苏颖. 中医运气学 [M]. 长春：吉林科学技术出版社，2004.

[19] 陆拯. 王肯堂医学全书 [M]. 北京：中国中医药出版社，2005.

[20] 田合禄. 五运六气临床应用大观 [M]. 太原：山西科学技术出版社，2006.

[21] 毛小妹. 医易时空观 [M]. 太原：山西科学技术出版社，2007.

[22] 张景明，陈震霖. 天人合一的时空观——中医运气学说解读 [M]. 北京：人民军医出版社，2008.

[23] 程雅君. 中医哲学史（第一卷）[M]. 成都：巴蜀书社，2009.

[24] 衣之镖，赵怀舟，衣玉品. 辅行诀五脏用药法要校注讲疏 [M]. 北京：学苑出版社，2009.

[25] 田合禄. 中医太极三部六经体系——伤寒真原 [M]. 太原：山西科学技术出版社，2010.

[26] 邢玉瑞. 运气学说的研究与评述 [M]. 北京：人民卫生出版社，2010.

[27] 张立平. 运气辨证实录 [M]. 北京：学苑出版社，2010.

[28] 孟庆云. 名医讲学荟萃 孟庆云讲中医经典 [M]. 北京：科学出版社，2012.

[29] 靳九成. 生命（医易）百年历 [M]. 太原：山西科学技术出版社，2012.

[30] 廖育群. 重构秦汉医学图像 [M]. 上海：上海交通大学出版社，2012.

［31］赵洪钧. 内经时代［M］. 北京：学苑出版社，2012.

［32］苏颖. 明清医家论温疫［M］. 北京：中国中医药出版社，2013.

［33］苏颖. 五运六气探微［M］. 北京：人民卫生出版社，2014.

［34］张灿玾. 黄帝内经文献研究［M］. 北京：科学出版社，2014.

［35］苏颖. 内经选读［M］. 北京：高等教育出版社，2015.

［36］苏颖. 五运六气概论［M］. 北京：中国中医药出版社，2016.

［37］孟庆云. 周易文化与中医学［M］. 北京：中国中医药出版社，2017.

［38］苏颖，王利锋，刘派. 五运六气医案评析［M］. 北京：人民卫生出版社，2017.

［39］于峥，鲍继洪编；杨威总主编. 五运六气典籍汇纂 五运六气珍本集成［M］. 北京：中医古籍出版社，2017.

［40］刘寨华，杜松编；杨威总主编. 五运六气典籍汇纂 五运六气经典集粹［M］. 北京：中医古籍出版社，2017.

［41］苏颖，王平. 内经选读［M］. 上海：上海科学技术出版社，2018.

［42］苏颖. 五运六气挈要［M］. 北京：中国中医药出版社，2020.

［43］苏颖.《灵枢经》译注［M］. 北京：中国中医药出版社，2021.

［44］苏颖.《黄帝内经素问》译注［M］. 北京：中国中医药出版社，2022.

［45］苏颖. 五运六气论析［M］. 北京：人民卫生出版社，2022.

［46］苏颖. 中医运气学［M］. 北京：中国中医药出版社，2023.

［47］苏颖. 苏颖说内经［M］. 北京：中国中医药出版社，2023.

［48］苏颖. 黄帝内经素问注释［M］. 北京：中国中医药出版社，2023.

［49］苏颖. 灵枢经注释［M］. 北京：中国中医药出版社，2023.